中国药品安全治理现代化

胡颖廉 著

中国医药科技出版社

内 容 提 要

药品是治病救命的特殊商品，关系人民群众的身体健康和生命安全。保障药品安全是建设健康中国、增进人民群众福祉的重要内容，也是全面建成小康社会、实现民族复兴的必然要求。本书回顾了世界药品安全历史和新中国药品安全工作演变历程，系统分析了当前药品安全形势及其成因；接着探讨了药品监管机构改革和体制变迁。在此基础上，根据药品生命周期，分环节选取新药审批、互联网药品经营、基本药物制度以及药品供应保障等当前监管政策热点命题进行实证分析，试图发现政策内容、过程和逻辑；进而选取焦点案例，进行深入描述和机制分析；最后提出了药品安全治理体系和治理能力现代化的对策和建议。

图书在版编目（CIP）数据

中国药品安全治理现代化/胡颖廉著. —北京：中国医药科技出版社，2017.10

ISBN 978-7-5067-9586-9

Ⅰ. ①中… Ⅱ. ①胡… Ⅲ. ①药品管理-安全管理-研究-中国 Ⅳ. ①R954

中国版本图书馆 CIP 数据核字（2017）第 222760 号

美术编辑　陈君杞
版式设计　锋尚设计

出版　中国医药科技出版社
地址　北京市海淀区文慧园北路甲 22 号
邮编　100082
电话　发行：010-62227427　邮购：010-62236938
网址　www.cmstp.com
规格　710×1000mm ¹⁄₁₆
印张　17½
字数　219 千字
版次　2017 年 10 月第 1 版
印次　2017 年 10 月第 1 次印刷
印刷　三河市万龙印装有限公司
经销　全国各地新华书店
书号　ISBN 978-7-5067-9586-9
定价　59.00 元

　　药品是预防和治疗疾病的重要手段，是人类健康的物质基础。习近平总书记指出，要切实加强药品安全监管，用最严谨的标准、最严格的监管、最严厉的处罚、最严肃的问责，加快建立科学、完善的药品安全治理体系，严把从实验室到医院的每一道防线。从概念上说，药品安全包括制药产业安全和药品质量安全两方面。其中前者属于国家安全范畴，指民众对药品种类和数量基本可及。后者被纳入公共安全领域，指药品生产缺陷、副作用、错误用药以及其他风险对人体健康不造成危害。本书以"药品安全治理现代化"为主题，试图探讨药品安全治理的理念和路径。

　　近现代以来，世界药品安全问题经历了"劣质药品时代""化学污染时代"和"新型风险时代"三个阶段。新中国药品安全管理体制变迁则包括计划经济、行业管理、市场监管和社会治理四个发展阶段，表现为从建国初期低水平"药品福利"到新时期"药品民生"的本质转变。这种模式革新，对于提升药品安全保障水平，促进医药产业健康发展具有重要意义。

　　当前我国药品安全状况总体稳定向好，但药害事件时有发生且多种风险聚集。基于社会监管理论，本书第一章从市场环境、制度变迁、监管机构、政策工具和被监管者等维度分析药品安全问题的深层次原因。研究发现，监管部门和医药产业所嵌入的转型期经济社会背景，是制约药品安全绩效的根本因素。要在本质上提升药品安全保障水平，必须从顶层设计的高度重构社会共治、市场机制与政府监管的结构和功能，权衡公众利益与商业利益之间的关系，并建立切实可行的长效机制。归根到底，要将享受数量充足、质量安全、疗效可靠的药品作为一种社会权利赋予全体民众。

第二章聚焦药品监管体制变迁和机构改革。从1998年至今，我国药品监管体制在垂直管理和属地管理、机构独立和从属、职权统一和分散之间进行了三次反复。通过系统分析三次药品监管体制变迁的动因、过程和效果，发现国家对药品安全的自主追求导致了差异化改革路径。1998年机构改革组建独立的国家药品监督管理局并实行药品监管省以下垂直管理，遵循了产业安全的逻辑。2008年，国家食品药品监督管理局被调整为卫生部代管的国家局，省以下垂直管理改为地方政府分级管理，遵循了质量安全的逻辑。2013年国务院新建正部级国家食品药品监督管理总局，中央强调完善统一权威的药品安全监管机构，遵循了产业安全和质量安全的双重逻辑。在研究监管体制变迁的基础上，研究还对省级药品监管机构能力进行了实证分析，发现地区财力对监管机构现实能力的影响较之人力因素要大，这在理论和实践中都可以得到证实。2014年以来，一些地方推行综合执法改革，将工商、质监、食药等部门整合为市场监管局。截至2016年5月底，全国共有1个直辖市、5个副省级城市、94个地市以及2088个县区实行综合执法。如何在综合执法改革中提升药品监管能力，是一个全新的命题。

接下来对药品监管政策开展实证研究。根据药品全生命周期理论，药品安全监管政策可细分为研制、生产、经营、使用等环节。本书第三章选取新药审批、互联网药品经营监管、基本药物制度、药品供应保障等若干具有典型意义的政策领域加以分析。首先以机构自主性为理论视角，从监管者目标、产业利益和公共健康三个维度构建中国新药审批影响因素的分析框架，实证分析新药审批的逻辑和机理。其次是聚焦"互联网+"，梳理互联网药品经营的国内外监管模式，并分析当前我国相关制度的不足和完善思路。接着通过政策分析方法，对我国新一轮医药卫生体制改革明确的基本药物制度所面临"双向短缺"问题进行剖析。最后，围绕药品供应保障和医药产业安全，研究产业界如何通过不同路径影响政策过程。通过聚焦来自不同环节药品安全监管政策，用实证经验方法探求其内在特征和机理。

药品监管对象同样有多种划分方式。总体可分为药品、医疗器械，其中药品又可细分为化学药品、生物制品、中药（民族药）等；根据风险等级可分为普通药品和高风险药品如疫苗、血液制品；根据政策属性可分为基本药物和非基本药物。不同药品的特征和安全风险各不相同，因此第四章聚焦一类疫苗、二类疫苗、医疗器械、中药四类特定药品品种，对典型药品安全事件和监管工作进行个案观察和深描，以此剖析我国药品安全问题的生成机理。首先介绍我国疫苗供应和监管体系的成就，并围绕2014年乙肝疫苗事件，从产业、社会和监管三个方面探讨其挑战。接着围绕2016年非法经营疫苗系列案件，发现二类疫苗存在三大问题："碎片化"监管体制和全链条风险的矛盾，上游疫苗产业过度竞争与下游接种环节行政垄断，疾控机构角色的内生张力。然后描述医疗器械监管的历史、挑战和出路。最后聚焦我国中药质量安全，从中药材种养、药材市场管理和加工炮制三个环节分析当前中药质量安全的困境。

在分环节和分品种研究药品监管的基础上，我们需要对未来药品安全工作走向有一个总体判断，这是本书第五章的核心内容。当前我国药品安全存在低水平供需结构、"大产业—弱监管"格局、多元风险并存三大深层次问题，以许可、检查、处罚为主要政策工具的线性监管模式已难以适应，必须超越监管看安全。基于整体治理理论，提出"目标—结构—行动"框架，力图构建国家药品安全治理体系。从健康中国、公共安全、供给侧改革的战略维度，重新界定药品安全治理目标以破解上述问题。阐述多主体组织结构，分析部门协同共治、科学划分事权、监管嵌入产业的机理。据此围绕前提性、过程性、结果性三个逻辑层面，提出药品安全治理行动方案，并建议尽快制定《国家药品安全纲要》。

保障药品安全是建设健康中国、增进人民福祉的重要内容，是以人民为中心发展思想的具体体现。习近平总书记在 2016 年全国卫生与健康大会上强调，把人民健康放在优先发展战略地位，努力全方位全周期保障人民健康。努力在药品供应保障制度、综合监管制度建设上取得突破，提高药品生产质量，建立完善药品信息全程追溯体系。要实现上述目标，必须积极拓展药品安全治理现代化的理念和路径。

笔者于 2005 年在清华大学公共管理学院攻读博士开始，就一直从事药品监管理论研究。本书是对过往研究和思考的阶段性总结，也是对未来研究拓展的初步探索。要衷心感谢我的导师、领导、同事、师友，正是你们一直以来的鼓励、鞭策和帮助，让我在温暖的精神家园里安心研究。感谢我的家人，一如既往地给予我理解和支持。希冀本书能够为关心中国药品安全的人士提供一些新观点和新启示。

胡颖廉

2017 年 7 月

目 录

第一章

药品安全的历史演进：国际经验和中国现实

导读：药品安全关乎公众健康和社会稳定。近现代以来，世界药品安全问题经历了"劣质药品时代"、"化学污染时代"和"新型风险时代"三个阶段。新中国药品安全管理体制变迁则包括计划经济、行业管理、市场监管和社会治理四个发展阶段，表现为从建国初期低水平"药品福利"到新时期"药品民生"的本质转变，这对于提升药品安全保障水平，促进医药产业健康发展具有重要意义。1998年行政体制改革开启了我国现代药品监管历程，并大幅提升了药监机构能力，药品安全状况总体稳定向好，但药害事件时有发生且多种风险聚集。基于监管理论，我们从市场环境、制度变迁、监管机构、政策工具和被监管者等维度分析当前药品安全问题的深层次成因。研究发现，监管部门和医药产业所嵌入的转型期经济社会背景制约了药品安全绩效。要在根本上提升药品安全保障水平，必须从顶层设计的高度重构社会共治、市场机制与政府监管的结构和功能，权衡公众利益与商业利益之间的关系，并建立切实可行的长效机制。归根到底，要将享受数量充足、质量安全、疗效可靠的药品作为一种社会权利赋予全体民众。

一、世界药品安全问题三阶段概述

药品是人类生存和发展的重要物质基础，是人类抵御和治疗疾病的有力武器，其质量关乎人民群众的生命安全，是极其重要的产品。药品的专业知识仅被少数人掌握，绝大多数患者处于信息不对称状态，因而又是非常特殊的商品。基于上述两点，保障药品安全是当代各国政府的重要职责。

一般而言，药品安全大概念包括制药产业安全（pharmaceutical security）和药品质量安全（drug safety）两方面。其中前者属于国家安全范畴，指民众对药品种类和数量基本可及。后者被纳入公共安全领域，[①] 指药品生产缺陷、副作用、错误用药以及其他风险对人体健康不造成危害。产品缺陷主要指生产过程中产生的药品质量问题；已知药物副作用是患者在用药时不得不承担的药物可能对身体带来的损害；错误用药或医械使用错误是因不正确用药或医疗器械的不正确使用给患者带来的损害；其他不确定风险包括药物未知副作用、长期副作用等人类尚未发现的风险。[②] 简单地说，就是药品安全、有效和质量可控。

随着经济社会发展和民众生活水平提高，药品质量安全受到各国政府愈来愈多关注。例如有 110 多年历史的美国食品药品监督管理局（FDA）就提出"促进和维护公众用药安全"的口号，对医药市场施行全面监管。欧盟药品管理局（EMEA）也以"保障公众获得高质量药品的权利"为己任。本书主要从质量视角讨论药品安全问题，兼顾产业安全因素。

药品安全问题自古有之。英国著名药品监管史专家亚布拉罕（John Abraham）认为，在农业社会，药品安全主要表现为落后生产力带来的药品短缺和药物中毒。当时，人们依靠行业自律和社区规则来保障药品安全，如中世纪的英国由同业公会设定药品标准，[③] 我国古代则更多通过官方药典、市场管理、商家信誉来保障药品质量。近现代以来，药品安全

---

① 《总体国家安全观干部读本》编委会．总体国家安全观干部读本．北京：人民出版社，2016.

② FDA. Managing the Risks from Medical Products Use：Creating a Risk Management Framework. http：//www. fda. gov/Safety/SafetyofSpecificProducts/ucm180325. htm 1999-05-01.

③ Abraham, John. Science, Politics and Pharmaceutical Industry：Controversy and Bias in Drug Regulation. London：VCL Press Limited，1995：36-86.

问题的内涵和形式都发生了巨大变化。西方国家上百年的经济社会发展历程表明，药品安全问题呈现出一定历史阶段性，总体经历了三阶段的变迁。

第一阶段始于 19 世纪下半叶，由于市场机制失灵和政府监管不力，英国、美国等国市场上充斥着药品掺假、假冒和虚假标签等行径，严重威胁人们的健康乃至生命安全。于是各国政府纷纷颁布法律，成立现代化药品监管机构，以行政权力约束商家的不端行为，[①] 此时的西方国家处于"假劣药品时代"。例如在"进步运动"时期，在老罗斯福总统的推动下，美国国会通过《1906 年纯洁食品药品法》，授予当时的农业部化学产品局更大的监管跨州药品贸易的权力。在 1937 年，美国发生震惊全国的"磺胺酏剂事件"。商家为扩大产品销路，用工业二甘醇代替酒精做溶媒生产色香味俱全的口服液体制剂，导致 107 人死亡。该事件促使美国国会在已有法律基础上通过《1938 年食品、药品和化妆品法》，要求新药上市前必须提供安全性证明，进一步加大监管力度。

到了 20 世纪中叶，随着工业化、城镇化步伐加快，居民生活方式转型升级，对抗生素等化学药品的数量和种类提出更高要求，西方药品安全问题进入第二个阶段也就是"化学污染时代"。在大幅提升生产力的同时，现代科技和工业化也加剧形成风险社会。[②] 尽管此时制售假劣药的情况有所好转，但大工业批量生产的特质极大增加了药品安全系统性风险。药品安全风险可以被理解为药品中某种危害对人体健康造成威胁的可能性和严重性。与普通商品相比，食品药品具有严重信息不对称性、高昂负外部性等特征，[③] 因此其安全风险无论是在"损失发生的概率"还是"损失带来的后果"等方面，都显著高于普通商品。只要发生药害事件，就会导致大量伤亡。例如 20 世纪 20 世纪 50 年代的"氯霉素事件"使 1000 多人丧生，而随后 60 年代发生在欧洲的"反应停事件"致使 1.2 万

---

① Hilts, Philip J. Protecting America's Health: The FDA, Business, and One Hundred Years of Regulation. Chapel Hill: University of North Carolina Press, 2004.

② [德] 乌尔里希·贝克. 风险社会. 傅博闻, 译. 南京: 译林出版社, 2004: 22.

③ 龚强, 张一林, 余建宇. 激励、信息与食品安全规制. 经济研究, 2013, 3: 135-147.

新生儿患有"海豹肢畸形"。于是各发达国家不得不重构监管体系，总的思路是赋予监管机构以更加强有力的行政干预权力，以应对日益增长的药品风险。

20 世纪末，随着疑难杂症的增多，市场对药品疗效的需求日益提升，药品安全问题进入第三阶段即"新型风险时代"。新特药层出不穷给安全合理用药带来挑战，一些生物制品如新型流感疫苗的长期安全有效性尚不可知，药品安全监管成为一种在信息不完全情况下对未来的预判，潜在风险和监管难度随之加大。典型案例便是"万络事件"。作为治疗风湿性关节炎的王牌药物，由于病人连续服用后会增加患心脏病和中风的概率，生产商美国默沙东制药公司不得不在其上市短短 5 年后宣布在全球范围内召回该药品。2003 年，德国拜耳制药公司"拜斯亭事件"也在全球范围内造成巨大的经济损失和更大的社会恐慌。时至今日，西方发达国家还存在这样那样的药品安全问题。

正是由于药品具有较强外部性和严重信息不对称性，容易引发医药市场失灵，因而成为政府社会监管（social regulation）的典型领域。社会监管是指对被监管者影响公众健康和公共安全行为的限定，具体包括安全、健康和环境（Safety, Health and Environment，合称 S. H. E.）三大领域。尽管各国政府对药品实施管理的内容存在差异，但基本包括企业准入、产品上市许可、产品安全有效性管理、产品价格监管和基本供应保障等。从西方国家药品管理历史变迁看，政府监管对于提升药品安全保障水平是必要且有力的。西方国家药品管理体系是在上百年经济社会发展过程中不断完善的，新中国药品安全管理工作也经历了多次变迁。

二、新中国药品安全工作历程

我国近代意义上的药品管理肇始于民国时期。1927 年，南京国民政府照搬美国模式，由内政部下属的卫生司（后改组为卫生署）内设医政科办理药政管理，负责药品和医疗器械的管理和检验，旨在提升药品质量安全，该机构设置几经变迁。由于当时我国医药工业十分落后，医药技术人员奇缺，加之连年战乱，药政机构的监督管理作用十分有限。1947年，国民政府将卫生署升格为卫生部，内设药政司和药品食品检验局。随着国民党政权的迅速覆灭，这些机构在我国大陆并未有效开展工作。

新中国成立以来，药品管理工作经历了数次调整，带来了不同的管理效果。因此，探讨新中国药品管理工作变革的背景、动因、特征和影响，是一个兼具理论和现实意义的命题。研究主要根据管理模式和定位的差异，将其划分为如下四个阶段。

（一）福利阶段：计划经济时代的"双头共管"模式（1949–1978年）

1949年11月1日，中央人民政府成立卫生部，之后在卫生部医政局下设药政处，主要配合禁止非法种植、严禁吸食毒品，开展免费治疗，限期戒毒，以及取缔充斥市场的伪劣药品。

从1949年到1952年，药政管理、制药工业、医药商业、中药材经营管理、药学教育、药物研究统一归口由卫生部领导。随后，政府在药品管理领域的机构和职能逐步扩大和细化，除了药政、药检机构，还建立了制药工业和医药商业行政管理部门，从而确立了我国医药领域药政部门与医药行业部门"双头共管"的模式。加之国家对经济的计划管理，政府实际上在医药领域同时行使宏观的产量调控、质量安全监管以及对企业运营的微观管理三项职能。

1953年第一版《中华人民共和国药典》颁布。1963年10月，卫生部、化工部、商业部联合发布了《关于药政管理的若干规定》，这是我国第一部关于药政管理的综合性法规文件，对药品生产、供应、使用和检测作了规定，并强调药品质量安全。然而，此时我国医药卫生领域的主要矛盾是缺医少药，因此政府将医药产业作为提供服务的社会福利事业牢牢控制，目的是满足群众对药品的可及性，即保障药品数量安全。60年代著名的通讯报道《为了六十一个阶级兄弟》，就是那个时代缺医少药的真实写照。报道描写了山西省平陆县61位民工因集体食物中毒而生命垂危，在当地没有解救药品的危急关头，地方政府越级报告国务院，中央领导当即下令动用部队直升机将药品及时空投到事发地点，最后全部民工兄弟得救的感人故事。

各国的历史经验表明，当药品领域面临的主要矛盾是数量安全时，政府更倾向于保护生产者利益，对于质量安全的关注相对较少。正是在这样的背景下，计划时代的医药产业不必完全按经济规律办事，而是实行经济效益服从社会效益的"保本微利"方针，药品管理体制的特征是政府以计划命令和对生产的直接干预管理企业，企业的盈利动机不强。[①]为实现全国医药商业产、供、销综合平衡，中央分别在1950年和1955年成立中国医药公司以及中国药材公司，其主管部门也经历了多次变化。1963年，经中央批准，两家公司由卫生部和商业部共同领导。与此同时，药品价格由商业部、卫生部和化工部共同协商决定，并在全国范围内统一价格。政府定价的主要依据是原料、生产、流转成本和低额利润，由于大型国营药厂都直属化工部，利润全部上缴国库。

这一时期全国地方的药品质量安全管理职能主要由卫生部、化学工业部和商业部三个部门承担，另有解放军总后卫生部负责军队的药品管理。这种分散管理的体系未将药品生产、供应和使用相结合，僵化的计划体制和各部门"各管一摊、自行其政"的格局导致中西药品、医疗器材生产数量不足、供应紧缺，产品质量也难以保证。[②]

为了解决行业管理混乱、产品质量堪忧的局面，国家经济委员会党组于1964年批复化工部试办"医药托拉斯"，成立中国医药工业公司，

---

① Lampton, David M. Administration of the Pharmaceutical, Research, Public Health, and Population Bureaucracies. China Quarterly, 1978, 74: 385-400.

② 胡颖廉. 中国药品监管——基于自主性分析框架的绩效影响因素研究. 北京: 经济科学出版社, 2012, 3.

统一要求药品生产必须具备规范的工艺流程、操作规程和岗位操作法，健全了药厂的化验室和质量监督机构，从而在一定程度上保证并稳定了药品质量。更为重要的是，"医药托拉斯"使药品产量、产值、利润获得了成倍增长，比如原料药年产量从之前的 7700 吨上升到了 14480 吨，总产值从 25 亿元上升到了 71 亿元。[①]

然而好景不长，"文革"期间，药品管理工作被诬为管卡压和人民用药的枷锁而遭到严重破坏，药政和药检机构被并、撤、转，同时制药工业和医药商业的领导机构也被削弱。例如主管化学制药工业的燃化部医药工业小组只有 8 名实际工作人员，严重削弱制药工业管理。在这样的情况下，一些地区、单位和个人乱办药厂、粗制滥造，药品质量低劣，个别企业甚至制售假药坑害群众，严重地威胁人民的身体健康和生命安全。[②]

总之，计划时代医药工作面临的主要矛盾是缺医少药，因此药品供应数量充足远比质量安全的政策目标受重视，负责质量安全的药政部门在整个药品管理体系中处于从属地位。相应地，政府将医药产业作为福利事业牢牢控制，把保障药品供应作为一项政治任务，让民众以较低的成本享受到基本的药品及药事服务。由于医药企业生产经营基本处于政府直接管控之下，政企合一的特征明显，药品治病救人的自然属性得以强化，市场机制尚未得到承认。此时，药品质量安全问题的主要成因是多头管理体制和设备、工艺、企业内部管理水平不高，属于"前市场化"（pro-market risk）风险。

（二）发展阶段：经济转轨下的行业管理兴衰（1978-1998年）

随着"文革"结束，1978 年 6 月 7 日，国家医药管理总局成立，

---

①　齐谋甲."医药托拉斯"始末.医药经理人，2009-09-27.
②　谭云鹤.关于《中华人民共和国药政法》（草案）的说明.第六届全国人民代表大会常务委员会第六次会议发言，1984-07-04.

作为国务院直属机构由卫生部代管。原属化工、商业、卫生系统的中西药品、医疗器材的生产、供应以及科研等机构，分级划归医药管理总局或省、市、自治区医药管理机构统一管理。其他系统的药品和医疗器材生产单位（包括动物脏器药品、兽药等），仍保持原来的隶属关系不变，卫生部负责检验药品质量，提出改进意见，并在科研方面予以帮助。

国家医药管理总局成立伊始，就将原来属于商业部的中国药材公司、属于化工部的中国医药工业公司以及属于卫生部的中国医疗器械工业公司和中国医药公司划归统一管理。[①] 从 1978 到 1981 年，国家医药管理总局基本完成了部门整合的目标。1982 年，基于药品管理在性质上属于经济管理工作，国家医药管理总局更名为国家医药管理局，转而隶属国家经济委员会，成为全国医药行业的主管部门。至此，我国真正建立了中西药相结合、科研生产销售一体化的全国医药行业统一管理新体制，迅速开创了行业高速发展的新局面。

当时，国家在城市推行经济体制改革，改革的思路渗入到医疗卫生领域，药品生产企业和经营企业的发展动机逐步提升。随着医药作为竞争性产业的观点逐步深入人心，政府开始确立医药事业是经济事业的新认识，减少了直接干预医药企业生产经营行为。然而国家医药管理局代表中央政府充当国有医药企业行业主管部门的角色，[②] 客观上无法对不同所有制性质的企业一视同仁。例如国家医药管理局与国有大型医药企业保持人事上的互通，指导国有医药企业内部质量管理。[③] 通过梳理文献可发现，那个时代国家医药管理局负责人大多拥有深厚的医药产业背景，来自一线的医药生产企业和经营企业。他们离职后也并没

---

① 邱靖基. 我国制药工业体制改革纵横谈. 中国药业，1998，7：7-9.

② 国家经济委员会. 关于明确国家医药管理局为全国医药行业主管部门的通知. 1987-01-20.

③ Yang, Dali. Regulatory Learning and Its Discontents in China: Promise and Tragedy at the State Food and Drug Administration. Revised Paper for the Conference on Pushing Back on Globalization: Local Asian Perspectives on Regulation, Melbourne, 2007.

有直接退休，而是担任各国有医药企业的高管或独立董事。这种从行政官员到企业高管的身份转变在国家药监局建立初期表现得十分明显，国家药监局和主要内设司局许多负责人出身企业并最终回到企业，经历了产业界—监管机构—产业界的转型，是一种典型的政策"旋转门"（revolving door）。

由于药品数量安全和质量安全问题并存且在一定条件下相互转化，这一阶段的药品管理工作带有明显的社会转型和经济转轨色彩，即政府职能转变滞后于产业蓬勃发展。相应地，政府对发展产业的态度徘徊摇摆于控权与放权、计划与市场、秩序与搞活之间，政策目标之间的张力十分明显。具体而言，医药管理部门一方面试图通过行业发展战略规划和中长期规划控制药品企业的投资增长，以保持国有企业的市场份额，另一方面又通过吸引社会资本和国外投资发展医药产业为经济发展服务。[①]

这一时期也出现医药多头分散管理的反复，主要是药政、中药和生化药先后从统一管理体制中分离出去。1985 年 7 月 1 日颁布实施的《药品管理法》规定："国务院卫生行政部门主管全国药品监督管理工作，县级以上卫生行政部门行使药品监督职权，可以设置药政机构"。这是我国第一次以法律形式明确卫生部门作为药品监督管理工作的主管部门和执法主体，行使药品生产经营企业管理、新药审批和监督检验等职权。1988 年，国务院进行机构改革，明确国家医药管理局为国务院直属机构。1988 年 5 月，国务院常务会议决定成立国家中医药管理局（其前身是国务院下设的中医药管理局），将国家医药管理局管理的中药部分划给国家中医药管理局，由其负责中医药管理。这一举措在客观上形成国家医药局、卫生部药政司（后更名为药政局）和国家中医药局"三足鼎立"的格局。

与此同时，军队、公安、农业、核工、航空、内贸和体育等也管

---

① 宋瑞霖. 对我国现行药品管理制度的初步反思. 中国药房，2004，9：523-525.

理着本部门、本系统的特殊药品生产经营，政企不分现象严重。例如，生化药是从大牲口（如猪、牛）内脏中提取的。我们所熟知的牛黄就是牛肝脏的胆结石，其中在胆囊中产生的称胆黄或蛋黄，在胆管中产生的称管黄，在肝管中产生的称肝黄。因而在1998年机构改革之前，大牲口的生产、经营由国内贸易部（后撤销）管理，生化药品企业的验收、发证等工作也归属国内贸易部。

与改革开放前相比，此时的药品管理体系更为复杂，如表1所示。这种局面造成药品生产经营的监督管理权分散，各部门间职能交叉重复、职责不清，监管效率低下等问题。例如，医药企业在投产前需同时取得医药管理部门颁发的《药品生产企业合格证》以及卫生行政部门颁发的《药品生产企业许可证》，两证申请条件既有交叉重叠，又有矛盾冲突。这也进一步导致宏观失控，药品生产经营秩序混乱，假劣药品屡禁不止。

这一阶段，卫生部等抓住《药品管理法》颁布实施的机遇，集中对医药市场进行清理整顿，比较突出的是1985年查处的福建晋江假药案件。① 事实上，由于市场逐步放开，各地在发展型地方主义的逻辑下争相上马药厂和药品集贸市场，形成"麻雀虽小，五脏俱全"的区域性医药产业布局。当时社会上流传着"要致富，开药铺""要发财，倒药材""要当县长，先办药厂"等说法，一时间出现"百业经药"的混乱局面。进入90年代后，地方保护主义愈演愈烈，一些地方以保证药品质量为由，对非本地区药品生产企业依法生产的合格药品，强令这些品种在进入本地区之前经过本地区药检所的检验，由当地药政部门审批取得"准入证"或"准销证"后方可销售，从而加重了企业的负担，并严重扰乱了市场经济秩序。②

---

① 张铭清. 贪官与假药——再揭晋江假药案的幕后. 人民日报，1985-8-13.
② 国家药品监督管理局. 关于《中华人民共和国药品管理法修正案（草案）》的说明——在第九届全国人民代表大会常务委员会第十七次会议，2000-8-21.

表1　1949年至1998年政府药品管理职能和模式演变

政府职能 管理模式	宏观调节	政府监管	微观干预
计划经济 （1949~1978年）	生产计划：国家计划委员会、国家经济委员会 药品价格管理：商业部、卫生部和化工部共同协商决定	药政、药检：卫生部药政管理司（局） 技术检验：卫生部药品（生物制品）检验所	化学制药工业领导管理：化工部医药司、中国医药工业公司 医药商业领导管理：商业部医药（贸易）局、中国医药公司
行业管理 （1978~1998年）	行业规划：国家医药管理（总）局 药品价格管理：国家计划部门会同医药管理局商定	药政、药检：卫生部药政局 技术支撑：卫生部药品检验所、药品审评中心、药品不良反应检测中心、药品认证中心	管理制药工业和医药商业的行政组织：国家医药管理（总）局，国家中医药管理局 特殊药品管理：国内贸易部管生化药品；公安部管麻醉药品；能源部管放射性药品

资料来源：齐谋甲：《对十四年来我国医药事业改革开放实践的一些思考》，载于《中国医药年鉴（1992）》，中国医药科技出版社1993年版，第43-60页；邱靖基：《关于建立新型医药行业管理体制的探讨》，载于《中国工业经济》1995年第12期，第30-34页；宋华琳：《政府规制改革的成因与动力——以晚近中国药品安全规制为中心的观察》，载于《管理世界》2008年第8期，第40-51页。经作者整理。

　　1993年，白武松因在安徽阜阳大量制售假药，造成三名幼女死亡，最后以制造、销售假药的危险方法致人死亡罪被判处死刑。该案件在社会上引起强烈震动，面对严峻的现实，中央连续下发文件，具体包括《国务院批转国家医药管理局关于进一步治理整顿医药市场意见的通知》（1990年5月5日）、《国务院批转卫生部等部门关于严厉打击制售假劣医药商品违法活动报告的通知》（1992年10月5日）、《国务院关于进一步加强药品管理工作的紧急通知》（国发〔1994〕53号）和《国务院办公厅关于继续整顿和规范药品生产经营秩序加强药品管理工作的通知》（国办发〔1996〕14号）等文件。希望通过打击地方保护、纠正市场失灵和建立可信承诺，实现社会和市场的平稳转型。[①] 在1993年国务院机构改

---

　　① Mertha, Andrew. China's "soft" Centralization: Shifting Tiao/Kuai Authority Relations since 1998, China Quarterly, 2005, 184: 791-810.

革中，国家医药管理局成为国家经济贸易委员会管理的国家局，依旧为副部级单位。为适应建立社会主义市场经济体制的需要，国家医药管理局在进一步加强医药行业管理和医疗器械行政监督的基础上，以理顺关系为重点，做到精兵简政，提高效率。其行业规划的主要职能包括：制订医药行业政策、法规和中长期规划，参与医药行业经济运行的宏观调控。[①]

可见，改革开放初期的药品管理工作带有明显转型和过渡色彩，政府逐渐承认医药行业的经济属性，对企业生产经营的直接干预减少，试图通过行业管理来壮大国有医药企业，同时以行业规划限制社会投资。药品管理体制已经从计划时代药政部门与医药部门的"双头共管"，演变为国家医药局、卫生部药政司以及国家中医药局"三足鼎立"格局。加之公安、核工等部门分别承担本系统内部药品管理，职能交叉重复问题严重。

在决策者看来，发展型地方主义带来的市场失序是医药领域各种问题的根源，因此在维护地方经济发展积极性的同时，必须理顺管理体制，打击地方保护，建立统一市场。应当说，尽管质量安全的重要性日益提升，此时的药品管理工作主要还是为经济发展服务的。这一时期药品安全事件时有发生，多是个体或局部的质量管理混乱、制假售假等行为，属于商品经济发展初级阶段的必然现象。加之信息闭塞，市场流通渠道不畅，系统性药品安全风险不易发生。

（三）安全阶段：市场经济催生现代监管（1998-2008年）

党的十四届三中全会首次提出改善和加强对市场的管理和监督。1993年11月14日，中国共产党第十四届中央委员会第三次全体会议通过《中共中央关于建立社会主义市场经济体制若干问题的决定》，提出对

---

① 国务院办公厅. 国家医药管理局职能配置、内设机构和人员编制方案（国办发〔1994〕66号）.

市场进行管理和监督的工作具体包括建立正常的市场进入、市场竞争和市场交易秩序，保证公平交易，平等竞争，保护经营者和消费者的合法权益。坚决依法惩处生产和销售假冒伪劣产品、欺行霸市等违法行为。提高市场交易的公开化程度，建立有权威的市场执法和监督机构，加强对市场的管理，发挥社会舆论对市场的监督作用。在决策层看来，组建独立的监管机构，能够有力解决政企不分和打破地方保护主义，推动医药产业发展，进而保障群众对药品的可及性。

1998 年国务院机构改革的主要目标是转变政府职能，核心任务是解决政企不分问题，其突出成果是撤销了几乎所有的工业专业经济部门，不再保留的部委多达 15 个，如电力工业部、煤炭工业部、冶金工业部、机械工业部、电子工业部、化学工业部等。即便是在这样大幅精简机构的情况下，中央还是下决心新组建国家药品监督管理局，充分体现了其对药品监管工作和医药事业的高度重视。

1998 年 3 月 10 日，九届全国人大一次会议审议通过《关于国务院机构改革方案的决定》，组建国家药品监督管理局，为国务院直属机构。2001 年修订的《药品管理法》用法律形式明确了国家药品监督管理局的地位。在《药品管理法》修订过程中，监管者已充分认识到医药领域问题的严重性，包括药品经营秩序混乱，生产低水平重复，药品定价不合理，国内制药企业利润率大幅下降，药品管理政出多门、多头执法等。[1]于是，国家药品监督管理局在成立伊始便提出"以监督为中心，监、帮、促[2]"的工作方针。换言之，其不仅要保证药品质量安全、有效，还关注医药行业的效益。药监部门甚至希望担负起提供普遍服务、维护社会公平等责任，保障患者对优质廉价药物的可及性。[3]令人遗憾的是，多元政

---

[1]　国家药品监督管理局.关于《中华人民共和国药品管理法修正案（草案）》的说明——在第九届全国人民代表大会常务委员会第十七次会议，2000-8-21.

[2]　国家药品监督管理局.做好促进生产力发展这篇大文章——论"监、帮、促"相结合在药品监督管理工作中的现实意义.中国药品监督管理年鉴（2001 年）.北京：化学工业出版社，2001.

[3]　Pearson，Margaret. The Business of Governing Business in China：Institutions and Norms of the Emerging Regulatory State. World Politics，2005，1：296-322.

策目标的初衷是好的，但存在天然的内生冲突。个别药监官员在行政许可和执法过程中工作思想有偏差，对政府部门工作定位不准确，没有处理好政府职能部门与企业的关系、监管与服务的关系、商业利益与公众利益的关系，单纯强调"帮企业办事、促经济发展"，[①] 一定程度上给后来的"药监风暴"埋下了伏笔。

经过多年改革开放，医药行业作为竞争性产业的观点已得到普遍认同。在建立社会主义市场经济体制的导向下，药品的商品属性被强化，药品质量安全与医药产业发展成为核心政策目标，这就决定了药监部门在扮演监管者角色的同时还担当产业促进者。一方面，新组建的国家药品监督管理局统一行使中西药品、医疗器械的执法监督和药品检验职能，负责药品研制、生产、流通、使用的监督和检验，将行政监督与技术监督统一起来，解决药品领域存在的多头管理、职责交叉、政企不分等问题。另一方面，国家对药品行业管理职能进行了调整，在国家经贸委下设医药司，整合原国家医药局、国家中医药局、国内贸易部的药品生产经营管理职能。根据国家经贸委"三定方案"，医药司的具体职能包括，贯彻、执行国家有关法律、法规，对所辖行业、企业生产经营方面进行经济管理，对医药行业经济运行进行宏观调控。根据国家产业政策，制定医药行业发展战略、长远规划，制定行业或企业的产品升级换代规划、计划；指导企业按国家或市场需求调整产品结构，推进技术进步，提高企业产品在国内外市场中的竞争能力；负责医药行业的统计、信息工作；负责药品、药械储备及灾情、疫情、军需、战备药品及药械的紧急调度工作；组织实施中药，生化制药的行业管理。

与此同时，监管部门与国有企业之间的人事"旋转门"逐渐关闭，这就意味着政企同盟开始瓦解。表现为国家药监局及其内设司局负责人不具有任何行业背景，退休后到企业任职的情况也基本杜绝。当然，这些举措在落实政企分开的同时，也削弱了政府的医药产业宏观调控和发

---

① 吴仪．在全国加强食品药品整治监管工作会议上的讲话．中华人民共和国中央人民政府网站，http：//www.gov.cn/wszb/zhibo9/content_ 521888.htm，2007-02-08.

展规划职能，尤其是 2003 年国务院机构改革撤销国家经贸委后，产业职能进一步弱化，加之地方政府强烈的发展导向，出现"产业政策地方化"（industrial policy decentralization）的现象，行业无序发展和过度竞争严重，产业结构提升和产品创新在一定程度上受阻。

1999 年，党中央、国务院发布了《关于地方政府机构改革的意见》。在地方政府机构改革中，按照权责一致的原则，合理划分事权，相同或相近的职能交由同一个部门承担，克服多头管理、政出多门的弊端，加强执法监管部门，将药政、药检和药品生产流通监管职能集中起来，组建药品监督管理部门。为打破地方保护、建立统一市场、加强执法队伍建设、规范行政行为，国务院于 2000 年 6 月同意并批转了国家药品监督管理局《药品监督管理体制改革方案》，要求改革药品监督管理体制，实行省以下垂直管理。省、自治区、直辖市药品监督管理局为同级人民政府的工作部门，主要职责是领导省以下药品监督管理机构，履行法定的药品监督管理职能。

根据《国务院关于转发国家药品监督管理局药品监督管理体制改革方案的通知》（国发〔2000〕10 号）和《国家药品监督管理局、中编办、人事部关于省以下药品监督管理机构编制和人员管理问题的通知》（国药监办〔2001〕93 号）的精神，药品监督管理机构在机构设置及管理、编制及干部管理、财务经费管理等方面区别于一般行政机构。应当承认，药品监管机构实行省以下垂直管理体制以来，在打破地方保护、建立统一市场、加强执法队伍建设、规范行政行为等方面起到了积极作用。到2001 年底，各省（区、市）省以下药品监督管理体制改革方案，全部经当地党委、政府批准实施，并组建了地（市）级药品监督管理机构 296个、县级药品监督管理机构 1438 个，分别占应组建机构的 84%、73%。全国集中统一、省以下实行垂直管理的药品监督管理组织体系框架基本形成。2001 年《药品管理法》第五条规定，省、自治区、直辖市人民政府药品监督管理部门负责本行政区域内的药品监督管理工作。这就从法律层面将省以下垂直管理体制固定下来。

这一时期还开展了一系列重大法规和制度建设工作。除了前述由全国人大颁布实施修订后的《药品管理法》，2000 年国务院颁布实施《医疗器械监督管理条例》，2002 年国务院颁布实施《药品管理法实施条例》。此外，监管部门还力推统一换发药品批准文号、整顿中成药地方标准和提高药品标准，以及全面监督实施药品 GMP 等政策创新，试图促进行业"洗牌"，夯实药品安全的产业基础。

一系列措施使我国药品安全形势总体稳定并保持向好。国际上通常用药品抽检合格率和百万人口药品不良反应（ADR）报告数衡量一国药品安全状况，自 1985 年以来，我国药品抽检不合格率已从 30% 左右下降至 5% 以下，并保持稳定。同时，百万人口药品不良反应报告数量从零起步，到 2010 年已达 500 多份，在数量上接近中等发达国家水平，如图 1 所示。此外医药产业蓬勃发展，1978 年至 2006 年全国医药工业产值年均增长 16.1%。

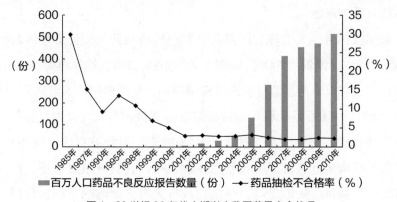

图 1　20 世纪 80 年代中期以来我国药品安全状况

资料来源：历年《中国卫生年鉴》《中国食品药品监督管理年鉴》

随着市场经济体制的建立和完善，药品监管体制进一步朝着理顺相关产品监管职能的方向发展。2003 年 3 月 10 日，第十届全国人大一次会议审议通过了国务院新的机构改革方案，在国家药品监督管理局基础上组建国家食品药品监督管理局，仍作为国务院直属机构，继续行使国家药品监督管理局职能，同时负责对食品、保健品、化妆品安全管理的综合监督和组织协调，依法组织开展对重大事故的查处。国家食品药品监督管理局的成立，是继续按照相同或相近职能由同一个部门承担的原则，深化行政管理体制改革的新举措，体现了党中央、国务院加强食品药品监管，完善市场监管体系，保障人民群众健康安全的气魄和决心。

可以说，90 年代后期以来，我国医药领域的状况与改革开放初期相比已经发生了根本变化，其主要矛盾不再是缺医少药和产品供不应求，而是如何保证药品安全、有效和质量可控，同时引导各类市场主体进行规范有序竞争。与之相适应，药品监管部门将保证人民群众用药安全，提升我国医药产业的创新能力和竞争能力作为主要政策目标和工作方针。在实际工作中，监管部门注重以法治的理念和严密的规则来规范行政相对人和监管者自身的行为，摒弃了计划时代政府管企业的思路，也尽可能减少以行政命令替代市场规律，事实上这也是现代监管型国家（regulatory state）的最重要特征。促使监管者发生转变的直接原因是药品领域出现的新旧风险交织局面，具体包括市场机制不成熟带来的风险（因技术水平受限或厂商有意掺假制假等不法行为所导致的不合格药品）以及现代化固有的风险（合格药品本身所具有的副作用以及人类尚未发现的药品缺陷等）。为应对上述风险，政府既保持过去监管实践中切实可行的方法，如项目预审等行政审批手段；又运用各类新型监管手段，例如通过GMP 设立药品生产企业的市场准入制度。① 令人遗憾的是，个别药监官员工作思想出现偏差，没有把保障公众用药安全这一中心任务落实好。尽管监管在探索中有失误和挫折，国家药品监督管理局成立后，药品质量安全始终是主要政策目标。

（四）民生阶段：社会治理和公共安全新范式（2008年至今）

2006 年前后，我国相继发生"齐二药""欣弗""甲氨蝶呤""刺五

---

① 高强. 中国卫生改革开放 30 年. 北京：人民卫生出版社，2008：183.

加"等药害事故，加之诸多复杂因素，郑筱萸、张敬礼、曹文庄、郝和平等药监部门高层官员腐败案件亦不断暴露，这使得药监部门招致诸多批评，甚至被媒体斥为权力高度集中的"独立王国"。

在 2007 年 1 月 24 日国务院第 166 次常务会议上，温家宝总理将郑筱萸给药监系统带来的问题概括为"监督不力，管理混乱"。个别药监官员甚至单纯强调"帮企业办事、促经济发展"，从而影响到政策制定和执行的有效性。实证研究也表明，多元机构目标的均衡状态是工作没有重心和主次，最终造成"没有赢家"的政策结果。① 随后，药监系统开展了一年的集中教育和整顿，"科学监管"理念逐步替代"监、帮、促相结合"的工作方针，成为药监系统的指导思想。该理念要求每一位药监干部端正指导思想，进一步解决"为谁监管"和"怎样监管"的根本问题，反思"即当运动员，又当裁判员"导致的工作缺位、越位和错位。不断加强药品监管，确保公众用药安全有效，促进经济社会又好又快发展。② 应当承认，新工作理念在当时起到至关重要的作用。

在 2008 年大部门制改革，药监部门从国务院直属机构"降格"为卫生部代管的国家局，并被调整了职能。机构改革后，卫生部负责组织制定药品法典，建立国家基本药物制度；国家食品药品监督管理局负责监管药品的科研、生产、流通、使用和药品安全等。2008 年 7 月 10 日，国务院将药品、医疗器械等技术审评工作交给事业单位。③ 同年 11 月 10 日，国务院将食品药品监督管理机构省级以下垂直管理改为由地方政府分级管理，业务上接受上级主管部门和同级卫生部门的组织指导和监督，并承担了过去由卫生监督机构负责的餐饮环节食品安全监管。④ 至此，2001 年开始的药监省以下垂直管理体制在多数地方正式落幕，除了在政

---

① 胡颖廉. 中国新药审批影响因素实证研究：机构自主性理论的视角. 经济社会体制比较，2011，3：73-84，153.

② 邵明立. 树立和实践科学监管理念. 管理世界，2006，11：1-5，58.

③ 国务院办公厅. 国家食品药品监督管理局主要职责内设机构和人员编制规定（国办发〔2008〕100 号）.

④ 国务院办公厅. 关于调整省级以下食品药品监督管理体制有关问题的通知（国办发〔2008〕123 号）.

府中保留食品药品监督管理局的建制外，药监机构在行政级别、与地方政府的独立性、财政预算、人员编制等方面都受到不同程度影响，基本回到了 2000 年之前的情况。

在监管者自己看来，药品监管体制的调整将有利于进一步落实药品安全监管责任，进一步理顺医疗管理和药品管理的工作关系，体现了决策权、执行权、监督权既相互制约，又相互协调的要求。这也与深化医药卫生体制改革的总体思路相吻合，必将对卫生改革和发展起到推动作用，更好地保障人民群众身体健康和生命安全。① 但是从实际操作层面看，一些地方在机构改革中，撤并药品监管部门，调整干部队伍，客观上削弱了监管力度，弱化了监管的独立性、权威性和统一性，给药品安全形势造成负面影响。

随着经济社会的进一步发展，民众的利益诉求日益增长，已不再是简单的有和无的问题，而是多与少、好同坏的差异。利益诉求的变化同样表现在药品领域，民众期待有更多安全、有效且价廉的药品，以提高生活质量。在这样的背景下，药品质量安全的重要性和消费者市场主体地位更加凸显，尤其强调药品去商品化的社会属性。人们逐渐认识到，药品监管不能单纯靠政府"包打天下"，而应调动各利益相关方的积极性。因此，除了完善药品标准和加大监管执法力度，更应站在顶层设计和总体规划的高度，② 推动药品安全工作的主体、重心和方式转变。实践中，政府尝试通过行业协会加强引导、企业间相互监督、消费者积极参与等方式拓展管理主体。同时，把药品安全工作纳入社区建设和管理，根据实际情况将政府监管职能下沉到乡镇和街道，整治关键区域。此外，各级政府还关注慢性病患者和老年人等重点人群以及流动人口等特殊群体，加大对他们的药品安全信息服务力度。

形势的变化要求工作理念和模式有所调整。党的十七大报告首次提

① 颜江瑛. 国家食品药品监督管理局 9 月例行新闻发布会. 中国网，http：//www. china. com. cn/zhibo/2008-09/03/content_ 16372601. htm，2008-09-03.

② 胡颖廉. 完善我国药品监管的顶层设计. 中国党政干部论坛，2012，2：37-39.

出要"确保食品药品安全"。"十二五"规划将保障食品药品安全作为加强公共安全体系建设的首要任务，纳入社会治理的范畴。胡锦涛同志在2011年2月的省部级主要领导干部社会管理及其创新专题研讨班开班式上强调，要进一步加强和完善公共安全体系，健全食品药品安全监管机制，建立健全安全生产监管体制，完善社会治安防控体系，完善应急管理体制。人们据此将食品药品安全、安全生产、社会治安和应急管理合称为"四大公共安全"，后来进一步加入农产品质量安全，阐发为"五大公共安全"。习近平总书记在2015年5月29日下午中共中央政治局就健全公共安全体系进行的第二十三次集体学习上强调，要切实加强食品药品安全监管，用最严谨的标准、最严格的监管、最严厉的处罚、最严肃的问责，加快建立科学完善的食品药品安全治理体系，严把从农田到餐桌、从实验室到医院的每一道防线。在这样的背景下，药品安全越来越具有社会治理和公共安全的属性。

2013年3月国务院机构改革组建国家食品药品监督管理总局，对生产、流通、消费环节的食品安全和药品的安全性、有效性实施统一监督管理等。中央强调充分发挥市场机制、行业自律和社会监督作用，构建食品药品安全社会共治新格局。党的十八届三中全会进一步将保障食品药品安全作为创新社会治理体制的重要内容。由于当前社会矛盾触点多、燃点低、关联性强，药品安全问题如果处理不好，极有可能引发社会矛盾，甚至影响政权稳定。换言之，由于药品愈来愈具有系统性风险特征，药品安全已不再是简单的技术问题，而是民生问题、社会问题乃至政治问题，成为公共安全的基础。[1] 可见，全面提高药品安全保障水平，已成为我国社会治理的重点工作和政府履行市场监管职能的重要领域，具有双重定位。

归纳而言，新中国的药品安全管理工作经历了计划经济、行业管理、市场监管和社会治理四个发展阶段，表现为从建国初期低水平"药品福

---

① 邵明立. 提升食品药品监管效能 发挥社会管理和服务功能. 国家食品药品监督管理局网站，http：//www.sda.gov.cn/WS02/CL0672/60599.html，2011-04-12.

利"到新时期"药品民生"的转变。① 这是本书写作的起点，也是分析我国药品安全形势不可忽视的制度背景。

三、我国药品安全现状与挑战

正如上文所述，2006 年前后我国发生多起药品安全事件，给民众带来健康乃至生命危害，并产生了不良影响。2012 年"铬含量超标胶囊事件"更是带有系统性、全局性的药品安全风险，2016 年非法经营疫苗系列案件则引起全社会广泛关注。随着药品安全成为影响改革发展稳定大局的重大民生问题，如何提升药品安全保障水平，成为全社会的重要关切。

过去，药品安全工作被纳入医药卫生事业的范畴，是政府市场监管职能的组成部分。党的十八大进一步提出加强公共安全体系建设，将改革和完善药品安全监管体制机制作为社会建设的重要内容，并把药品安全提升到"提高人民健康水平"的新高度。2013 年国务院机构改革组建国家食品药品监督管理总局，要求食品药品监督管理部门转变管理理念，创新管理方式，充分发挥市场机制、行业自律和社会监督作用，建立让生产经营者真正成为食品药品安全第一责任人的有效机制。② 十八届三中全会进一步围绕健全公共安全体系，强调食品药品安全等体制机制改革任务。在国家治理现代化的语境下，药品安全与食品安全一起位列"五大公共安全"之首，成为一个社会命题。

然而，国内药品监管的政策研究和学术积累起步较晚，目前还缺乏较为成熟的理论体系。现实需求的迫切和理论准备的不足形成鲜明对比，促使我们深入思考我国药品安全的现状与挑战。

---

① 胡颖廉. 从福利到民生谈谈新中国药品安全管理体制变迁. 中国药事，2014，9：925-933.

② 马凯. 关于国务院机构改革和职能转变方案的说明. 中华人民共和国中央人民政府网站. http://www.gov.cn/2013lh/content_ 2350848. htm，2013-03-10.

（一）谨慎乐观：药品安全总体形势分析

1. 药品安全形势总体稳定并保持向好趋势

国际上通常用三个指标来衡量一国药品安全状况：①药品抽检合格率；②百万人口药品不良反应（ADR）报告数；③查处药品案件涉案金额与医药工业总产值之比。在各地区、各有关部门和全社会的共同努力下，自 1985 年以来，我国药品抽检合格率已从 70% 左右提高至 95% 以上，并保持持续稳定上升。如 2011 年我国国家药品评价性抽验合格率为 96.82%，基本药物合格率为 97%，① 2012 年全国药品评价性抽验合格率为 97.6%。② 尽管在 2013 年机构改革后，监管部门不再对外公布全国药品评价性抽验不合格率，但其总体稳定向好的趋势不容置疑。在此我们也可以横向比较食品安全情况，2016 年食药监总局在全国范围内组织抽检了 25.7 万批次食品样品，总体抽检合格率为 96.8%，与 2015 年持平，比 2014 年提高 2.1 个百分点。③

与此同时，百万人口药品不良反应报告数量从零起步，2015 年达到 1044 份，在数量上接近或超过发达国家水平，同时全国县级报告比例已达到 96.6%。④

假劣药品状况也大有好转，通过查询历年《中国食品药品监督管理年鉴》，发现全国查处药品案件金额占医药工业总产值比例从 2000 年的 2.6‰ 下降到 2015 年的 1‰ 左右，说明假劣药品非法占据的市场份额正在

① 新华社 . 2011 年我国国家药品评价性抽验合格率已超过 96%. 中华人民共和国中央人民政府网站，http：//www. gov. cn/jrzg/2011-12/28/content_ 2032349. htm，2011-12-28.

② 人民网 . 2012 全国药品评价抽检合格率近 98% 药品安全稳中向好 . 人民网，http：//www. people. com. cn/24hour/n/2013/0111/c25408-20174951. html，2013-01-11.

③ 陈聪 . 国家食品药品监督管理总局：2016 年食品抽检 25.7 万批次 总体合格率 96.8%. 新华网，http://news. xinhuanet. com/fortune/2017/01/16/c_ 1120322610. htm，2017-01-16.

④ 国家食品药品监督管理总局 . 国家药品不良反应监测年度报告（2015 年）. 国家食品药品监督管理总局网站，http：//www. sda. gov. cn/WS01/CL0844/158940. html，2016-07-13.

逐步缩小。在主观评价方面，约85%的医药专业人士对其居住地的药品质量安全情况表示满意，[①] 这从另一个侧面反映出人们对药品安全形势的感知。

2. 药品安全风险聚集且易发

改革开放近40年来，我国实现的快速发展相当于西方发达国家上百年才走完的历程，因此西方国家在不同时期渐次出现的药品安全问题也在我国当前一段时期内比较集中、突出地暴露出来。换言之，西方国家不同类型药品安全问题总体上是渐次出现的，我国则在短暂的时空范围内"扎堆"出现这些问题。当前不仅有不法商家出于利益驱动目的带来的假劣药品问题，还不得不应对现代风险社会的诸多不确定因素，如创制新药的未知副作用。如果说制售假劣药仅仅是不法厂商的个体行为，属于离散性风险，那么大工业生产下的药品安全就具有系统性。与单个药品突发事件或恶意制售假药不同，药品系统性风险具有全局性、普遍性、长期性等特征。系统性风险一旦发生，市场主体很难独善其身，短期内也无法消除，因此会带来极其巨大的损失。可见在剧烈的经济转轨和社会转型中，我国正处于药品安全事件的易发期。[②]

受产业发展水平、社会结构等深层次因素制约，当前我国药品安全基础薄弱的状况尚未根本转变，药品安全风险不容忽视。具体包括标准体系不健全，相当数量的药品标准有待提高；药品生产经营质量管理有待进一步规范；不合理用药现象仍然突出。此外，药品市场存在非药品冒充药品、中成药非法添加、非法药品广告泛滥、互联网药品交易秩序混乱等突出问题。上文所列举的药害事件导致了严重的伤亡结果，令人触目惊心。如安徽华源生物药业有限公司违反规定生产欣弗注射液，引发药品严重不良反应事件。截至2006年8月16日，全国有16省区共报

---

① 国家食品药品监督管理总局办公室，南方医药经济研究所. 药品安全形势评估报告（2015年度）. 2016，3.

② 胡颖廉. 食品药品安全事件为何"扎堆"出现. 中国医药报，2012-05-04.

告欣弗不良反应病例 93 例，死亡 11 人。

3. 药品监管工作依然任重道远

我国从基本解决缺医少药问题到追求药品质量安全，医药产业从起步到发展壮大，经济从搞活繁荣市场到规范市场主体行为，经历的时间还较短。加之体制机制的约束，监管工作不到位的问题比较突出。中国社科院发布的历年《社会心态蓝皮书》显示：公众对药品行业的信任存在"严重危机"。尽管国务院连续多年部署开展全国药品安全专项整顿工作，并在 2003 年、2008 年、2013 年三轮机构改革中都对食品药品监管部门的机构和职能进行优化，但取得的成果还很不稳固，形势依然严峻，监管工作与党和人民的期待还有不小差距。[①] 也正因此，研究用"谨慎乐观"来描述我国药品安全总体形势。

（二）三大挑战：当前药品安全面临的困境

药品安全是重大经济问题、重大民生问题、重大政治问题。[②] 这一重要表述为我们提供了分析药品安全问题的立体视角。研究从需求和供给、产业和监管、多元风险并存三对药品领域的基本关系入手，分析当前我国药品安全面临的挑战。

1. 药品市场需求和供给水平总体偏低

安全的本质是一种可接受风险，安全需要投入成本，因此药品安全与经济发展水平存在相关性。供需关系是基本市场关系，也是影响药品安全的经济基础。国际经验表明，消费结构与食品药品安全状况具有相关性。世界卫生组织（WHO）曾评估撒哈拉沙漠以南的非洲地区的药品

---

① 毕井泉. 坚持"四个最严"严守安全底线 全力以赴保障人民群众饮食用药安全. 国家食品药品监督管理总局网站，http://www.cfda.gov.cn/WS01/CL0050/168537.html，2017-01-13.

② 汪洋. 食品药品安全重在监管. 求是，2013，16：3-6.

监管体系，发现代表消费结构的恩格尔系数与药品安全总体状况存在相关性，高水平消费需求带来高质量药品供给。[①]

这一结论具有启示和推广意义。现阶段发达国家恩格尔系数普遍在15%以下，药品安全总体状况随消费水平提升不断好转。然而 2016 年我国居民恩格尔系数为 30.1%，[②] 其中欠发达地区、低收入群体尤其是贫困人口的系数更高，整体需求水平偏低使得一部分人群依然面临药品可及性挑战。由于低端市场和低水平需求存在，给低质量药品供给提供了空间，甚至诱发企业机会主义行为。供需两侧乏力导致药品市场结构不优，药品质量安全问题凸显。加之互联网药品经营、海外代购、跨境电商等新业态不断出现，药品供应链条日趋复杂，风险点随之增多。经济社会发展的特定阶段决定了我国正处于药品安全问题高发期，总体安全形势依然严峻，这一基本面在短期内很难改变。

2. "大产业—弱监管"的结构性矛盾

发达国家医药产业的特征是集中生产和有序流通，我国医药产业结构则是"多、小、散"，规模化、集约化程度不高。[③] 根据国家食品药品监督管理总局《食品药品监管统计年报》数据，截止 2015 年 11 月底，全国共有 5065 家原料药和制剂企业，其中近一半年销售收入不足 5000 万元，前 10 强药品生产企业市场集中度仅为 15%。产业基础薄弱带来产品低水平重复，新药研发能力弱，部分药品质量较差。应当看到，制药行业低水平重复问题已经到了十分突出的地步。在缺医少药的年代，主要任务是解决药品数量不足问题，药品上市标准较低；2000 年以前药品由各省（区、市）负责审批，标准不统一。截至 2017 年 6 月，我国有 1.5 万个药品品种对应 16.8 万个批准文号，同质化严重，近 3/4 的药品批准文号闲置，

① WHO. Assessment of Medicines Regulatory Systems in Sub-Saharan African Countries—An Overview of Findings from 26 Assessment Reports. Geneva：World Health Organization，2010.

② 国家统计局. 中华人民共和国 2016 年国民经济和社会发展统计公报. 中华人民共和国中央人民政府网站，http：//www.gov.cn/shuju/2017-02/28/content_ 5171643. htm，2017-02-28.

③ 邵明立. 食品药品监管 人的生命安全始终至高无上. 人民日报，2009-03-02.

有 100 个以上文号的品种为 161 个，有 50~100 个文号的品种为 90 个，最多的品种文号达 800 个以上。[①] 目前我国创新药物少，科技力量不强，药物创新基础比较薄弱，研发能力严重不足，投入明显不够，这些问题比较突出，与我们作为药品生产和使用大国的地位不相适应。同时药品流通秩序混乱，挂靠经营、走票交易、伪造记录、虚构流向等问题突出。

发达国家现代化药品监管历程表明，强大的产业和强大的监管互为支撑，医药产业健康发展离不开科学监管体系。[②] 我国则呈现庞杂产业与弱小监管的结构性矛盾，各类药品生产经营企业数量接近百万，但监管能力和产业发展严重不匹配。典型例证便是 2016 年山东济南非法经营疫苗系列案件，暴露出全国有相关药品检查资质的人员不足 500 人。

受监管资源和能力硬性约束，静态事前审批成为主要政策工具，动态事中事后监管不足，加之属地管理容易滋生地方保护，严重阻碍了产业基础优化和监管效能提升。这一矛盾在现实中表现为全国查处药品违法案件数量显著下降，同时药品不良反应（ADR）报告数持续上升，如图 2 所示。尽管其成因复杂，一定程度上也说明药品安全形势的稳定向好，但药品监管实际工作量与潜在安全风险呈现反向演进的差异化趋势是不容否认的。

3. 多元药品安全风险交织并存

如上文所述，一国药品安全风险包括掺杂使假、化学污染、新药未知性等多种类型。改革开放近 40 年来，我国经济社会快速发展相当于发达国家上百年走过的历程，发达国家在不同时期渐次经历的问题在我国狭窄的时空范围内交织出现，导致药品安全事件易发频发。区分药品安全事件的因素主要有两个：一是风险源属性，既可以长期存在于产业链中，也可能突发短暂出现；二是危害后果的急慢性形式，即特定行为产

---

① 毕井泉. 国务院关于药品管理工作情况的报告. 中国人大网，http：//www. npc. gov. cn/npc/xinwen/2017-06/22/content_ 2023712. htm，2017-06-22.

② Hamburg，Margret. How Smart Regulation Supports Public Health and Private Enterprise. Commonwealth Club Special Event Luncheon，http：//www. commonwealthclub. org/events/2012-02-06/margaret-hamburg-fda-chief-special-event-luncheon，2012-02-06.

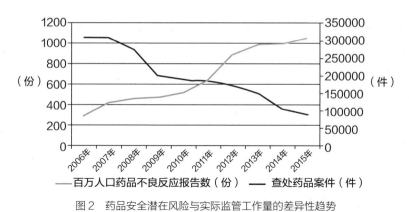

图2　药品安全潜在风险与实际监管工作量的差异性趋势

资料来源：历年《中国食品药品监督管理年鉴》《国家药品不良反应监测年度报告》，数据经作者整理。

生一次性危害还是持续危害。本研究据此梳理出公共危机、系统性风险、"前市场"问题、媒体事件四类药品安全事件及其典型案例，如表2所示。尽管其分类维度可进一步探讨，但总体区分了事件的成因和结果。

表2　我国药品安全事件分类机制

风险源　危害后果	突发性	长期性
急性	公共危机 例证：2006年"齐二药事件"	"前市场"问题 例证：各类制售假劣药品行为
慢性	媒体事件 例证：2013年康泰乙肝疫苗事件	系统性风险 例证：2012年"铬含量超标胶囊事件"

注解：括号内为相对应的典型例证。资料来源：作者自制。

四类药品安全事件的生成机理各异，分别阐释如下。①公共危机的主要成因是企业内部质量控制体系缺陷，导致产品在生产经营过程中积累风险，风险可能是人为故意的、无意被污染的或者天然存在的。其危害后果往往一次性爆发，表现为不特定多数人的离散型严重危害，如2006年"齐二药事件"。②系统性风险主要源自标准缺失、新药长期安全有效性、风险监测预警能力不足等基础性缺陷。单个市场主体难以独善其身，监管部门也无法在短期内消除隐患，如2012年"铬含量超标胶囊事件"。在大工业生产背景下，此类风险会对公众健康产生持续危害。③"前市场"问题主要表现为不法分子基于利益驱动恶意从事掺假、非

27

法添加、违规生产、欺诈等制售假劣药品行为。其违法犯罪本质始终不变，变化的只是产品、手段或形式。④媒体事件通常是药品安全信息不当传播导致的社会恐慌。这类事件成因是政府、企业、专家、媒体、公众等利益相关方之间存在信息不对称，人们对疑似药品安全风险的担忧被非理性放大，如2013年康泰乙肝疫苗事件对民众预防接种信心产生持续影响。这些问题的存在，促使我们深入思考药品安全问题的深层次原因。

（三）多重失灵：我国药品安全问题的成因

那么，如何看待当前我国药品安全问题的成因呢？由于药品监管糅合了公众健康、商业利益、科学知识和政治因素等多元价值，① 因此不同领域的学者从本专业出发对问题进行剖析。与国外学者从社会科学视角系统探讨药品安全问题不同，国内学术界在分析问题时还更多聚焦于设备、标准和检验检测等技术层面，仅有少数学者从法律、政策和产业等视角进行系统的文献梳理，现将现有的论述归纳为四大类。②

一是监管能力说。有学者指出，药监部门专业人员偏少，设施和装备水平低下，尤其是基层药监机构缺乏必要的办公场所和检测设备，能力不足成为制约监管有效性的关键因素。③ 根据政府自身的观点，药品监管基础仍较薄弱，统一权威监管体制尚未建立，监管专业人员不足，基层装备配备缺乏，监管能力与医药产业健康发展要求不完全适应。④

二是发展阶段说。该观点认为，我国正处于药品安全事件的易发期，主要原因是制药行业的安全防范意识薄弱，产业的集中度低，产品结构不合理。有学者进一步认为，产业素质不高和产业结构不合理是我国药

---

① Abraham, John. Science, Politics and Pharmaceutical Industry：Controversy and Bias in Drug Regulation. London：VCL Press Limited，1995，36-86.

② 胡颖廉，傅凯思. 从政治科学、商业利益和公共政策视角研究国外药品安全监管. 中国药事，2008，12：1043-1050.

③ 吕景胜. 论深化药品监管体制改革. 中国软科学，2004，3：157-160.

④ 国务院."十三五"国家药品安全规划（国发〔2017〕12号），2017-02-21.

品安全基础薄弱的最大制约因素。①

三是法律缺陷说。法学理论和实务工作者通过对《药品管理法》《医疗器械监督管理条例》《药品管理法实施条例》等法律法规的立法和司法缺陷分析入手，历数了中国药监改革的困境。② 主张只有提高药品安全监管的可问责性和透明度，才能约束药监官员自由裁量权，杜绝企业寻租，提升监管有效性。尤为重要的是，现行《药品管理法》基本制度框架是2001年制定的，必须根据现实需求和发展理念变化进行必要调整，进一步加强过程监管，强化企业主体责任，完善与药品违法行为危害后果和恶劣影响相匹配的惩处措施。

四是"双失灵"说。公共管理领域的学者运用交易成本、制度变迁等分析工具，认为药品领域一方面存在因信息不对称、负外部性、产业过度竞争导致的市场失灵，另一方面则有因地方保护、监管能力建设不足带来的政府失灵。也有研究指出规制政策制定过程中的全能主义国家惯性，使监管者无法专注于药品质量安全。③

无疑，上述理论成果为我们认识药品安全问题提供了观点和方法论启示，但也存在局限。宏观层面的研究可以提供药品安全问题的制度全貌，其缺点是简化了不同利益相关方行为和关系等动态要素，从而影响结论的信度。对微观领域的关注虽可以弥补其缺陷，却容易挂一漏万。因此我们需要更为全面的分析框架。

政治科学中的监管政治学理论为我们提供了较为理想的观察视角和分析框架。该理论选取监管部门、产业、社会组织和消费者等利益相关方，将其置于一国政治经济大背景下，系统分析其相互关系及行为对监管绩效的影响，并被广泛运用于监管型国家研究，以及食品药品、安全生产、环境保护等典型社会监管领域。

---

① 刘鹏. 转型中的监管型国家建设——基于对中国药品管理体制变迁（1949—2008）的案例研究. 北京：中国社会科学出版社，2011.

② 邵蓉，董耿，孙利华. 十年药监路. 中国处方药，2008，3：24-30.

③ 宋华琳. 政府规制改革的成因与动力——以晚近中国药品安全规制为中心的观察. 管理世界，2008，9：40-51.

监管政治学的理论视角主要分三大层次。一是制度分析，将特定监管事件放到经济社会背景中考察，通过历史、比较等分析方法，找寻影响事件发展的宏观制度变量。① 二是组织行为分析，将机构能力和自主性作为解释监管绩效的两大变量，具体包括机构所嵌入社会网络的疏密、决策是否具有一致性等指标。三是利益相关者分析，将政治家、技术官僚、企业家和消费者都假定为理性人，各方出于自我利益最大化的激励在政策舞台上相互博弈，共同推动监管政策的演进。

从行为理论的角度看，生产经营者违法违规的驱动因素包括三方面，一是想违法，二是值得违法，三是敢违法，其分别对应成本收益激励的大小，社会容忍度的高低以及监管威慑的强弱。正常情况下，食品药品安全主要依赖良性市场机制、生产经营者自律和社会公众监督，辅之以必要的惩罚。② 从另一个角度来看，药品质量安全的组成要素包括监督管理、生产过程与合理使用三部分，其责任主体分别对应政府、企业和消费者。其中，政府用行政和技术手段对药品进行监督管理，如标准、许可和抽检等；企业在研发、生产和经营过程中，通过内部管理体系提高药品质量；消费者在使用环节的观念和行为同样对药品安全产生作用。

监管政治学的基本假设是政府、产业和社会因素都会对监管绩效产生本质影响。从这个意义上说，我国药品安全的政策实践符合监管政治学理论基本假设，因此我们需要从分析监管型国家崛起的路径入手，选取市场环境、制度变迁，监管机构、政策工具以及市场主体等变量，系统分析监管绩效的影响因素。③

1. 经济社会基础是影响我国药品安全的深层次原因

经济社会背景包括三个方面。一是产业素质整体性薄弱。改革开放

---

① Giandomenico M. From the Positive to the Regulatory State: Causes and Consequences of Changes in the Mode of Governance. Journal of Public Policy, 1997, 17（2）: 139-167.

② 胡锦光. 解读食品安全法（修订送审稿）. 法制日报, 2013-11-12.

③ Wilson, James. Ed. The Politics of Regulation. New York: Basic Books, Inc., Publishers, 1980.

以来，各地在发展型地方主义的逻辑下争相上马药厂和药品集贸市场，形成高度分散的区域性医药产业布局。加之产业政策逐步削弱等原因，我国药品企业数量多、规模小、分布散、集约化程度低，自身质量安全管理能力不足。截至 2016 年 11 月底，我国共有原料药和制剂生产企业4176 家。全国实有医疗器械生产企业 15343 家，其中：可生产一类产品的企业 4979 家，可生产二类产品的企业 8957 家，可生产三类产品的企业2366 家。共有药品经营许可证持证企业 465618 家，其中法人批发企业11794 家、非法人批发企业 1181 家；零售连锁企业 5609 家，零售连锁企业门店 220703 家；零售单体药店 226331 家。全国共有二、三类医疗器械经营企业 335725 家。① 农村地区有药品供应网点近 60 万个，分布极为分散。② 与发达国家相比，我国医药产业过度竞争和产业集中度不高，制约了药品安全基础的本质提升。

例如药品流通领域矛盾错综复杂。截至 2017 年 6 月底，全国药品批发企业约 1.29 万家，"小、散、乱"的问题突出。部分药品物流、分销企业购销记录不真实、不完整，虚构流向、票货分离、挂靠走票等违法违规经营行为屡禁不止。全国有零售药店 40 多万家，管理水平参差不齐，特别是部分药店进货渠道把关不严，成为假劣药品、非法回收药品进入合法渠道的"入口"。部分执业药师挂名执业，处方药不按处方销售、违反 GSP③ 储存药品等违法行为比较普遍。"以药补医"体制尚未彻底破除，药品购销和医疗领域不正之风依然存在。

二是消费结构总体不优。中国是人口大国，也是药品生产和消费大国，消费结构异常复杂，客观上给低质量药品提供了生存空间。当前，我国药品市场已形成"三分蛋糕"的基本分层格局：价格高昂的进口药、"原研药"和新特药占据了大城市和三甲医院 60%～65% 的市场份额；中

---

① 国家食品药品监督管理总局 . 2016 年度食品药品监管统计年报 . 国家食品药品监督管理总局网站，http：//www.cfda.gov.cn/WS01/CL0108/172895.html，2017－05－23.

② 国务院新闻办 . 中国的药品安全监管状况（白皮书），2007－07－18.

③ GMP 为药品生产质量管理规范（Good Manufacture Practice）的英文缩写，GSP 为药品经营质量管理规范（Good Sale Practice）的英文缩写，两者都属于我国全面推行的药品质量认证体系——作者注。

小城市市场以国内品牌仿制药为主；一些价格低廉的普药则被挤到农村。由于普药的利润率较低，大中型企业逐渐退出农村市场，农村地区药品安全状况堪忧。[①] 在"铬含量超标胶囊事件"检测出问题的各类药品中，低价普药占了大多数。[②] 尤其是在流动人口密集的城郊结合部和"城中村"，假劣药品对贫困户、进城务工人员等低收入群体造成很大威胁。

在这种独特消费结构的作用下，医药市场还出现药品产能总量过剩与结构性短缺并存的情况。个别临床使用较多的药品由于中标价格过低，生产企业停止生产，退出市场。而罕见病用药和不常使用的药品，则因生产数量少、成本高，缺乏相应的扶持政策，企业生产经营积极性不高，甚至出现断供，如阿托品、多巴胺、维生素 K_1、绒促性素以及治疗农药中毒、蛇毒中毒等急救药。[③]

三是企业主体责任有待进一步落实。市场经济越发达，市场主体的诚信守法意识就越重要。应当承认，医药行业的诚信水平总体上还需要提高，部分药品生产经营者为获取非法利益，故意从事违法违规活动，带来了不容忽视的安全隐患。如"齐二药""甲氨蝶呤""欣弗"等药害事件都与企业生产行为直接相关。这其中，注射剂特别是早期批准上市的以中药为原料生产的注射液，安全性、有效性基础研究薄弱。部分生产企业偷工减料、使用假劣原料、擅自改变生产工艺，严重影响药品的安全性、有效性，药品质量安全风险隐患较多。

在此有必要重点分析社会消费结构对药品安全的影响。社会结构反映了一个社会的基本面相，包含人口结构、区域结构、阶层结构和消费结构等多个具体分支，具有相对稳定性。在带有总体性（totalitarism）特征的计划经济时代，人们主要关注因药品短缺带来的可及性问题，安全

① 胡颖廉. 监管和市场：我国药品安全的现状、挑战及对策. 中国卫生政策研究，2013，7：38-44.

② 国家食品药品监督管理局. 铬超标胶囊剂药品基本查清抽检结果已向社会公布. 中华人民共和国中央人民政府网站，http：//www.gov.cn/gzdt/2012-05/25/content_ 2145483. htm，2012-05-25.

③ 毕井泉. 国务院关于药品管理工作情况的报告. 中国人大网，http：//www.npc.gov.cn/npc/xinwen/2017-06/22/content_ 2023712. htm，2017-06-22.

有效性尚未被提上政策议程。当时单位、街道和公社包揽了大部分人的生老病死，全社会对药品的需求总体较为单一和低水平。加之药品生产和流通都处于政府严密管控之下，因而药品质量安全问题并不突出。新中国医药产业是为了解决人民群众缺医少药问题而建立的，医药产业整体上形成"多、小、散、低"的格局，至今尚未根本改变。① 而在市场经济条件下，人们对药品种类的需求变得多元，需求层次也从"用得上药"提升到"用上好药"。同时，许多原本由单位承担的控制功能回归社会和市场，越来越多的人从"单位人"转变为"社会人"乃至"社区人"，政府对人们选择药品行为的控制能力减弱。

然而，我国药品安全缺乏深层次经济社会基础支撑。② 如图3所示，当一国恩格尔系数处于50%以上时，消费结构为生存型，政府将食品和医药产业作为提供基本公共服务的福利事业，并从维护社会稳定的高度出发牢牢掌握产业，食品药品安全事件不易发生（阶段A）。当系数在30%至50%之间时，消费结构从生存型转向发展型，市场为满足消费需求急剧扩张，而监管体系改革通常滞后于产业的扩张，食品药品安全事件呈高发态势（阶段B）。而当系数低于30%时，消费结构趋于稳定，监管体系趋于完善，食品药品安全事件亦趋于平缓和好转（阶段C）。归纳而言，消费结构与食品药品安全状况的关系呈"倒U字形"曲线变化规律，我们称其为"药品安全库兹涅茨曲线"。

可见，复杂的消费结构会带来需求层次的差异性。当前我国许多农村和中西部地区的恩格尔系数在30%至50%之间，整体需求层次偏低，客观上给低质量药品提供了生存空间。经济学理论认为需求决定供给，低端市场的广泛存在诱发了企业机会主义行为。③ 加之药品定价、招标采购机制不甚完善，个别市场主体并不致力于如何提升质量和品牌，而是

---

① 富子梅. 专访国家食品药品监督管理局局长尹力：百姓用药，要"有"更要"好". 人民日报，2013-01-18.

② 陈晓华. 完善农产品质量安全监管的思路和举措. 行政管理改革，2011，6：14-49.

③ 刘亚平. 中国式"监管国家"的问题与反思：以食品安全为例. 政治学研究，2011，2：69-79.

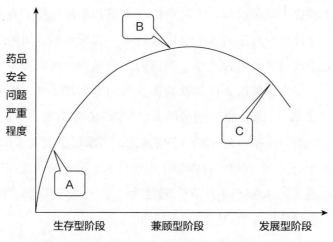

图3　消费结构与药品安全形势的"倒Ｕ字形"曲线

资料来源：作者自制。

采取低质低价竞争的策略吸引消费者。随着消费者对药品质量、疗效、品种等需求大幅提升，我国医药产业已经成为融入全球的大市场。于是，"小生产与大市场"不相匹配的结构性矛盾，成为药品风险的制度根源。

2. "反向制度演进"带来的监管体系缺陷

政府监管的根本目标是纠正市场失灵，药品监管的本质是要纠正医药市场失灵。从这个意义上说，监管是规范市场的补充而非对市场机制的替代，市场本身才是监管工作的基础。纠正市场失灵的手段有很多，如企业自我约束能从源头提升药品质量安全水平，消费者参与有助于形成有力的社会监督，独立的司法审判可以在事后解决药品质量侵权纠纷，行业协会能够使药品企业产生自律的压力，国有化则让政府有权管理企业的微观运营。市场机制、社会监督和政府监管原本就是相互补充的，其没有高下之分和优劣之别，当一种手段失灵时，其他手段可以弥补。正如上文所述，西方国家是在经历了上百年商品经济和市场机制发展后，才建立起以事先预防和全程管理为主的现代药品监管制度，其间不断地调整和适应。例如作为现代监管型典型国家的美国，其所有监管行为都建立在市场运作的科学模拟之上，每次有新监管政策出台都必须通过严格的成本收益分析。

虽然世界各国监管模式不尽相同，但大都承认政府在药品安全中的主导角色，即在市场和社会之外行使"剩余监管权"（residual regulation）。具体而言，一是事前培育市场和引导社会，二是事后"兜底"，即当市场无法自我调节以及社会监督失效时，政府要承担起保障公众健康的最终责任。例如美国司法体系中的惩罚性赔偿制度让任何怀有侥幸心理的商家面临倾家荡产的风险，日本对严重违法的药品生产经营者实行终身行业禁入。①

中国的情况则相反，在计划时代，国家与社会高度一元化，政府用命令加控制的行业管理手段包揽了药品生产和经营，国有医药企业实际上成为"国家大工厂"的车间，市场自我调节机制尚未发育成熟。改革开放后，各类市场主体的积极性被调动，同时出现一些问题：一方面，市场逐步确立但发育并不成熟，假劣药品等市场失灵现象日益凸现；另一方面，旧的计划管理手段被废弃，新的药品安全监管政策尚未完善，从而带来政府纠正市场失灵的能力下降。正如美国经济学家施莱弗（Andrei Shleifer）等所说，中西方的监管政策是沿着制度可能性曲线的相反方向运动。② 通俗地讲，西方是先有市场和社会，然后有监管；中国则是在市场和社会发育不健全的前提下开启了现代化监管历程。因此，药监部门不仅要应对市场失灵导致的层出不穷的药品安全问题，还要填补旧体制瓦解带来的监管空白，其从一开始就肩负着"反向制度演进"带来的多重任务。现在看来，政府单打独斗不可持续，因为药品安全不是单纯监管或检测出来的，终究要靠生产经营出来，必须要让政府监管回到其应然的理想定位，它是市场机制的有益补充而非全盘替代。

3. 机构目标、专业化和网络制约监管有效性

美国著名政治学家卡朋特（Daniel Carpenter）结合进步运动时期美国

---

① 胡颖廉. 国家、市场和社会关系视角下的食品药品监管. 行政管理改革，2014，3：45-48.

② Glaeser, Edward L. Andrei Shleifer. The Rise of Regulatory State. Journal of Economic Literature，2003，41（2）：401-425.

食品药品监管机构提升官僚自主性的案例，提出监管机构政策目标的一致性、官员专业化水平以及产业联盟网络，是解释监管绩效的重要因素。[①] 作为美国哈佛大学政府学系终身教授，卡朋特教授的研究兴趣主要集中在美国食品药品监督管理局对医药产业的监管。在过去二十年多里，他几乎囊获了美国政治科学和公共政策领域的所有重要奖项，其对于现代国家药品监管的洞察，给我们带来诸多启发。相对于医药产业的高速发展，我国的药品安全监管体系建设还存在诸多可改进之处。接下来我们从政策目标、监管专业化、社会网络等视角入手，分析监管有效性的制约因素。

一是政策目标多元化与监管职权分散。如上文所述，1998 年机构改革试图改变国家医药局、卫生部药政司和国家中医药局"三足鼎立"的格局，部分解决了医药管理领域"政出多门"的问题。作为新组建的国务院直属机构，国家药监局在成立伊始就确立了"以监督为中心，监、帮、促相结合"的多元工作方针。可见，其既致力于确保药品质量安全有效，还关注医药行业的经济效益。在行业管理的制度惯性下，药监部门甚至担负起药品供应保障责任，提升患者对优质廉价药物的可及性，参与药品价格谈判，强化短缺药品监测预警，建立常态化短缺药品储备机制，通过提供普遍服务来维护社会公平。

尽管药监部门致力于成为药品综合管理部门，但实现多元政策目标的职权散落在其他部门，其仅在药品生产经营环节拥有部分监管职权。尤其是在新药研发、产业政策、药品价格、药品使用等领域，药监部门不得不与其他部门分享职权甚或完全没有职权。政策协调理论认为，当不同部门的目标不一致且行为不协调时，监管者在决策时就不得不考虑其本职工作以外的因素，进而制约了自主性。例如物价部门试图通过"降价令"平抑药价，但这一政策并不符合我国医药产业"多、小、散、低"的实际格局。为求得生存，许多制药企业面临"卖大针剂不如卖矿泉水赚钱"的尴尬境地，不得不通过大量申报改剂药以规避"降价令"，廉价经典普药则纷纷消

---

① Carpenter, Daniel. The Forging of Bureaucratic Autonomy: Reputation, Networks, and Policy Innovation in Executive Agencies. Princeton, NJ: Princeton University Press, 2001.

失。更为严重的是，一些制药企业的生产工艺跟不上新申报的剂型和规格，带来提纯度、杀灭菌等一系列质量安全隐患，2006 年"欣弗事件"便是明证。因此，医药领域"政出多门"的问题并没有在改革中彻底解决，药监部门在制度设计之初就存在理想定位与实际功能不一致的困境。

二是监管专业化水平薄弱。发达国家经验表明，大工业条件下的药品生产具有极强的专业性，例如产品风险监测，生产过程中的风险点分析以及新型药物的长期安全有效性，这些都要求监管部门深入了解产业和产品。美国食品药品监督管理局是全球公认的药品监管标杆机构，其成功经验之一便是在其雇佣的全部约 1.5 万名监管人员中，有约三分之一是医学、化学和生物工程博士，他们作为技术支撑能够在新药研发、注册准入、上市后监管等阶段都保持与企业良好沟通，并鼓励企业通过创新提升质量水平。同时，该机构还有大量具备较高专业水平的执法人员巡视于药厂和大型药品经营企业。可见，专业化是现代药品监管机构的重要特征。

相比较而言，我国药品监管部门的专业水平和执法能力尚显不足。当前基层药品安全监管队伍人员少、装备差、执法办案水平低、监管基础设施建设经费投入不足，这一现象在中西部地区表现得尤为严重，不利于监管政策的有效执行。尤为关键的是，职业化检查员队伍建设处于起步阶段，食品药品监管总局食品药品审核查验中心编制和全国具备资质的专职检查员相对较少，与监管 600 多家临床试验机构、4000 多家药品生产企业、在产和进口 5 万~6 万个药品批准文号的任务相比，力量总体不足。基层监管队伍专业人员少，难以适应药品现代化物流、分销、零售监管需要。在本书第二章中，我们会对药监机构能力问题进行专题阐述。

三是监管部门嵌入医药产业网络不深。政府与企业关系是政治经济学永恒的命题。在我国现行法律框架下，地方政府对药品安全负总责，企业是第一责任人，监管部门各司其职。药品监管不仅要解决药品安全有效问题，而且要通过监管政策的落实，引导医药产业健康发展，这也是药品质量安全的源头活水。然而，政企关系在不同发展阶段存在差异。本书通过梳理新中国药品安全工作历程发现，在计划经济时代，政府为满足民众基本生活需求，将医药产业看做福利事业，用行政手段直接干预企业生产经营行为。在市场经济发展初期，政府通过行业管理手段扶持国有药企发展，同时引导社会投资。而当市场经济发展到一定阶段，政府主要行使监督管理职能。归纳而言，政府角色经历了从所有者到经营者再到监管者的转变。这种转变对于监管部门与医药产业关系产生了深远影响。

卡朋特在其经典研究中阐述了监管部门嵌入医药产业网络的机理。由于药监机构所承担的职责往往是独特且高度专业化的，因而短时间内很难说服持不同政见和利益的群体来支持一项政策创新，只能由中层官员在长期的任职过程中循序渐进地与政治家和产业界构筑政治联盟。官僚机构与政治家的长期互动可以使双方加深了解，进而产生互信。当然，官僚机构的政治联盟不仅局限于民选政治家，其网络必须是多元且分散的，包括不同的阶级、党派、意识形态等，这样才不至于被单一利益集团所"俘获"。当官僚机构的声誉在社会中传播越广时，机构合法性也就越强。最后，官僚机构能够利用其政治联盟来塑造选民的观念和偏好。①作为典型的东亚"发展型国家"，日本产业政策部门的高官与大型制药企业高管之间保持交互任职的"旋转门"，② 这样可以实现政府与产业的充分沟通而不是放任市场无序发展。

20 世纪末，我国药监部门提出"以监督为中心，监、帮、促相结合"的工作方针，试图在保障药品质量安全的同时促进产业发展。然而受药害事故和部分药监官员腐败案件影响，这一方针当然受到质疑和挑战。但我们绝不能就此否定监管部门嵌入产业网络的重要性，更不能割裂监管部门与产业界间应有的密切联系和良性互动。事实上当监管部门对产业缺乏深入了解时，容易通过注册、认证等"一次性监管"的静态方式严控企业资质，把主要工作精力投入到事前行政许可上，而不是采取多元化的动态监管。这就导致企业只追求获得行政许可，而忽视了生产经

---

① 胡颖廉. 行政机构能力、社会网络与政策创新——《官僚自主性是如何炼成的》一书评介. 学术界，2008，2：295-301.

② Chalmers, Johnson. MITI and the Japanese Miracle. Stanford：Stanford University Press, 1982.

营过程中的质量控制。"一次性监管"的弊端很多，譬如药品临床试验中准入门槛高、数据存在造假，监管部门对上市后药品质量的再评价以及药品生产经营者行为的规范程度重视不足。尽管监管部门通过驻厂监督员、飞行检查等方式加以弥补，但"重审批，轻监管"的思维惯性依然存在，不利于提升监管绩效。现实中，发生药害事故的药企都是通过了药品生产质量管理规范认证（GMP）的大型正规企业，甚至连上海华源等大型知名企业也深陷药害事件。令人欣喜的是，2013 年以来，政府提倡"放管服"改革，在大力取消和下放行政审批事项的同时，加强动态的事中和事后监管。事实上，更为重要的是区分药监部门和药监官员个人与医药产业的关系，避免出现个别监管人员与企业走得太近，监管部门整体与产业离得过远的现象。官员与企业的密切关系容易带来寻租，造成药监系统腐败，需要予以监管规避；监管部门则必须与产业保持密切的联系，否则会由于对企业生产经营实际缺乏了解而造成监管不力且反应滞后。

4. 消费者风险认知偏差放大了对药品安全的担忧

在计划时代，医药产业基础较为薄弱，医药卫生领域的主要矛盾是缺医少药。改革开放以来，医药行业率先引进外资并进行企业改制，产业升级步伐加快，药品供应体系不断健全，缺医少药的矛盾得到极大缓解，人们的关注点自然从药品产业安全转向质量安全。在这一背景下，民众对药品安全的期待值也就相应提升了，在全能主义的制度惯性下，民众坚信政府应该对药品安全承担最终的剩余责任。

然而，大工业和风险社会的特性决定了药品风险不可能被完全消除。于是，药品固有的风险与民众对药品安全的"零容忍"态度出现冲突。一般而言，影响消费者风险认知的因素包括可得性启发、概率思维和情绪效应三个方面。换言之，公众对于感同身受、有可能切实发生在自己身上的药品安全事件，会带有强烈的感情因素，药品安全风险存在被高估的可能。因此，我们也就不难理解为什么我国药品抽检合格率客观上高于 95%，而消费者主观上对药品行业严重缺乏信任。与之相关的是，由于药品监管具有较高专业性，民众对药害事件无法形成准确的事实和价值观念，在个别媒体的误导下提出不合理的政策诉求，这种诉求又被媒体放大，制约了药监部门的工作自主性。

药品生命周期较长，包括研制、生产、经营和使用四个环节，因此消费者在终端药品使用中的心态和行为十分关键。然而，当前我国社会存在群体安全漠视与个体风险焦虑并存的问题。该现象的特征是，对于关系个人的风险意识较强，而对关系到群体或社会的风险重视不够；对于突发的、伤害性大的风险警惕性较高，而对缓释性的、无直接生命伤害的风险防范不足。① 药品是体验性商品，从外表难以判断内在质量安全，存在明显的信息不对称性，因此药品安全在医药产业的高速扩张中越来越具有不可预测性。尽管人们对药害事故深恶痛绝，却不愿意也没有能力从自身做起主动防范潜在风险。现实中，掌握合理用药知识并定期清理家庭药箱的人并不多，更少有人主动制止过假药贩子在街头肆意收购过期药品行为。除了医疗机构滥用药物，民众因缺乏自我药疗知识而超剂量、超范围用药，是导致基层药品安全问题的重要原因。更令人惊讶的是，高达62%的消费者在遇到问题食品药品时不知该如何投诉，并且主观地认为投诉了也没用，最终消极地选择忍耐。②

正是全社会对药品安全的矛盾心态，滋长了生产经营者的违法意愿。因为企业认为只要"问题药品"不带来直接的致命风险，就会得到消费者宽容，被监管部门查处的可能性也很小。由于企业违法违规的具体形式不尽相同，药品安全问题也就陷入防不胜防的境地。即便被查处后，一些企业也存有侥幸心理，社会环境一旦固化，就会对新进入者的行为产生影响，从而形成恶性循环。

根据帕森斯的观点，作为社会子系统的药品安全受制度环境和各主体力量影响。各类因素一经形成，便会渗透到药品安全领域，成为左右社会

① 王俊秀. 中国社会心态：问题与建议. 中国党政干部论坛，2011，5：40-44.
② 杨文彦，陈景收. 食品安全刻不容缓 逾六成网民表示遇问题食品选择忍耐. 人民网，http：//politics. people. cn/GB/17219823. html，2012-02-26.

秩序构建的结构性力量。根据上文分析，药品安全问题的成因归纳而言，复杂的经济社会基础给低质量药品带来生存空间，药品生产经营者所嵌入的社会环境是决定药品安全绩效的根本因素。多元政策目标和"反向制度演进"使药监部门不仅要应对市场失灵，还要填补旧体制瓦解带来的监管空白。松散的政企关系使监管部门越来越脱嵌于医药产业，监管部门嵌入医药产业网络不深。政策工具缺乏约束和激励，企业缺乏提高药品质量水平的外部压力和内生动力。消费者对风险认知的偏差加剧了全社会对药品安全问题的不合理担忧。这就构成了转型期我国药品安全问题易发的逻辑链条，监管政治学视野下的我国药品安全问题生成机制如表3所示。有关监管型国家的话题在全球范围内受到越来越多关注，[①] 药监案例对于当前我国其他社会监管领域如煤矿治理、食品安全、环境保护所面临的问题，同样具有借鉴意义。

表3 监管政治学视野下的我国药品安全问题生成机制

观察视角	存在问题	对药品安全的影响
经济社会基础	"小生产与大市场"的结构性矛盾	低端市场广泛存在诱发企业机会主义行为
监管体系	"反向制度演进"导致监管缝隙	药监部门不仅要应对市场失灵，还要填补旧体制瓦解带来的监管空白
政企关系	监管部门嵌入医药产业网络不深	监管部门对产业运行缺乏深入了解，难以预防行业"潜规则"发生
消费者心态	群体性焦虑与个体风险漠视的矛盾	消费者风险认知偏差放大了对药品安全的担忧

资料来源：作者自制。

---

① Majone, Giandomenico. From the Positive to the Regulatory State: Causes and Consequences of Changes in the Mode of Governance. Journal of Public Policy, 1997, 17 (2): 139-167.

第二章
药品监管体制变迁和机构改革

导读： 在第一章梳理新中国药品安全工作历程的基础上，本章将聚焦 1998 年以后药品监管体制变迁和机构改革，探索其内在逻辑机理。从 1998 年至今，我国药品监管体制在垂直管理和属地管理、机构独立和从属、职权统一和分散之间进行了三次反复，其原因是什么？通过系统分析三次药品监管体制变迁的动因、过程和效果，发现国家对药品安全的自主追求导致了差异化改革路径。1998 年，组建独立的国家药监局并实行药品监管省以下垂直管理，遵循了产业安全的逻辑。2008 年，国家食药监局被调整为卫生部代管的国家局，省以下垂直管理改为地方政府分级管理，遵循了质量安全的逻辑。2013 年，新建正部级食药总局，中央强调完善统一权威的药品安全监管机构，遵循了产业安全和质量安全的双重逻辑。2014 年以来，一些地方推行综合执法改革，将工商、质监、食药等部门整合为市场监管局，对药品监管能力形成新的挑战。总体来说，中国药品监管体制的结构是根据其所承载的功能而变迁的，当某种目标成为那个时代的主题时，药品监管体制也就会发生相应的变化。研究预测，未来我国药品监管体制将更加趋于统一、专业、权威。在研究监管体制变迁的基础上，本章还对省级药品监管机构能力进行了实证分析，发现地区财力对监管机构现实能力的影响较之人力因素要大，这在理论和实践中都可以得到证实。各地药品监管机构的潜在能力与现实能力之间存在较大差异，就那些现实机构能力较低的地区而言，现阶段有必要把工作重点放在医药企业生产经营行为的监管和农村地区医药监管基础设施的建设上；而对于潜在机构能力较低的地区来说，从"专业化、程序化和独立性"等方面提升机构整体的人力资源是当务之急。

一、从产业安全和质量安全看中国药品监管体制改革的逻辑

现代国家的药品监管史是一部国家、市场和社会的关系史，每一次重大体制改革和政策调整都充满着各方利益博弈。本书第一章的研究表明，药品监管的目标包括促进产业发展和创新，保障药品质量安全，满足公众对药品的可及性。我国政府对药品的现代化监管肇始于1998年，之后经历了多次体制改革。

在此有必要集中梳理三次监管体制改革的历程。1998年3月10日，九届全国人大一次会议审议通过《关于国务院机构改革方案的决定》，组建副部级的国家药品监督管理局，作为国务院直属机构整合有关部门职权统一行使药品监管职能。2000年以后，中央决定药品监督管理机构实行省级以下垂直管理体制。之后改革方向发生转折。2008年3月15日，十一届全国人大一次会议审议通过《国务院机构改革方案》，决定取消国家食品药品监督管理局作为国务院直属机构的独立地位，改由卫生部代管。同年，国家将食品药品监督管理机构省级以下垂直管理调整为由地方政府分级管理，多数地方的食药监管部门降格为本地卫生部门的二级机构。5年后药品监管体制再次逆转，2013年3月10日，十二届全国人大一次会议审议通过《国务院机构改革和职能转变方案》，组建正部级的国家食品药品监督管理总局，中央同时强调完善统一权威的药品安全监管机构，地方食药监管部门纷纷升格和独立，北京、重庆、海南等地实行省级以下垂直管理体制。

在不到20年时间里，我国药品监督管理体制改革为何经历了三次变迁？其深层次原因是什么？前几轮改革的经验给后续改革带来哪些启示？

在第一章内容基础上，本章聚焦 1998 年以后药品监管体制变迁和机构改革，并试图回答上述命题。

（一）对药品监管体制改革的既有解释和分析框架

虽然中国药品监管研究起步较晚，已经产生了一些重要文献。[1]~[6]然而学界对药监体制改革的比较研究并不多，归纳而言有三大类。一是历史制度观点。如胡敏等人以改革开放 30 年为历史跨度，回顾了药品监管体系发展改革的历程及其成效。该文指出，药品监管体系改革作为国家行政管理体制改革的一部分，通过适时调整以符合社会经济发展要求，这是经济基础决定政治体制上层建筑的客观规律。[7] 然而，其仅仅停留于体制的白描，没有对药监体制的调整过程做出动态的机理分析。

二是理性选择观点。如刘鹏运用监管政治学的理论框架和一些经验观察，论述了药监改革的五大瓶颈因素，其中的历史和制度根源在于计划经济和发展导向体制的强大惯性，导致局部监管失灵问题的产生，严重制约了药监改革由监管基础制度建设阶段向培育优质监管阶段的转变。而药监局改由卫生部门管理的改革方案，正是国家推动这一转变的理性选择。[8] 遗憾的是，他只论证了旧体制无法带来优质监管，而没有说明新

---

① Lu, Xiaobo. "From Player to Referee: The Emergence of the Regulatory State in China," Working paper for the Weatherhead East Asian Institute, Columbia University, 2003.

② Yang, Dali. "Regulatory Learning and Its Discontents in China: Promise and Tragedy at the State Food and Drug Administration," Revised paper for the conference on Pushing Back on Globalization: Local Asian Perspectives on Regulation, Melbourne, 2017-11-28.

③ 高世楫. 确保药品安全需完善监管体系. 财经, 2006, 160.

④ 宋华琳. 政府规制改革的成因与动力——以晚近中国药品安全规制为中心的观察. 管理世界. 2008, 8: 40-51.

⑤ 刘鹏. 当代中国产品安全监管体制建设的约束因素——基于药品安全监管的案例分析. 华中师范大学学报（人文社会科学版）, 2009, 4: 37-46.

⑥ 胡颖廉. 监管型国家的中国路径：药监领域的成就与挑战. 公共行政评论, 2011, 2, 70-96, 179-180.

⑦ 胡敏, 等. 我国药品监管体系发展和改革历程. 中国卫生经济, 2009, 8: 71.

⑧ 刘鹏. 从基础建设走向优质监管——中国药监十年改革的历史逻辑与方向. 中国处方药, 2008, 3: 34.

体制如何提升监管绩效。

三是部门博弈观点。有媒体报道历数了国家药监局与卫生部之间长期以来的恩怨以及郑筱萸等药监官员腐败案件，认为1998年机构改革带来的是医疗和药品两个领域均不受约束的权力，而2008年机构改革试图解决药监官员自由裁量权过大的问题。[①] 其丰富了我们对两次药监体制改革背景的认识，但理论支撑较弱。可见，我们需要引入系统且具有包容性的分析框架。

国家主义兴起于20世纪70年代，其核心假设是国家的强弱由自主性（autonomy）和能力（capacity）共同决定。通过反思国家、市场和社会关系，用于分析特定领域制度变迁和政策过程。国家自主性是指国家具有独立于任何社会阶级利益和诉求的超然性，并以国家安全和社会秩序为根本目标，根据社会整体利益最大化制定并执行政策。[②] 如埃文斯（Peter Evans）主张，受信息和资源等限制，嵌入社会网络的官僚自主性才能发挥作用，国家应当在经济社会发展中制定规则、实施监管、提供指导和政策扶助；[③] 维斯和霍布森同样认为，与市场共生、与社会交融的国家在政策制定上更具有主导性；[④] 米格代尔则指出，国家和社会存在相互影响，自主性较强的国家更有利于维护公共秩序并实现社会控制。[⑤]

药品产业安全和质量安全均属于非传统国家安全的范畴，并在一定条件下相互转化。这些问题若处理不好，可能影响社会秩序，甚至危及政权。药品监管体制改革直接影响药品质量安全和医药产业发展，进而关系到公众用药可及性，无疑是分析国家自主性的重要领域。研究将国

① 柴会群. 医药监管十年分合之痛. 南方周末，2008-04-02.

② Evans，Peter. Dietrich Rueschemeyer. Theda Skocpol et al，Bringing the State Back In，Cambridge，UK：Cambridge University Press，1985：17.

③ Evans，Peter. Embedded Autonomy：States and Industrial Transformation. Princeton：Princeton University Press，1995：43-73.

④ ［澳］维斯，霍布森 著；黄兆辉，廖志强 译；黄玲 校. 国家与经济发展：一个比较及历史性的分析，长春：吉林出版集团有限责任公司，2009.

⑤ ［美］乔尔·S·米格代尔 著；张长东，等 译. 强社会与弱国家：第三世界的国家社会关系及国家能力. 南京：凤凰出版传媒集团、江苏人民出版社，2009.

家作为独立的行动者，其不同时期所面临的药品产业安全抑或质量安全矛盾作为药品监管体制改革的自变量，而选择什么样的监管体制和机构是因变量。从国家主义视角分析我国药品监管体制变迁的背景、过程和效果，探索改革方向多次反复的深层次原因。

（二）1998年药监体制改革：产业安全的逻辑

20世纪90年代，经济建设是党和国家的工作中心。在经历了长期高度集中的计划经济体制以及秩序失范的商品经济之后，医药市场秩序混乱。党的十四届三中全会首次提出改善和加强对市场的管理和监督。在决策者看来，组建独立的监管机构，能够有力解决政企不分和打破地方保护主义，进而推动医药产业健康发展。通过提升产业安全，解决缺医少药难题，保障群众对药品的可及性。经过十年的渐进探索，药监机构改革在发展产业方面初见成效。因此，1998年药品监管体制改革遵循了产业安全的逻辑。

1. 政企不分和地方保护危及产业安全

20世纪80年代，我国药品管理体制经历了从统一到分散的过程，主要是药政管理、中药管理和生化药管理先后从国家医药管理局中分离出去，形成"三足鼎立"格局。这样就造成了药品生产经营的监督管理权分散，监管效率低下等问题。也进一步导致宏观失控，药品生产经营盲目发展，假劣药品屡禁不止。一些地方和部门为了局部的利益，甚至庇护制售假劣药品的违法犯罪行为。据不完全统计，1984年6月至12月，全国共清查出中药材伪品100多个品种，数量达170余万千克。其中比较突出的是福建省晋江地区，曾有28个冒牌药厂，伪造卫生行政部门的药品审批文号105个，非法生产、销售142个品种，并用各种行贿手段销往全国各地。在1984年9月《药品管理法》公布之后，这一地区的某些人，仍以发展乡镇企业为名，非法生产冲剂类假药、劣药，以财物为诱饵，四出兜售。《人民日报》对当地药政部门进行了严厉批评：假药的泛滥与卫生行政部门执法不力有直接关系。晋江假药案发于 1983 年，省卫生行政部门畏首畏尾，执法不严，只是一纸公文，照发了事，以致这股风越刮越厉害。①

而 90 年代初的白武松假药案，进一步凸显药品市场的混乱。互联网上流传着一篇以《白武松以制售假药的危险方法致人死亡案》为题的刑法案例评析，尽管出处不详，但其内容着实令人震惊。白武松于 1992 年上半年间，从安徽省阜阳市医药市场上大量购买便宜、滞销、过期药品，加以改制和伪造后出售给无证经营的个体药贩，从中非法牟利。在此期间，白武松将其购置的医用限制性剧药"氯化琥珀胆碱注射液"，去掉药名和商标，贴上假药名和假商标，伪造成"硫酸小诺霉素注射液"和"硫酸卡那霉素注射液"，并伪造 920108 批号，投向市场。河南省商丘市药贩蔡中欣、陈宝珠（均另案处理）从白武松处买到假"硫酸卡那霉素注射液"后，转卖给山东省曹县的药贩王付须，王又将该药卖给曹县大集乡的农村医生孟凡会。孟凡会于 1992 年 7 月 5 日和 6 日先后给两岁幼女陈燕蕊和两岁孙女孟令亚治病时注射了该药，致两名幼女死亡。安徽省阜阳市药贩储敏（女，另案处理）从白武松处买到假"硫酸小诺霉素注射液"后，转卖给湖北省黄州市的药贩张友清，张又将此药转卖给黄州市回龙镇的乌龙卫生所和江巴叉医务室。1992 年 7 月 24 日和 9 月 28 日，乌龙卫生所医生易兰波、江巴叉医务室医生殷有才分别给两岁幼女王畅、四岁幼女沈望春治病时使用了该药，造成王畅死亡、沈望春当场休克（经抢救脱险）的严重后果。

面对严峻现实，时任国家医药局局长齐谋甲指出，要以统一的行业政策代替五花八门的条块政策，改变责权分离和政出多门的现象，以减少内耗，提高效率。② 学界的主流观点是：要彻底整顿药品市场的秩序，

---

① 白筠 . 触目惊心的福建晋江假药案 . 人民日报，1985-06-16.

② 齐谋甲 . 对十四年来我国医药事业改革开放实践的一些思考 . 中国医药年鉴 1992. 北京：中国医药科技出版社，1993：43.

应该建立一种全新的政府管制制度，不仅必须将分散的行政权力集中到一个药政机构，而且要将行业管理的职能剥离出去，并将现行的地方药政权集中到中央药政机构。①

2. 卫生部和国家医药局改革方案论争

那么到底由哪个部门主导药品监管体制改革呢？当时的卫生部与国家医药局各执一词，双方在 20 世纪 90 年代中期展开了如火如荼的争论。作为 1985 年版《药品管理法》的执法主体，卫生系统主张成立由卫生部管理的国家药品监督管理局，省一级药品监督管理局由地方卫生厅局管理。② 还有人主张撤销国家医药局，将其转变为医药行业管理协会。③ 为避免地方保护主义干扰，由卫生部药政局建立全国垂直管理的药品监管体系，将各类药品生产经营管理、药品检验以及药品审评职能归于药政管理局。④ 有人甚至提出，医药局本身是国有医药企业的行业管理部门，若由其充当监管者，无异于"小偷变警察"。

而另一方面，作为国营医药企业行政主管者的医药管理部门，则希望建立大医药管理新体制，即借鉴美国食品药品监督管理局的经验，将分散在卫生、医药、中医药、内贸、农业及核工业等部门的中西药品生产、供应、使用实行统一管理，成立独立的中华人民共和国食品药品管理部，⑤ 并认为新型医药管理机构应包括编制行业发展规划、综合协调、制定政策法规、检查监督以及为企业服务五项职能。⑥

1998 年机构改革前，卫生部和国家医药局先后成立专题调研组，聘请专家研究中国药品监管体制，并各自拿出一套改革方案。面对两个部门的争论，政治领导人的态度在各类重要文件中逐步明晰。1995 年 3 月，李鹏总理在八届全国人大三次会议的政府工作报告中，首次提出"依法

---

① 余晖. 中国药业政府管制制度形成障碍的分析（下）. 管理世界，1997，6：88.
② 王志清. 对我国药品监督管理体制改革的设想. 中国药事，1995，5：278.
③ 谢博生. 关于改革药品监督管理体制的思考. 中国药房，1996，1：37.
④ 张以成. 我国医药管理改革初探. 中国药事，1996，3：171.
⑤ 石珍. 改革与重构大医药管理新体制的思考. 经济改革与发展，1995，6：73.
⑥ 邱靖基. 关于建立新型医药行业管理体制的探讨. 中国工业经济，1995，12：30.

加强对药品、食品和社会公共卫生的监督和管理"；1996 年政府工作报告则提出"加强医药市场管理"；到 1997 年更是强调"加强医药管理，整顿、规范药品流通秩序"。1997 年 1 月，中共中央、国务院联合发布《关于卫生改革与发展的决定》，明确提出"积极探索药品管理体制改革，逐步形成统一、权威、高效的管理体制"。在这样的基调下，"有利于医药行业的健康发展"成为 1998 年药监机构改革的首要原则，其次才是"有利于保障人民群众用药方便、及时、安全、有效"的原则。① 可见，发展产业以解决缺医少药难题是当时的主要矛盾，而药品质量安全仅仅是产业安全的副产品。一个简单的逻辑是，产业安全和市场秩序问题解决了，质量安全问题也就从源头迎刃而解。

从理论上说，国家医药局曾长期对医药产业集中行使所有权、经营权、产业政策和监管执行权，而且国家医药局和国有大型医药企业保持人事上的互通，其具有促进产业发展的内在禀赋。事实也证明，与产业联系密切的医药管理部门主导了 1998 年药监机构改革。新组建的国家药监局划入了卫生部的药政、药检职能和国家中医药局的中药监管职能，继承了国家医药局的药品生产流通监管职能，并将医药经济宏观调控和药械储备职能移交由国家经贸委行使。和国家医药局相比，国家药监局机关行政编制从 180 人减为 120 人。

也有学者如刘鹏从实用的角度对医药部门主导 1998 年机构改革进行了解释：由于药政工作在卫生系统中并不受到重视，许多省级卫生行政部门甚至没有专门的药政处室，处于"高位截瘫"状态；而国家医药局的行政级别本身就要比卫生部药政局高半格，在地方上也有"腿"，所以更有能力推动机构改革。深度参与此次机构改革的权威人士指出，这些重大改革举措是中国政府从保障人民用药安全有效，促进我国医药事业健康发展出发作出的重大决策。是深化行政体制改革、加强执法监督部门的实际步骤。②

---

① 中共中央、国务院决定成立国家药品监督管理局. 中国药品监督管理年鉴 1999. 北京：中国医药科技出版社，1999：5.

② 宋瑞霖. 新世纪，新思路，新变化，新气象——新〈药品管理法〉颁布有感. 中国药事，2001，2：76.

3. 改革对产业初显成效

国家药监局成立伊始，就提出要在工作中正确处理好三对关系，第一就是正确处理好强化药品监督管理和发展医药事业的关系。时任国家药监局主要负责人曾在药监系统的会议上表示，"朱镕基总理强调发展经济是本届政府的最大任务，因此我们要在保证药品质量前提下，促进医药事业的健康发展。可以从新产品注册、市场准入等方面入手，鼓励创新，克服低水平重复，优化医药经济结构，提高产业素质。"[①]

正是为解决中国医药产业长期存在的"多、小、散、低"问题，国家药监局成立后一方面严格控制开办药品生产企业，提高药品生产企业市场准入水平，另一方面提出分剂型、分步骤、限期强制实施药品生产质量管理规范（GMP）认证，以提升产业整体素质。

据统计，1985年至1998年，我国新批准开办的药品生产企业数平均每年近500家。而在国家药监局成立后的1999年、2000年和2001年，我国新批准开办的药品生产企业分别仅有5家、17家和23家，产业无序发展的情况初步得到遏制。[②] 实证研究表明，药品GMP促使企业加大兼并重组力度，有效提升了产业集中度。[③] 截至2004年6月30日，全国5071家企业中，有3101家企业通过GMP认证，由监管带来的企业市场短期退出率为38.85%，初步改善了中国制药产业结构，并实现了所有原料药和制剂均在符合药品GMP的条件下生产的目标。

2000年以后，为打破地方保护、建立统一市场、加强执法队伍建设、规范行政行为，中央决定药品监督管理机构实行省级以下垂直管理体制。国家药监局从2001年开始统一换发全国药品批准文号，监管者试图通过上收行政许可权，削弱地方在药品注册领域的权力，从而打击地方保护，提高药品质量标准。图4是中国医药产业和产品结构变化情况，可以看

---

① 国家药品监督管理局. 在部分企事业单位药品监督管理工作座谈会上的讲话. 中国药品监督管理年鉴1999. 北京：中国医药科技出版社，1999：25.

② 白慧良. 药品安全监管工作面临的形势与任务. 中国药事，2002，5：271.

③ 顾海，卫陈. 中国医药产业集中度实证研究. 南京社会科学，2006，11：34.

到，在1998年国家药监局成立后的最初几年时间里，我国医药制造企业个数和新药审批件数均得到有效控制。从遏制产业重复建设和市场过度竞争的角度看，药监改革初见成效。随后，新问题不断出现。

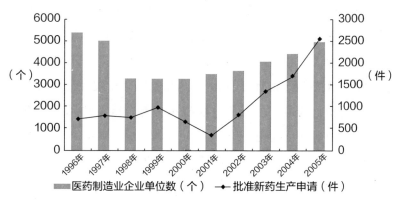

图4　中国医药产业结构和产品结构变化情况（1996年至2005年）

资料来源：历年《中国统计年鉴》《中国药品监督管理年鉴》。

（三）2008年药监体制改革：质量安全的逻辑

之后，我国药监体制的弊端逐渐暴露，医药领域出现了一个"没有赢家"的迷局：药品质量安全事件时有发生，药监官员腐败案件频频出现，患者抱怨药价虚高，医生苦于改剂药泛滥，整个医药产业则效益不佳。在以"大部制"为主题的2008年国务院机构改革中，药监部门首当其冲，不仅失去了独立监管机构的地位，降格为卫生部代管的国家局，更被调整了省级以下垂直管理体制。新体制旨在厘清政府与产业的关系，加强部门间协调力度，着力维护公众利益。可以说，质量安全成为2008年药监机构改革的主导逻辑。

1. 药品质量安全和可及性双重挑战

如上文所述，国家药监局在成立伊始就确立了"以监督为中心，监、帮、促相结合"的多元工作方针。其不仅要确保药品质量安全有效，还关注医药行业效益。然而实现多元政策目标的职权散落在其他部门——医药产业政策由宏观调控部门负责，新药研发涉及科技部和卫计委，人社部门管理医保报销目录，药品定价权在物价部门，终端药品使用也由卫计委负责。药品研发、生产、经营、使用全链条中涉及到的管理部门越多，越可能出现职能缝隙和职责模糊地带，新生的药监部门相比于老牌部委明显缺乏谈判优势。多元机构目标的均衡状态是工作没有重心和主次，所谓"无不为而无所为"。由于药品的安全有效性最终表现在企业生产经营行为中，药监部门以单一职权承担着全链条的风险责任，最终带来严重药品质量安全问题。

与此同时，政企分开以及监管部门与医药产业之间的"旋转门"逐渐关闭，都在客观上削弱了政府医药产业宏观调控和发展规划职能。2003年机构改革撤销国家经贸委后，上述职能进一步弱化。与之形成鲜明对比的是，地方政府发展医药产业的意愿强烈，当时有近三分之二省份将其作为支柱或重点发展产业。新开办药品生产企业的筹建审批取消后，来自房地产业、金融业等领域的资本纷纷涌入，全国数千家药厂品种雷同，再次形成恶性竞争的局面。①

在过度市场竞争的生存压力下，一些企业通过低限投料甚至从事违规操作等短期行为降低成本，带来不容忽视的药品安全隐患，发生了"齐二药""甲氨蝶呤""欣弗"等造成巨大生命财产损失的重大药品质量安全事件。应当说，中央缺乏调控能力带来地方发展医药产业的积极性空前高涨，这种缺乏统筹的原子化产业政策，导致医药产业结构优化和产品创新进程受阻。随着制药外企的不断涌入，产业结构的弊端显得更为严重。图5展示了中国医药制造业经济效益情况，可以看到2003年后制药外企利润率增幅明显高于行业平均水平，国内药企尤其是民营药企处境艰难。现实中许多国内药企不得不依靠数量庞大的医药代表维持产品销路，严重扰乱市场秩序。从某种程度上说，产业基础薄弱成为中国药品安全、新药创新缓慢等一系列问题的根源。

---

① 俞观文.制药产业的历史和现状及对今后发展政策的思考.上海医药，2006，1：7.

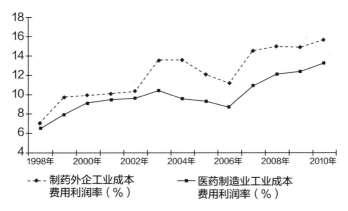

图5 我国医药制造业经济效益状况（1998年至2010年）

资料来源：历年《中国统计年鉴》。

这里有必要回顾"甲氨蝶呤"事件。2007年7月起，国家药品不良反应监测中心分别接到上海、广西、北京、安徽、河北、河南等地报告，反映部分医院在使用上海医药（集团）有限公司华联制药厂部分批号的鞘内注射用甲氨蝶呤和阿糖胞苷后，一些白血病患者出现行走困难等神经损害症状。后经有关部门联合调查，正是由于现场操作人员在生产过程中将硫酸长春新碱混入这两种药品，导致了多个批次药品被污染。而企业混线违规生产的重要动因之一，是为了节省成本。有专家在反思此事件时指出：为应对激烈的市场竞争，个别企业只重视经济利益，放松了流程管理，甚至把该有的操作程序、环节、质检人员缩减了，以降低成本。[1]

另一项政策协调的失败例证是药品价格。如上文所述，由于药品价格和民生息息相关，物价部门试图通过"降价令"平抑药价以降低患者的药费负担，同时还通过优质优价的单独定价政策鼓励企业做好药，但这一政策并不符合我国医药产业"多、小、散、低"的情况。由于新药审批和药品定价的"双头管理"，加上政策对新药的界定和在新药审批中存在的标准模糊、把关不力等缺陷，为大量违规报批和权力寻租提供了

_____

[1] 俞丽虹. 上海华联制药厂甲氨蝶呤药物损害事件反思. 经济参考报，2008，4：21.

土壤。① 现实中，许多企业面临"卖大针剂不如卖矿泉水赚钱"的尴尬境地，不得不通过向国家药监局大量申报改剂药以规避"降价令"，谋求自主定价权。低水平新药不断涌现，价格低廉但药效较好的经典普药则纷纷消失。药品消费具有刚性、非独立性等特征，高企的药费给患者带来沉重负担，引发诸多社会矛盾。

2. 反向改革路径的确立

随着经济社会发展，民众对药品供给已不再是简单有和无、多和少的问题，而是好和坏的差异。换言之，不仅要求吃得上药，还期待更多安全有效且价廉的药品，以提高生活质量。与之相适应，国家对药品质量安全的关切日益提升，不再是单纯的市场秩序。这种转变充分体现在历年政府工作报告中有关药品的表述，从最初 2000 年的"取缔非法药品市场"和 2002 年"打击药品制假售假"到 2005 年提出"加强药品安全监管"，直至 2008 年的"确保用药安全"。与 20 世纪 90 年代的提法相比，其基调已发生本质变化。

正如上文所述，在一系列重大药品质量安全事件爆发后，药监官员腐败案件也不断暴露，药监部门招致诸多批评。2007 年 2 月 8 日，时任国务院副总理吴仪在全国加强食品药品整治和监管工作电视电话会议上历数了药监部门存在的主要问题：监管工作思想有偏差，对政府部门工作定位不准确，没有处理好政府职能部门与企业的关系、监管与服务的关系、商业利益与公众利益的关系，单纯强调"帮企业办事，促经济发展"，没有把保障公众用药安全这一中心任务落实好。②

为了厘清监管者和产业的关系，同时加强药品定价、创制新药研发监管等政策协调，着力维护公众利益，有必要选择一个相对中立的部门来推动改革。此时，尽管经济发展依然是"最大政治"，但在科学发展与

---

① 胡善联，等. 我国基本药物生产流通使用中存在的问题和成因分析. 中国卫生资源，2008，2：51.

② 吴仪. 在 2007 年全国加强食品药品整治监管工作会议上的讲话. 中华人民共和国中央人民政府网站，http：//www.gov.cn/wszb/zhibo9/content_ 521888. htm，2007-02-08.

和谐社会的背景下，药品质量安全和药价虚高等直接影响公众切身利益的问题受到决策者更多关注，于是与医药产业相对中立的卫生部门被选择来进一步推动改革。2008年大部门制改革将药监部门从国务院直属机构改为由卫生部代管的国家局。2009年4月，国务院建立打击生产销售假药部际协调联席会议制度，由卫生部牵头协调13个部门联合打击假药。2009年5月15日，打击生产销售假药部际协调联席会议第一次会议在北京召开。该联席会议制度是经国务院同意，由卫生部、国家食品药品监督管理局、工业和信息化部、公安部、监察部、财政部、商务部、海关总署、工商总局、广电总局、银监会、国务院法制办、邮政局等13个部门联合建立，主要任务是统筹协调打击生产销售假药工作。卫生部部长陈竺任联席会议总召集人，卫生部副部长兼国家食品药品监督管理局局长邵明立任联席会议召集人，联席会议办公室设在国家食品药品监督管理局。① 有学者指出，这种体制有利于加强卫生与食品药品的统筹管理，有利于落实监管责任，符合保障和改善民生的趋势，体现了建立"服务型政府"的要求。②

从另一个视角看，此轮机构改革客观上削弱了基层药品监管能力。"全国药监是一家"的现象不复存在，跨区域间监管协作减少，地方保护主义抬头，后续出现了药品安全系统性风险。尽管改革试图纠正产业发展短视现象，减少权力过分集中带来的企业寻租和官员腐败，落实药监部门对医疗机构药品使用的监督管理，然而这种行政部门下设监管机构的做法未能克服药品监管体制缺陷。

在此有必要对药监部门与医疗机构的关系加以说明。国家药监局依法对药品研发、生产、经营、使用全过程进行监督管理，但是其监管职权是不完整的，特别是对于占药品零售总额80%以上的公立医疗机构，始终缺乏有效监督。换言之，药品监管本应是从研究开发到使用的闭环，

---

① 卫生部. 打击生产销售假药部际协调联席会议一次会议. 中华人民共和国中央人民政府网站，http：//www.gov.cn/gzdt/2009-05/18/content_ 1317873. htm，2009-05-18.

② 孙晓莉. 药监局并入卫生局有助强化食品药品安全管理. 人民日报，2008-04-24.

这一闭环却在使用环节被突破。《药品管理法》对药品生产经营的规定比较详尽，要求药品生产和流通企业必须通过 GMP 或 GSP 认证。相比之下，法律对各级卫生行政部门"管办"的公立医疗机构药品质量管理规定比较薄弱，仅该法第 28 条做了原则表述，且缺乏相应的责任条款，一些地方的药监部门在监管医疗机构时面临"进得去门却查不了案"的尴尬，近年来媒体曾多次曝光医疗机构拒绝当地药监部门执法的事件便是典型。① 对此，药监部门试图通过药物不良反应上报制度来真正介入医疗机构的监管，但收效甚微。正因此，药监局一度被业内人士戏称为"药店局"。现实中，不少基层医疗机构药房的储存条件差、管理混乱，医院制剂质量得不到保证。② 此外，滥用抗生素是医师处方行为中的常见现象，不合理用药矛盾十分突出，③ 这在客观上导致使用环节药品安全问题严重。表 4 显示了 2000 年以来全国药品抽验不合格率，包括生产企业、经营企业以及使用单位三类监管对象。可以看到，以公立医疗机构为主的使用单位药品抽验不合格率，几乎在任何时期都高于其他环节，且数值波动剧烈。

决策者意识到，强大的产业与强大的监管互为支撑。要突破线性监管的传统思路，将药品监管嵌入经济新常态、政府职能转变和社会治理创新的宏观布局中，统筹药品领域监管政策、经济政策和社会政策。于是新一轮改革再次酝酿，一个综合性药品监管机构呼之欲出。

表4　2000 年至 2008 年分环节全国药品抽验不合格率

年份	生产企业不合格率（药厂）	经营企业不合格率（药店和药批）	使用单位不合格率（医院）
2000	2.7	11.9	12.3
2001	3.6	10.7	9
2002	3.8	7.5	9.3
2003	2.19	13.74	19.79

---

① 李晓敏，易海军．"钢盔医院"又在斗．南方都市报，2012-07-27.
② 四川省食品药品监督管理局．医疗机构使用药品管理及使用环节法律监管制度完善的研究．药品管理法修订课题研究报告汇编，2010.
③ 蔡如鹏，等．抗生素的中国式滥用．中国新闻周刊，2009，11：27.

年份	生产企业不合格率（药厂）	经营企业不合格率（药店和药批）	使用单位不合格率（医院）
2004	3.2	10.4	16
2005	2.27	7.53	7.78
2006	3.48	7.46	9.34
2007	2.5	10.7	15.04
2008	1.16	7.91	10.3

资料来源：2000~2008 历年《国家药品质量公告》。

（四）2013年药监体制改革：产业和质量的双重逻辑

2013 年国务院机构改革再次调整药品监管体制，组建正部级的国家食品药品监督管理总局。中央同时强调完善统一权威的药品安全监管机构，各地食药监管部门成为独立的政府工作部门，一些地方恢复省以下垂直管理体制，部分监管事权向中央集中。地方政府在乡镇或区域设立食品药品监管派出机构，配备必要的技术装备，填补基层监管执法空白。新一轮药监体制改革遵循了产业和质量的双重逻辑，核心是通过优化产业结构和发动社会共治保障药品质量安全。

1. 属地管理的成效和不足

2008 年以来药品监督管理体制改革落实了地方政府属地责任，重大药品质量安全事故减少。中立行政部门下设监管机构的做法厘清了政府和企业关系，药监官员腐败案件减少。随着各部门政策协调新一轮医药卫生体制改革推进，患者药费负担有所减轻。总体上，药品产业安全和质量安全的主要矛盾得以解决。然而"纵向分权"的属地管理未能完全克服药品监管体制缺陷，除了药品使用环节监管难度加大，在药品需求日益多样化和经济下行的压力下，其弊端被不断放大。

一是基层药品质量安全监管能力削弱。由于卫生监督机构划转人员有限，各地食药监管部门将大量精力投入新承担的餐饮安全监管。在监管资源的硬约束条件下，用于药品监管的人力物力相应减少。属地管理后，食药监管与政府其他部门之间干部横向流动渠道打通，一些非专业人员进入监管队伍并承担监督检查、行政执法等业务，导致监管专业化水平下降。加之体制改革给监管人员带来的心理影响，基层药品监管能力削弱，集中反映为假劣药品案件办理数量大幅下降。据官方统计，2007 年各地共查处药品案件 304343 件，之后逐年递减，2012 年全年为170266 件，[①] 5 年内年均降幅约 11%。

二是地方政府机会主义行为阻碍产业素质提升。属地管理的确有利于明晰监管责任，但由于相应的监管人力、物力、财力支撑也转嫁到了地方，食药监管部门经费改由地方财政保障，增加了地方政府的负担。在一些经济欠发达地区，政府不得不允许监管部门通过罚没收入返还弥补监管执法经费，从而影响监管公正性和有效性。由于医药产业是地方税收和就业岗位的重要来源，个别地方政府在经济增长激励下倾向于放松监管，维持药品安全的低水平均衡，有时还会诱发地方政府的机会主义心理。地方保护弱化了各地监管协作并滋生行业普遍性问题，造成跨区域风险流动甚至系统性风险，最终出现了类似"铬含量超标胶囊事件"这样的系统性风险。[②] 更为严重的是，个别地方为了保护就业和税源，甚至倾向于少报和瞒报，有地方保护势力重新抬头的迹象。

三是监管信息的纵向阻断。发达国家的药品监管体制改革呈现出"去地方化"的特征，即便在中央地方分权的美国，联邦监管部门也通过设立派出机构和地方办事处来动态收集监管对象的信息。与国际经验相比，属地管理不利于信息有效传递。作者在调研中了解到，在个别地方，市场主体违法犯罪信息呈现"村里知道说不知道，乡里不知道装知道，县里想知道还真不知道"的层层衰减分布。可见，属地管理体制降低了药品质量安全监管的预期效果，也不利于医药产业长远健康发展。

---

① 国家食品药品监督管理总局 . 2012 年度统计年报 . 国家食品药品监督管理总局网站，http://www.cfda.gov.cn/WS01/CL0108/93454.html，2013-10-16.

② 薛澜，胡颖廉 . "三重失灵"：监管政治学视阈中的"铬超标胶囊". 行政管理改革，2012，9：31-36.

2. 改革方向再次逆转

经过前两轮体制改革，越来越多人意识到，药品安全不能单靠政府监管，必须提升产业素质和引导社会共治，实现产业安全与质量安全相兼容。2011 年，健全食品药品安全监管机制首次被纳入社会管理创新的重点工作，[①] 改变了过去市场监管职能的定位。2013 年，国务院副总理汪洋明确提出构建企业自律、政府监管、社会协同、公众参与、法治保障的食品安全社会共治格局，该提法同样被借用到药品领域。生物医药产业被国务院列入战略性新兴产业，国家食药监管总局成立了中国药品监管研究会等全国性社会组织。之后，监管部门提出食品药品安全治理现代化的全新理念，旨在突破线性监管的传统方式。研究梳理了近年来食品药品安全工作的重要口号和主题：2014 年全国食品安全宣传周主题是"尚德守法，提升食品安全治理能力"，2015 年全国食品安全宣传周主题是"尚德守法，全面提升食品安全法治化水平"，2015 年全国食品药品监督管理暨党风廉政建设工作会议主题是"深化改革 强化法治 努力提升食品药品安全治理能力"，2016 年全国食品药品监督管理暨党风廉政建设工作会议主题是"'十三五'开局 加快构建食品药品安全治理体系"，2016 年和2017 年全国食品安全宣传周主题均为"尚德守法，共治共享食品安全"。而要将药品监管嵌入创新驱动、政府职能转变和社会治理创新的战略布局中，亟需一个高层次、综合性药品监管机构来统筹药品领域监管政策和相关经济政策、社会政策，并协调药品产业安全、质量安全、可及等目标。

借助食品安全监管体制改革契机，2013 年国务院机构改革组建正部级国家食品药品监督管理总局，对研制、生产、流通、消费环节药品的安全性、有效性实施统一监督管理。改革方案特别强调，改革后，食品药品监督管理部门要转变管理理念，创新管理方式，充分发挥市场机制、行业自律和社会监督作用，建立让生产经营者真正成为食品药品安全第

---

① 胡锦涛. 扎扎实实提高社会管理科学化水平 建设中国特色社会主义社会管理体系. 人民网，http://politics.people.com.cn/GB/1024/13959222.html，2011-02-20.

一责任人的有效机制。① 之后，各地食药监管部门升格为独立的政府工作部门，北京、重庆、海南等地实行省以下垂直管理体制，药品审评等事权逐步上收。地方政府则在乡镇或区域设立食品药品监管派出机构，配备必要的技术装备，填补基层监管执法空白。党的十八届三中全会进一步提出，完善统一权威的食品药品安全监管机构。尽管一些地方进行综合设置市场监管机构改革，中央依然强调要确保食品药品监管能力在监管资源整合中得到强化。② 药品监管体制呈现出"去地方化"的特征。

新一轮机构改革在药品领域主要有两大亮点。一方面是职能简政放权。2014年2月17日，国家食品药品监督管理总局根据国务院办公厅统一部署，将其牵头实施的29项行政审批事项目录予以公开。根据一般理论，政府监管是市场机制的补充而非替代，有效的监管必须以良好的市场为前提。行政审批会增加相对人负担，甚至遏制市场竞争活力，因此是一种备而不用、备而慎用、备而少用的监管手段。食药总局将审批权向全社会"亮家底"，主动接受监督，是服务型政府的题中之义，也符合让市场在资源配置中起决定作用的精神。

另一方面是进一步取消省以下垂直管理体制，落实属地总责，实现监管关口前移和重心下移。街道、社区以及乡镇、村屯等基层地区承载着我国绝大多数人口，是社会治理的基本载体，也是药品的主要流通和消费场所。过去，大量监管人力和设备集中在省、市层面，全国80%以上的县乡镇村没有专职人员和机构负责药品安全监管和百姓用药知识普及，风险脆弱性高。③ 2013年机构改革创造性地提出，建立统一权威的监管机构，在乡镇或区域设立食品药品监管派出机构，配备必要的技术装备，填补基层监管执法空白。同时，在农村行政村和城镇社区要设立食品药品监管协管员，承担协助执法、隐患排查、信息报告、宣传引导等职责。很显然，决策者的

---

① 马凯. 关于国务院机构改革和职能转变方案的说明. 人民网，http：//cpc. people. com. cn/n/2013/0311/c64094-20741513-2. html，2013-03-11.

② 国务院办公厅. 关于进一步加强食品药品监管体系建设有关事项的通知（国办发明电〔2014〕17号）.

③ 富子梅. 谁来保证农民饮食用药安全? 人民日报，2011-12-15.

思路是要推进药品监管工作重心下移和关口前移，加快形成横向到边、纵向到底的工作体系，从而加强基层执法力量，防止药品安全在第一线失守。

尽管新一轮改革还在进行过程中，可以预见，国家需要更加兼顾和权衡产业和质量两大目标，统一权威高效的药品安全监管机构呼之欲出。可探讨的内容包括上收部分监管事权，设置区域性监管派出机构，成立国务院药品安全委员会高位推进改革，实行药品监管全国垂直管理体制，交错监管部门行政首长任期与政府任期等。种种迹象表明，这或将成为未来药监体制改革的方向。

（五）历次药品监管体制改革带来的启示

发生在一国不同发展阶段的政治事件，可能因经济社会背景的不同而出现截然不同的结果。作为一个案例，中国药监体制改革验证了西方新马克思主义者倡导的国家主义理论。

20 世纪 90 年代，医药市场秩序混乱。党的十四届三中全会首次提出改善和加强对市场的管理和监督。在政治领导人看来，组建独立的监管机构，能够有力解决政企不分和打破地方保护主义，进而推动医药产业健康发展，提升产业安全，解决缺医少药难题，保障群众对药品的可及性。医药管理部门具有嵌入产业并助推发展的独特禀赋。即便是在大幅精简机构的情况下，中央还是以此为基础组建专业且独立的国家药品监督管理局，并实行药品监管省以下垂直管理。经过十年的渐进探索，药监改革在发展产业方面初见成效，1998 年药品监管体制改革遵循了产业安全的逻辑。

之后，我国药监体制的弊端逐渐暴露：药品质量安全事件时有发生，药监官员腐败案件频发，患者抱怨药价虚高，整个医药产业效益不佳。这些问题严重影响社会和谐稳定，药监机构的二次改革势在必行。在以大部门制为主题的 2008 年国务院机构改革中，药监部门首当其冲，降格为卫生部代管的国家局。地方药品监管机构被调整为属地分级管理。此时，尽管经济发展依然是"最大政治"，但在科学发展的语境下，药品质量安全和药价虚高等直接影响公众切身利益的问题受到政治领导人更多关注，于是其选择了与医药产业相对中立且级别更高的卫生部门来进一步推动改革。新体制旨在厘清政府和产业关系，加强部门间协调力度，维护公众利益。可以说，质量安全成为 2008 年药监体制改革的主导逻辑。

第二轮体制改革客观上削弱了基层药品监管能力，各地监管协作减少，地方保护主义抬头，出现了"铬含量超标胶囊事件"等药品安全系统性风险。人们意识到，强大的产业和强大的监管互为依托。2013 年国务院机构改革再次调整药品监管体制，中央同时强调完善统一权威的药品安全监管机构。新一轮药监体制改革遵循了产业和质量的双重逻辑，核心是通过优化产业结构和发动社会共治保障药品质量安全。表 5 归纳了 1998 年以来我国药品监管体制的变迁历程。

马克思说过，每个时代总有属于自己的问题，准确地把握和解决这些问题，就能把社会推向前进。我国药品监管体制的结构是根据其所承载的功能而变迁的。当某种目标成为那个时代的主题时，药品监管体制也就会发生相应的变化。换言之，有什么样的市场基础和社会需求，就有什么样的监管体制。不论是内生自发的诱致性变迁抑或外力推动的强制性变迁，药品监管上层建筑必须随着经济社会基础的变化进行及时和准确的调整，这是提升绩效的必由之路。中国药品监管体制改革的自变量是国家面临药品产业安全抑或质量安全，因变量是选择什么样的监管机构。在缺医少药的阶段，需要嵌入产业的专业监管机构确保药品产业发展和安全；而当安全健康成为人们普遍认可的新理念时，中立的行政部门能更好协调政策，保障药品质量安全；当上述两个矛盾都得到极大缓解时，必须更加兼顾质量安全和产业发展的关系。1998 年、2008 年、2013 年三次药监体制改革，变化的是医药领域的主要矛盾，不变的是国家追求药品安全的自主性。

表 5　三轮药品监管体制改革情况

时间 指标	1998 年	2008 年	2013 年
政策目标	解决缺医少药难题	保障药品安全有效	夯实产业基础提升药品质量
主要矛盾	产业安全	质量安全	产业安全和质量安全

续表

时间 指标	1998 年	2008 年	2013 年
改革举措	设置专业化独立监管机构，实行省以下垂直管理	在行政部门下设置二级监管机构，实行属地分级管理	设置综合性独立监管机构，监管事权上收，恢复省以下垂直管理
体制优势	政企分开，打破地方保护，嵌入产业	中立地开展综合协调，调动地方积极性	构建统一权威高效的监管机构，实现产业和质量兼容
不足和挑战	缺乏产业政策、药价、药品使用等政策协调能力	基层监管能力削弱，地方政府机会主义行为降低产业素质	落实地方政府属地责任，处理好统一市场监管与药品专业监管的关系

资料来源：作者整理。

二、从意愿到行动评估和比较省域药品监管机构能力

监管机构无疑是监管体制的核心要素。当代许多国家都设立了专门的药品监督管理机构，目的是确保药品的安全性和有效性，进而保障公众健康。如上文所述，我国从 1998 年起设立国家药品监督管理局，统一行使药品行政监督和技术监督职权。之后该机构经历了数次改革，并于 2003 年演变为国家食品药品监督管理局。到 2004 年，全国各省、市、县都成立了食品药品监督管理机构。然而 2006 年后发生了多起药害事件，凸显了药品领域存在的监管不足。随着药品的安全性和有效性日益引发全社会关注，药品监管机构能力的建设与评估成为社会监管领域的重要问题。

那么，体制改革究竟有没有提升药品监管能力？本节通过回顾国内外已有的对政府能力概念和要素的研究，借用潜在能力和现实能力理论，结合世界银行 2003 年《世界发展报告》（WDR）中对机构现实能力的要素分析和行政储备（administrative stock）理论对机构潜在能力的要素分析，构建起省域药品监管机构能力的结构模型，并提出一套评估的指标体系。对数据进行标准化处理后，通过统计排序对沿海 10 省（市）药品监管机构能力进行评估和比较，发现监管工作面临的挑战，希冀对药品监管的理论和实践有所裨益。

（一）机构能力的已有探讨和启示

这一部分研究选取的 10 个样本分别为北京、天津、河北、辽宁、上海、江苏、浙江、福建、山东和广东。由于这些省（市）地处东部沿海，经济社会条件相似，可以适当避免因发展环境所导致的差异。同时，尽管我们的研究对象是省域食品药品监督管理机构，但关注点集中在药品监管领域。事实上由于 2013 年之前食品领域的监管职权呈现分段管理特征，农业、质监和工商等部门承担了食用农产品质量安全、食品生产、食品流通等各个环节和品种的监管职权，与食品药品监督管理部门职能相互平行且串联。食药监管部门仅先后承担综合协调和餐饮环节食品安全监管职能，因此我们也无法对其所承担的食品监管能力作出准确评估。

应当说，国外学者对政府能力评估的研究主要集中在战略管理领域。波利德诺（Polidano）认为公共部门的能力可以从政策能力、执行权威和运行效率三个方面加以度量，他据此建立起一套指标体系和评估方法。[①] 多纳休（Donahue）等人则将政府的管理能力细分为财务管理、人力资源管理、资本管理和信息技术管理四个方面，他们重点探讨了人力资源与城市政府能力之间的关系。[②] 科格本（Coggburn）和施耐德（Schneider）以美国州政府为研究对象，把政府管理能力定义为政府配置、开发、运用和掌控其人力、物力和信息资本，进而支持其政策职能的内在能力，他们发现管理能力对于政府政策绩效提升具有直接影响。[③]

国内学者对政府能力问题的研究最初集中在经济学领域，王绍光和胡鞍钢在《中国国家能力报告》中讨论了中国财税体制改革与中央政府财政

[①] Polidano C. Measuring public sector capacity. World Development, 2000 (28): 805–822.

[②] Donahue A K, Selden S C, Ingraham P W. Measuring government management capacity: a comparative analysis of city human resource management system. Journal of Public Administration Research and Theory, 2000 (10): 381–411.

[③] Coggburn J D, Schneider S K. The quality of management and government performance: an empirical analysis of the American states. Public Administration Review, 2003, 2: 206–215.

能力的问题,[①] 之后政治学和公共管理学界的学者作了许多有益的探索。例如杜钢建试图从界定度、自主度、参与度、课责度、透明度、可预度、自由度和强硬度等八个方面分五级对政府监管能力进行评估;[②] 谢庆奎将政府能力界定为政府制定和执行政策的势能和效力,提出了衡量政府能力的三个标准:政府的权威性、政府的有效性和政府的适应性;[③] 汪永成把政府能力构成要素概括为人力资源、财力资源、权力资源、权威资源、文化资源、信息资源和制度资源等七种;[④] 张钢等则从资源基础理论和动态能力理论入手,模仿企业的评估方法,建立了一套政府能力评估指标体系。[⑤]

然而,国内学者对政府能力的研究多停留在概念描述和理论界定的阶段,很少有人从事政府能力评估的实证分析,也鲜有学者对政府能力指标选取作深入的理论研究。针对这些不足,本节试图借用内利森(Nelissen)的潜在能力和现实能力理论,结合世界银行2003年《世界发展报告》中对机构现实能力的要素分析和行政储备理论[⑥]对机构潜在能力的要素分析,提出一套药品监管机构能力测度指标体系。在此基础上进一步运用统计分析方法,用最小二乘法(OLS)建立回归模型,对沿海10省(市)药品监管机构能力进行评估和比较。进而分析潜在能力和现实能力间的关系,最后将有针对性地提出政策建议。

(二)药品监管机构能力及其评估指标体系

现代组织理论认为,组织的能力就是对资源的操作和运用以及蕴涵于组织资源操作和运用活动之中的明晰与隐性规则或惯例。温特(Winter)

---

① 王绍光,胡鞍钢.中国国家能力报告.沈阳:辽宁人民出版社,1993.

② 杜钢建.政府能力建设与规制能力评估.政治学研究,2000,2:54-62.

③ 谢庆奎.论政府发展的涵义.北京大学学报(哲学社会科学版),2003,1:16-21.

④ 汪永成.政府能力的结构分析.政治学研究,2004,2:103-113.

⑤ 张钢,徐贤春,刘蕾.长江三角洲16个城市政府能力的比较研究.管理世界,2004,8:18-27.

⑥ 世界银行.2003年世界发展报告:变革世界中的可持续发展.北京:中国财政经济出版社,2003.

将组织能力分为静态能力和动态能力，前者是让组织在短期内获得生存的能力，后者则是为扩展、改变并创造静态能力的可能性，它是组织的长远能力。① 艾森哈特（Eisenhardt）和马丁（Martin）进一步将动态能力划分为获取资源、配置资源和整合资源能力② （图6）。霍伊特（Howitt）将此运用于国家这一特殊组织的研究中，认为国家的管理能力可以划分为以下三方面：界定问题，发展并评估政策用于解决问题，以及运作政府项目③。

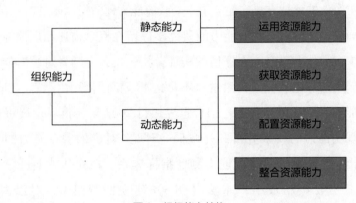

图6　组织能力结构

资料来源：作者自制。

沿着这一思路，有学者将命题进一步细化。内利森等认为：政府能力是指政府创设治理手段来应对新的社会和行政问题的能力。人们可以用分类的方法对这一概念进行多角度的解读，包括短期能力和长期能力，地方政府能力和中央政府能力，预设的能力和自发的能力，以及潜在能力和现实能力。这其中最有益的分类就是潜在能力和现实能力。潜在能力（potential administrative capacity）指的是政府机构必须执行的某些潜在任

---

① Winter S G. Understanding dynamic capacities. Strategic Management Journal, 2003, 24: 991-995.

② Eisenhardt K M. MARTIN J A. Dynamic capacities：what are they?. Strategic Management Journal, 2000, 21: 1105-1121.

③ Howitt A. Improving public management in small communities. Policy Note, 1977, 3: 120-148.

务，它往往和外部环境等因素相关；而现实能力（effective administrative capacity）则是政府机构完成实际工作的能力和绩效。由于不同政府机构所处的社会环境有所差异，我们不能单纯考量其现实的能力和绩效，而必须将其嵌入到具体的制度和环境变量中，这样才能得出客观的结论。[①] 其他学者也持有类似的观点，在林德勒（Lindley）看来，机构能力包含两个维度：一是选择目标的能力，二是采取行动以达成既定目标的意愿，从概念上说，行动的意愿和行动的潜力可以被分离。[②] 类似的，有学者认为潜在能力与实际能力之间有时甚至没有相关关系。把以上观点归结在一起，我们认为选择目标、实现目标的潜力和现实中努力达成目标都是国家能力的必要组成部分，但它们是有区别的。

那么，潜在能力和现实能力具体包含哪些要素呢？世界银行在1997年度《世界发展报告》中指出：政府能力是政府以最小的社会代价采取集体行动的能力。这种能力是政府官员的行政或技术能力，以及更深层次的以灵活性、规则和制约机制来促使政治家和公务员按照集体利益行事的机构性机制。[③] 2003年度的《世界发展报告》中进一步指出：良好的制度环境必须承担许多职能，但是要使对行动的协调既可信赖，有目的明确，必须突出三种职能——捕捉信号，平衡利益和实施决议。由此，我们将这三项标准作为衡量政府机构现实能力的指标。与此同时，随着学习、创新等能力成为21世纪组织成败的关键，我们也不妨在现实能力指标体系中加入"学习发展能力"。

在界定潜在能力时，我们引入了行政储备的概念。行动的能力与行政储备非常相关，而后者可以通过组织的人力资本和财务状况加以衡量。[④] 成

---

① Nellissen N. The administrative capacity of new types of governance. Public Organization Review, 2002, 2: 5-22.

② Lindley C. Changing policy management responsibilities of local legislative bodies. Public Administrative Review, 1975, 35: 36-50.

③ 世界银行.《1997年世界发展报告：变革世界中的政府. 北京：中国财政经济出版社，1997.

④ Lehan E A. The capability of local governments: a search for the determinants of effectiveness. Connecticut Gov't, 1975, 28: 1.

员的受教育程度，受雇年限，职业培训等都是行政储备的指标，其他与组织潜在能力相关的要素包括预算规模和自治程度。一般来说，更大的预算规模和更高的自治程度能够提升行政储备并帮助组织实现其目标。本研究从潜在能力和现实能力两方面展示了政府的能力结构，如图 7 所示。①

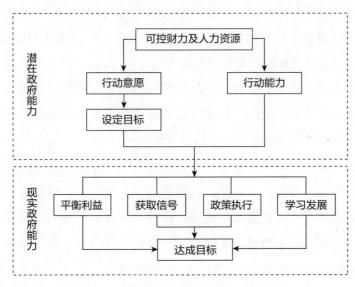

图 7 政府能力结构

资料来源：作者自制。

根据美国总统预算管理办公室的定义，监管是指政府行政机构根据法律规定作出的规章和行为。这些规章或者是一些标准，或者是一些命令，涉及的是个人、企业和其他组织能做什么和不能做什么。② 接下来的问题是，监管机构的能力是否具有某些特殊性呢？有学者认为，监管能力是指通过运行监管制度和程序，使企业、消费者和政府三者间利益达到合理平衡的能力。由此可见，监管机构的能力更加强调在其政策目标与社会利益集团的意见相左时，其执行政策的能力。在这一认识的基础

① Li W X, Zusman E. Translating regulatory promise into environmental progress：institutional capacity and environmental regulation in China. Environmental Law Reporter, 2006，8（36）：10616 - 10623.

② Office of Information Regulatory Affairs of OMB. General information of OIRA，http：//www. whitehouse. gov/omb/inforeg/regpol. html#rr，2005 - 06 - 22.

上，我们试图提出药品监管机构能力评估指标体系。

根据 2003 年《国务院机构改革方案》和《国务院关于机构设置的通知》（国发〔2014〕8 号）的精神，国家食品药品监督管理局的主要职能包括：综合监督食品、保健品、化妆品安全管理和主管药品监管，负责对药品的研究、生产、流通、使用进行行政监督和技术监督；负责食品、保健品、化妆品安全管理的综合监督、组织协调和依法组织开展对重大事故查处；负责保健品的审批等。

首先，就潜在的机构能力而言，各地药品监管机构的预算应该是测量其财力的理想指标，但由于无法获取到这些信息，人均国内生产总值和人均财政收入就成了替代预算的次优选择。各地药品监管机构拥有的人力资本用平均在编人员数量来衡量。由于不同地区的认证标准和统计口径存在差异，数据的误差在所难免。

其次是关于实现机构能力的指标体系构建。显然，政府开展药品监管和执法活动的结果能够比过程变量更好地反映其获取信号、平衡利益、执行政策以及学习适应的能力。但是，由于企业及药品监督和执法信息难于获取，因而药品和医疗器械质量状况以及其他相关信息就成为替代性指标。就平衡利益的能力而言，比较好的衡量指标是医药质量纠纷解决情况，但由于我们缺乏解决医药纠纷的综合机制，只能利用群众信访、上访和投诉的解决比例，以及人大代表、政协委员提案被立案的比例等数据来测量地方药监局对公意的关注程度。至于学习和适应能力，最好的方法是测量地方药监局在监管方面的创新，类似地，研究用由地方药监局对科研项目提供资金资助的平均力度来近似测量。

最后有必要说明的是，大部分数据从 2005 年《中国食品药品监督管理年鉴》[①]、2005 年《中国统计年鉴》[②] 以及各省市统计年鉴和官方网站中获取，分析的对象则是上文所说的 2004 年东部沿海 10 个省和直辖市。

---

① 国家食品药品监督管理局. 中国食品药品监督管理年鉴（2005）. 北京：化学工业出版社，2005.

② 国家统计局. 中国统计年鉴（2005）. 北京：中国统计出版社，2005.

之所以选择该时间节点，一是与 2006 年前后多起药害事件的时间关联最为紧密，二是尽可能避免后续多轮机构改革给研究带来的影响和偏差，三是考虑了数据本身的可获得性。显然，当我们构建变量时必然会有测量指标的折衷和信息的损失。但只要我们认识到这些局限性，还是可以通过量化分析较为准确地测量出机构能力（表6）。

表6 药品监管机构能力评估指标体系

指标分类层	指 标 层
资源获取能力	A1：全省人均 GDP
	A2：全省人均财政收入
	A3：药品监管机构在编工作人员与全省总人口比值
平衡利益能力	B1：群众信访、投诉处理比率
	B2：人大代表、政协委员提案处理比率
获取信号能力	C1：地区信息化水平
	C2：每万名农村人口拥有药品社会监督员
执行政策能力	D1：实际通过 GMP 认证药品生产企业占应通过企业比率
	D2：实际通过 GSP 认证药品零售企业占应通过企业比率
	D3：有药品销售网点的行政村比率
	D4：查处各类药品和医疗器械案件件数
	D5：取缔无证经营和捣毁制假售假窝点个数
	D6：药品抽检合格率
学习发展能力	E1：对药品监管的科研和培训投入

指标分类层的"资源获取能力"代表潜在的监管能力，其余为现实的监管能力。
资料来源：地区信息化水平的评分依据 2005 年《中国信息年鉴》（国家信息中心 中国信息协会：《中国信息年鉴（2005）》，北京，中国信息年鉴期刊社 2005 年版。

（三）研究方法、运算结果及评价

在收集到各项指标的数据之后，研究采用标准化方法进行处理，对沿海 10 省（市）地方药品监管机构的潜在能力和现实能力进行评估排序和分析，进而分析潜在能力与现实能力间的关系。

经过测量，我们最终得到样本数据 X_{ij}（$i = 1, 2, \cdots 10$；$j = 1, 2, \cdots$

14；其中 i 为样本数量，j 为指标数量）。鉴于各指标数值的差异较大，并且有些指标的判断方向不一致，因此有必要采取标准化处理，方法如下：

设 S_{ij} 为样本数据的标准化得分，则有：$S_{ij} = \dfrac{X_{ij} - \overline{X}_{ij}}{\sigma_{ij}}$

其中 $\overline{X}_{ij}$ 代表各省市药品监管机构在某一指标上的平均值，而 σ_{ij} 则表示标准差。得到样本在每一个指标上的标准化得分之后，分别对潜在机构能力和现实机构能力的标准化得分求和，得到：

$$PC_{i,\text{total}} = S_{i, A1 \sim A3}$$

$$RC_{i,\text{total}} = S_{i, B1 \sim B2, C1 \sim C2, D1 \sim D6, E1}$$

其中 PC 表示潜在机构能力，RC 表示现实机构能力，正如表 6 所示，潜在能力的测算体系中包括 A1 到 A3 三个具体指标，而现实能力的测量则有十一个指标。在对每一个省市药品监管机构的潜在和现实机构能力作出标准化测算之后，我们可以对其分别进行排序，并利用最小二乘法（OLS）建立回归模型，探求两者之间的关系。

我们对每一项指标的数据进行标准化处理后，按照从高到低的顺序对样本进行排序，最高得分为 10 分，其次为 9 分，依此类推，最低分为 1 分（当几个样本在某一指标上实际得分异常接近时，我们拟定它们相等，因而出现标准化得分相同的情况）。经过排序，各样本的得分情况如表 7 所示。

表 7　沿海 10 省（市）药品监管机构能力得分表（2004 年情况）

地区 项目		北京	天津	河北	辽宁	上海	江苏	浙江	福建	山东	广东
潜在能力	A1：人均 GDP	9	8	1	2	10	6	7	4	3	5
	A2：人均财政收入	9	8	1	4	10	5	6	3	2	7
	A3：药品监管机构在编工作人员与全省总人口比值	9	10	4	5	7	2	6	8	3	1

续表

项目	地区	北京	天津	河北	辽宁	上海	江苏	浙江	福建	山东	广东
	B1：群众信访投诉处理比率	7.5	5	7.5	1	9.5	5	9.5	2	3	5
	B2：人大代表、政协委员提案处理比率	9	5.5	5.5	2	9.5	5.5	9.5	5.5	2	2
	C1：地区信息化水平	10	7	2	5	9	4	8	6	3	1
	C2：每万名农村人口拥有药品社会监督员	10	9	1	6	8	4	5	2	7	3
现实能力	D1：实际通过GMP认证药品生产企业占应通过企业比率	9	2	6	3.5	1	5	8	7	3.5	10
	D2：实际通过GSP认证药品零售企业占应通过企业比率	7	10	1	5	6	4	8	3	2	9
	D3：有药品销售网点的行政村比率	5	8.5	4	6	8.5	2	1	10	3	7
	D4：查处各类药品和医疗器械案件件数	4	1	9	8	10	7	6	3	2	5
	D5：取缔无证经营和捣毁制假售假窝点个数	3.5	2	6	1	4	9	8	5	7	10
	D6：药品抽检合格率	10	8	7	1	5	3	2	4	6	9
	E1：对药品监管的科研和培训投入	4	1	3	2	5	9	10	6	7	8

①本表所列为标准化得分，最高分10分，最低分1分，按照实际得分的排序决定；②当几个样本在某一指标上实际得分异常接近时，我们拟定它们相等，因而出现标准化得分相同的情况。资料来源：2005年《中国统计年鉴》、2005年《中国食品药品监督管理年鉴》。

接着，我们对每个样本的潜在能力得分和现实能力得分分别加总，根据总分对各省（市）药品监管机构的潜在能力和现实能力分别排序。如图8所示：深色的柱子表示该省（市）药品监管机构现实能力的得分排名（数值越大表示排名越高），浅色则为监管机构潜在能力。可以看到，两者存在着较大差异。

然后我们运用SPSS和Eviews等软件进行回归分析，探讨财力资源和人力资源对现实机构能力的贡献率。如表8、表9所示。

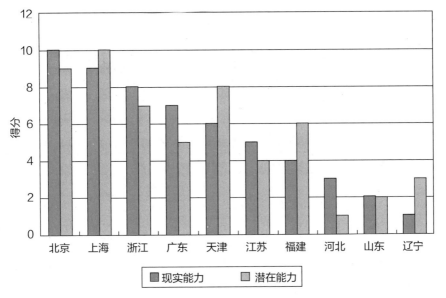

图8 沿海10省（市） 药品监管机构能力排序图

资料来源：2005年《中国统计年鉴》、2005年《中国食品药品监督管理年鉴》。

表8 以财力为自变量、现实机构能力为因变量的一元线形回归

	系数	标准误	T统计	P值
C（1）	40.27579	5.567510	7.234075	0.0001
C（2）	1.852201	0.450401	4.112339	0.0034
R-squared	0.678861	Mean dependent var		60.65000
Adjusted R-squared	0.638719	S. D. dependent var		13.36257
S. E. of regression	8.031800	Akaike info criterion		7.181551
Sum squared resid	516.0785	Schwarz criterion		7.242068
Log likelihood	−33.90775	Durbin-Watson stat		2.893201

根据回归结果，我们可以分别写出财力和人力对现实机构能贡献率的关系式：

RC = 40.28 + 1.85Financial

$R^2 = 0.68$ prob. = 0.0034

RC = 53.80+1.25Human

$R^2 = 0.08$　prob. = 0.43

表9　以人力为自变量、现实机构能力为因变量的一元线形回归

	系数	标准误	T统计	P值
C (1)	53.80000	9.288605	5.792043	0.0004
C (2)	1.245455	1.496994	0.831970	0.4296
R-squared	0.079632	Mean dependent var		60.65000
Adjusted R-squared	-0.035414	S. D. dependent var		13.36257
S. E. of regression	13.59713	Akaike info criterion		8.234450
Sum squared resid	1479.055	Schwarz criterion		8.294967
Log likelihood	-39.17225	Durbin-Watson stat		2.177348

由此可见，某一地区财力对该地药品监管机构现实能力的贡献率要远远大于人力的影响，这不仅体现在其决定系数上，也体现在 P 值上。

（四）持续提升药品监管机构能力的结论和政策建议

上述实证分析的方式，测量了沿海 10 个省（市）药品监管机构的潜在能力和现实能力，发现了其中存在的关系和差异。基于上述研究，得出如下结论并提出相关政策建议。

第一，研究表明地区财力对机构现实能力的贡献较大，而部门人力资源对现实能力的贡献不太显著。由此可见，财政约束是省域药品监管机构能力建设的瓶颈所在。作为应对策略，我们应当在适当的范围内增强政府对社会财富的汲取能力，只有当人均财政收入有显著增长时，政府部门的监管能力才能增长。当然，经济较为落后地区政府也可以适度加大对药品监管机构的财政投入，这样才能有效地提升后者的现实机构能力。

我们在实践中可以看到，近年来有不少重特大药品安全事故都发生在经济欠发达地区，如上文所述的"齐二药事件"源头在东北地区，"欣弗事件"设施生产企业在我国中部省份。出现这种情况并不是偶然的。一方面，地方政府面临着经济发展和区域竞争的巨大压力，不得不营造

创业投资的良好环境，从而放任、纵容甚至参与到企业的违法行为中去，特别是那些为地方税收做出巨大贡献的医药企业，地方政府更是有可能被其"俘虏"。另一方面，在财权上收、事权下放的预算约束下，理性的地方政府必然会将可支配资源更多地用于基础设施建设等硬指标，而很少会倾向于类似药监局这样的"非主流"部门，这就进一步恶化了药品监督管理机构的财政状况。此外，现行政治体制下官员任期缩短也是导致许多地方政府从事短期行为的重要原因之一。

相比较而言，经济发达地区在这方面的表现要好一些，地方政府不仅有雄厚的财力来投给药品监管机构，同时也不容易受医药利益集团的"俘虏"影响。基于此，可以考虑由中央政府通过专项财政拨款的形式支持经济落后地区药品监管机构开展工作，缓解经济欠发达地区财政紧张的局面。与此同时，构建药品监管省级以下直管的体系，并在工作中切实保障执行，彻底切断地方政府与医药利益集团的利益链。这种政策上的创新不仅能够快速提高药监机构的现实能力，防止重大药品事故再次发生，还有助于建立长效机制，保障机构潜在能力的提升。从另一个视角看，2008 年以来尤其是 2013 年后，我国总体上未发生系统性且造成重大伤亡的药品安全事件，与各级政府加大对药品监管工作的投入存在关联。

我们欣喜地看到，在后续政策实践中，监管机构能力得到越来越多重视。根据全国人大常委会公布的数据，中央财政大力支持药品监管工作，2014 至 2016 年，共安排资金 30.83 亿元。近年来，国家持续加大药品检验检测体系建设投入，已累计安排中央预算内投资 27.7 亿元。在增加投入的同时强化资金预算管理，建立完善绩效评价指标体系，充分提高资金使用效率。

在 2017 年初，国务院发布的《"十三五"国家药品安全规划》专设"全面加强能力建设"一章，从强化技术审评能力建设、强化检查体系建设、强化检验检测体系建设、强化监测评价体系建设、形成智慧监管能力、提升基层监管保障能力、加强科技支撑、加快建立职业化检查员队伍等方面入手，全方位提升药监机构能力。① 规划尤其强调推进各级监管业务用房、执法车辆、执法装备配备标准化建设，满足现场检查、监督执法、现场取样、快速检测、应急处置需要，从基层基础做起提升监管机构能力。

第二，各地药品监管机构的潜在能力与现实能力之间并非完全对应，而是存在着较大差异，这一点值得引起重视。尤其是那些现实机构能力暂时落后的地区，当务之急是规范医药企业的生产经营行为，同时在农村地区加大药品监管基础设施建设的投入。

通过对各地药品监管机构能力得分的分析，我们看到现实机构能力的差距主要体现在"获取信号能力"与"执行政策能力"两个方面，具体包括地区信息化水平、农村药品监督员数量、农村地区药品销售网点分布的广度、医药制造和销售企业的 GMP 和 GSP 通过率、药品和医疗器械违法事件查处率以及药品抽检合格率等指标。可见，要在短期内提高机构的现实能力，就应当加大药品监管的基础设施投资，并将工作的重心放在农村地区，用有限的财力构建农村药品安全网，事实上这也是当前"美丽乡村"建设的题中应有之义，与精准扶贫工作也紧密相关。与此同时，要积极推进 GMP 和 GSP 的认证工作，从市场准入、质量监控、标准执行等方面入手，通过有效的政府监管规范医药企业的行为，这是从根本上提升药品监管工作绩效的有效途径。

同样令人高兴的是，2017 年初国务院印发的《"十三五"推进基本公共服务均等化规划》首次将"食品药品安全治理体系建设"纳入基本公共服务范畴，提出完善食品安全协调工作机制，健全检验检测等技术支撑体系和信息化监管系统，建立食品药品职业化检查员队伍，实现各级监管队伍装备配备标准化。尤其是对供应城乡居民的食品药品开展监督检查，及时发现并消除风险。对药品医疗器械实施风险分类管理，提

---

① 国务院. 关于印发"十三五"国家食品安全规划和"十三五"国家药品安全规划的通知（国发〔2017〕12 号），2017-02-14.

高对高风险对象的监管强度。[1] 据此，建议各省将药品安全纳入政府基本公共服务体系和健康建设战略，向全体城乡居民均等化提供。特别是科学测算常住人口年均监管经费需求量，由省级财政统一保障。避免各地方监管资源的显著差异，防止区域间监管力度不均而出现"风险洼地"。并以监管对象数量为基础，结合人口、地理、产业等因素，划分中心区、城乡结合部、郊区等若干监管功能区，动态测算并差异化配置所需监管资源。

第三，就那些现实机构能力高于潜在机构能力的地区而言，应当积极做好药品监管队伍人才建设，保证药品监管机构的现实机构能力平稳可持续发展。

根据回归分析可知，现实机构能力主要得益于地区的财力。因此，当某地药品监管机构的现实能力高于潜在能力时，我们可以推断其人力资源有待加强，对于那些经济发达地区来说，这一问题尤其值得重视。由于现有的药品监管绩效主要来源于雄厚的财力，如果缺乏一个完善的人才培养机制，那么这种绩效就无法长久和持续。

就此，建议药监部门可以从"专业化、程序化和独立性"等方面入手，提升机构整体的人力资源。由于药品监管领域的专业性较强，吸引和培养一大批高学历、专业化的药监人员是开展各项工作的基础。如上文所述，美国食品药品监督管理局在这方面的成功经验值得我们借鉴，联邦近1.5万名药监人员中，拥有博士学位的约三分之一。此外，程序意识和独立精神也是药监人员应当具有的重要素质，现代监管理论将程序透明和工作独立作为评价监管绩效的重要指标，唯有如此，才能从人的因素上杜绝利益集团"俘虏"监管部门，同时也能扩大药品监管中的公众参与。另外，经济发达地区的药品监管部门有必要帮助欠发达地区的药监部门开展工作。如采取东西部省区"结对子"的方式，定期互派工作人员进行交流学习，这有利于先进工作方法的传播和人力资源质量的

---

[1] 国务院. 关于印发"十三五"推进基本公共服务均等化规划的通知（国发〔2017〕9号），2017-01-23.

整体提升。

当然，研究也并不否定部门人力资源对机构现实能力的积极作用，只是在这个研究中，其相关性不显著。事实上这也正是我们研究的局限所在，由于样本容量的限制和数据可信度方面的原因，我们有必要将这一研究继续深化和扩展。

2016 年以后，监管部门将药品职业化检查员队伍建设提升为重要政策议程。明确药品检查是药品监管的重要手段，范围涵盖药品的整个生命周期，认为一支高水平检查员队伍是监管战斗力的重要生长点。食药监总局将整合食品药品监管部门现有部分从事产品注册、监管、稽查检查的人员，初步形成职业化检查员队伍体系。探索建立以职业化检查员为主体、兼职检查员为补充、专兼结合、一专多能的检查员队伍。[①] 应当说，这同样是药监机构能力建设的重要维度。

三、统一市场监管改革模式下的药品监管

从 2014 年初开始，食品药品监管体制改革发生重大变化。一些地方在不同层级整合工商、质监、食药以及知识产权、物价、盐务等部门，组建市场监督管理局，实行统一市场监管。改革目标是进一步简政放权，通过整合执法主体和精简机构，解决权责交叉、多头执法问题。改革总体以自下而上的方式推进。截至 2016 年 5 月底，全国共有 1 个直辖市、5 个副省级城市、94 个地市以及 2088 个县区实行综合执法。县区采取工商、质监、食药"三合一"整合方式的有 1502 个，占已改革地区总数的 72%。其中有 25 个省级行政区域的全部或部分县区开展综合执法改革，全国有 60%县区不再单设食药监管机构。[②]

---

① 新华社.食药监总局：将探索建立职业化检查员队伍.人民网，http://politics.people.com.cn/n1/2016/1230/c1001-28988077.html，2016-12-30.

② 周萍.在推进改革的路上发扬钉钉子的精神.工商行政管理，2016，14：1.

那么，为何要实行统一市场监管？各地都有哪些探索？如何在统一市场监管模式下提升药品监管绩效？这是本节试图回答的命题。需要说明的是，由于综合执法改革同时涉及食品安全和药品安全工作，实践中机构设置、监管资源配置等因素无法精确区分，因此此处我们将食品药品监管一并讨论。

（一）统一市场监管的缘起和动因

市场监管（market supervision）是现代政府的基础职能。在我国，市场监管与宏观调控、社会管理、公共服务、环境保护相并列，成为政府五大基本职能之一。从概念上说，监管指的是政府依据规则对市场主体行为进行引导和限制，其目的是纠正市场失灵。如上文所述，根据被监管对象不同，市场监管包括经济监管和社会监管两大类：前者针对能源、金融等经济部门，后者包括安全、健康和环境等内容。在西方国家近30年改革中，政府一方面放松对微观经济运行的管制和干预，另一方面加强与民生相关的社会监管。在我国行政体制架构中，能源局、证监会、银监会、保监会等部门承担经济监管职能；工商、质监、食药、知识产权、安监等系统主要负责社会监管，我们的研究边界是社会监管。

政府监管市场的模式在理论上又可分为三类：一是分段监管，具体包括研制、生产、流通、消费等环节；二是分事项监管，可以是许可审批、监督执法、行政处罚等工作；三是分品种监管，根据风险程度将产品区分为普通商品、重要工业产品、进口商品、食品药品、特种设备等，并采取不同监管措施。三类模式各有利弊，其中分段监管有利于提升专业化和专注化水平，但容易产生段与段之间的缝隙；分事项监管能够克服分段的缝隙，但对工作专业化要求较高；而分品种监管的难点是品种边界的划分。

成熟市场经济国家主要对终端产品质量安全进行监管，涉及主体资格资质和行为的标准、认证等事务交给市场和社会组织。我国则不同，监管部门对企业主体资质、生产经营行为和产品本身三个方面都进行监管，有时甚至是多个部门同时从不同维度进行监管。由于种种原因，我国政府市场监管职能长期散落在多个部门，部门之间难免出现职能交叉和真空，形成"九龙治水"的监管碎片化问题。例如在 2014 年新版《医疗器械监督管理条例》颁布之前，医疗器械生产企业需要从工商部门获取营业执照，这是对主体资质的确认。同时，食药监管部门对委托生产行为进行实质性备案，属于对生产行为的限制。此外，企业生产的医疗器械需要通过质监部门的强制性安全认证（3C），即对产品本身的监管。类似情况在市场监管领域广泛存在，多重监管执法会带来企业守法成本提升和行政资源浪费，还有可能导致监管执法不公平，亟待革新。

可见，理想的市场监管体系应具有整体性，这样既可以防止现代社会风险，又能为建设统一开放、竞争有序的市场体系提供体制机制保障。然而在当前中国的语境下，由于食药等部门实行属地分级管理，地方保护主义又将监管体制缺陷放大，导致信息本地化问题。横向与纵向的监管体制缺陷，使得我们面临日益严峻的食品药品安全、产品质量和消费者权益受侵害问题。

除了理论上的探索，地方机构改革成为推动市场监管局的现实动因。在近些年的地方行政管理体制改革中，中央要求市县机构设置数量控制在 14~22 个，强调一件事情原则上由一个部门负责，不区分政府组成部门、直属机构、办事机构，统称为政府工作部门。现实中，一些县级政府机构数量远大于 20 个，随着工商、质监管理体制由省以下垂直调整为属地分级负责，地方政府为控制本已超标的机构数量，不得不将职能相近的市场监管类机构加以整合。

与此同时，国务院鼓励地方在食品药品监管体制改革中设立乡镇监管派出机构，但这一举措在简政放权、精简机构的宏观背景下并不容易推行，尤其是在一些地方受财力硬性约束，无力设置单独的食品药品监管派出机构，只能改造原有工商所，使其承担基层工商行政管理和食品药品监督管理双重职能。理论合理性和实践困境都不断推动统一市场监管体系。

（二）各地市场监管体制改革模式比较

党的十八届三中全会提出"深化行政执法体制改革，推进综合执法"、"改革市场监管体系，实行统一的市场监管"，为改革指明了方向。《国务院关于促进市场公平竞争维护市场正常秩序的若干意见》（国发〔2014〕20号）指出，加快县级政府市场监管体制改革，探索综合设置市场监管机构，原则上不另设执法队伍。目前体制改革正在推进：在国家层面，中央明确中编办、工商总局牵头落实十八届三中全会改革任务；在地方层面，截至2014年底，已有深圳、上海、浙江、天津、辽宁、吉林、重庆两江新区、武汉东湖新区等地纷纷整合工商、质监、食药等部门，组建市场监督管理局（委），试图用一个强有力的部门在市场监管领域实行综合执法，从而减轻企业负担，提高监管效率，打破地方保护，优化营商环境。各地体制改革模式存在差异，目前大致形成三类模式。①

1."纺锤形"的深圳模式

2009年，深圳在大部门制政府机构改革中探索市场监管体制改革，整合工商、质监、物价、知识产权的机构和职能，组建市场监督管理局，后来进一步加入全链条食品安全监管的职能。深圳之所以能够整合全部食品安全监管职能，与其食品产业结构和业态有着极为密切的关系。由于深圳本地农业并不发达，食用农产品基本上由外地输入，本地只负责牲畜屠宰等工作。因此，深圳市并不存在食用农产品质量监管与食品安全监管的职能衔接，改革相对易于推进。这是我国市场监管体制改革的最早尝试，有利于统一企业市场准入和监督执法，并实现不同部门优势资源互补。但也带来诸多问题：首先是市场监管局的上级对口部门太多，容易陷入会议、公文等繁杂的日常事务。其次是一些产品如食品药品监

---

① 胡颖廉．深圳、浙江和天津统一市场监管体制改革比较．中国改革，2015，1：57-62.

管的专业性较强，与普通产品监管存在较大差异。再有是新机构内部各部门之间的运行机制尚待进一步理顺。

2014 年 5 月 14 日，深圳组建市场和质量监督管理委员会，主要承担制定政策法规制定、人事财务管理、监督考核、规划编制等职能，并监督下属执行部门，由分管副市长任主任委员。委员会下设三个机构：一是正局级行政机构深圳市市场监督管理局（挂市质量管理局、市知识产权局牌子），二是同样为正局级的行政机构深圳市食品药品监督管理局，三是副局级行政机构深圳市市场监督稽查局。上述机构分别承担市场监管领域的行政管理和监督执法职能，市场监管局和食药监局局长由市场监管委员会副主任委员兼任。区一级政府分别设置市场监督管理分局和食品药品监督管理分局作为市局直属机构，在街道设市场监督管理所作为两个区分局的派出机构。深圳模式呈现上下统一、中间分开的"纺锤形"结构。

深圳模式经过重大调整，目前看有三大优点。①采取分类监管模式。充分考虑并区分对待普通产品质量与食品药品安全，将食品药品安全监管职能从原市场监管局划出，调整由食品药品监管局承担，最大程度实现专业化监管。②统一监督执法队伍。由于行政强制、处罚等行为与市场主体利益直接相关，解决多头执法、多层级执法问题，有利于减轻市场主体负担，提升监管公平性。③市场监管委的宏观政策设计职能与下属三个局的微观监管工作有机结合。

当然，深圳模式在确保监管政策一致性方面存在挑战。各类市场监管部门的"前世今生"截然不同，工商部门从管理城乡农贸市场起家，监管对象是交易行为和市场秩序，管理方式较为粗放；质监部门更多关注产品内在质量如重量、成色和品质，因此技术支撑能力较强；餐饮监管主体的前身是卫生监督机构，其注重产品和公共场所的清洁无菌以及对人体健康无害。这种差异会带来行政许可、行政执法和行政处罚的标准不同和风格冲突。

根据权威数据，全国工商系统实有工作人员 42 万人。[①] 而根据国家食品药品监督管理总局《2012 年度统计年报》，2012 年全国食药监系统到岗 93572 人，其中行政机构到岗 56894 人，事业单位到岗人员 36678 人。另外，全国质监系统人员约 15 万人。随着"先照后证"、企业年报等商事制度改革不断推进，工商部门所拥有的实际职能不断减少，这支庞大的公务员队伍的未来出路已经成为越来越重要的命题。同时作为老牌市场监管部门，其基础设施建设较为完备，嵌入市场和产业网络较深，在政府体系中拥有更大话语权，有能力主导市场监管体制改革。用基层监管工作人员的话来说，是工商"合并"质监和食药监管。这一情况带来的直接影响是工商部门惯用的排查、索证索票等管理方式被广泛用于基层市场监管其他领域。

将不同部门糅合在一起，需要统一的行政流程再造，否则会产生内部行政文化冲突。例如，标准化、知识产权促进和保护、消费者权益保护工作原分属质监、知识产权和工商部门，机构改革后标准化与知识产权促进的关系密切，知识产权保护又与消费者权益保护密切相关，这就需要按业务内在联系的逻辑而非部门间联系的逻辑来确定工作流程。又如，由于上位法律法规没有相应调整，机构改革后监管人员在监督执法时要带好几套法律文书，相对人也不得不面对不同执法标准和行政风格。总之，深圳市场监管体制改革的优势和挑战并存。

2. "倒金字塔形"的浙江（安徽）模式

2013 年 12 月 9 日，浙江省食品药品监管体制改革正式启动，在县（市、区）整合工商行政管理局、质量技术监督局、食品药品监督管理局的职能和机构，组建市场监督管理局，保留原工商、质监、食药监局牌子；地级市自主选择机构设置模式；省级机构设置保持不变。同时通过重新布局结构，综合设置市场执法机构、基层市场监管所、技术检验检

---

① 周伯华. 深入贯彻落实党的十七大精神 努力开创工商行政管理工作新局面——在全国工商行政管理工作会议上的讲话. 工商行政管理，2008，1：15.

测和市场投诉举报等机构，具体设置形式由县（市、区）政府结合实际确定。因此，浙江模式呈现基层统一、上面分立的"倒金字塔形"结构。这项政策创新迅速扩散，安徽、辽宁、吉林等省份以及上海、武汉等城市在不同层级也探索类似做法。例如2014年1月1日，上海浦东新区的工商、质监、食药监部门完成"三合一"整合，挂牌成立上海浦东新区市场监督管理局，同时取消了原来工商、质监、食药监部门的市级垂直管理，改为属地管理。安徽则在市级组建新的食药监管局，县级以下整合工商、质监、食药监部门"三合一"，组建市场监督管理局。

浙江模式一方面同样可以发挥各部门优势，例如工商部门机构设置和队伍体系完整，基本覆盖乡、镇、街道基层。质监部门拥有完备的检验检测技术支撑，能够满足日益复杂的监管需求。食药监管部门则具备食品药品监管的专业优势。另一方面，改革有利于整合市场监管执法资源，在加强专业管理的基础上推进综合执法，优化市场准入方式，强化事中事后监管，着力构建贯穿生产、流通、消费全过程，监管、执法、技术支撑相衔接的监管体制机制。该模式同时还有利于统筹基层市场监管资源，并借助乡镇工商所（分局）资源平台解决食药监管派出机构设置难题。

与浙江做法类似的是安徽。2014年1月，安徽省食品药品监管体制改革正式启动。县级工商、质监与食药部门合并组建市场监管局；地市整合各部门食品药品监管职能，组建新的食药监局，同时工商与质监整体合并为工商质监局；省级工商、质监、食药三部门架构维持不变。其特点是在不同层级采取差异化整合策略，事实上绝大多数开展综合执法的地方与浙江、安徽做法类似。

硬币都有两面，除了监管工作一致性受到挑战，改革还带来其他问题。首先，1+1>2的大部门制理想改革效果难以实现。在权责同构的行政架构中，由于上级部门没有同步改革，下级对口机构为应对上级工作要求而难以优化和精简。所谓"下改上不改，等于没有改"。以浙江省Z市（地级市）市场监管局为例，该局成建制整合了该市原工商局、质监局和食药监局，共有22个内设机构。这其中的绝大多数即15个业务处室未作任何调整，包括原工商局处室5个、原质监局处室4个、原食药局处室5个，原卫生局科室1个，占全部内设机构三分之二强。而合并的综合处室4个，新设处室更是仅有3个，如下表10所示。这种自下而上的改革，总体属于机构"物理叠加"，并未有本质改变。

表10　浙江省Z市（地级市）市场监督管理局内设机构情况

分类	数量	内设机构名称	备注
综合处室	4	办公室、组织人事处、财务审计处、政策法规处	各部门原来均有设置
新设处室	3	行政许可服务处、科技评管处、食品生产流通监督管理处	将各部门相近的重点职能加以整合
原工商局处室	5	消费者权益保护处、市场合同监督管理处、商标广告监督管理处、个体私营经济监督管理处、网络经营监督管理处	未调整
原质监局处室	4	质量与信用处、产（商）品监督管理处、标准计量处、特种设备安全监察处	未调整
原食药监局处室	5	餐饮食品监督管理处、保健食品化妆品监督管理处、药品注册与安全监督管理处、医疗器械监督管理处、药品流通监督管理处	未调整
原卫生局局处室	1	食品综合协调处	未调整

注：浙江各地级市的局委办将内设机构称为处，实际仅为正科级机构。
资料来源：作者整理。

　　其次，食品药品监管专业性被削弱。2013年地方机构改革的最初动因是加强食品药品安全监管，甚至有观点提出用管药的方法管食品。但组建市场监管局的结果是用普通产品质量监管的方法来对待食品药品，与政策初衷南辕北辙。县级市场监管局成立后，工商、质监的省以下垂直管理体制同时取消。在行政问责的风险压力下，地级市监管部门倾向于将食品药品监管中的许可、监督检查等事权下放给县一级，但监督执法和技术支撑资源并未随之下沉，机构改革陷入"监管职责往下压，监管资源被截流"的困境。以往质监和食药监在乡镇基层没有派出机构，监管工作由县局机关和直属机构承担；机构改革后，县级市场监管局职责明显增多，因此以同样的逻辑思路将大量监管职责下放给市场监管所。这种做法看似落实了属地责任，实际上以工商所为班底的乡镇市场监管所根本无力承担食品生产、药品经营、特种设备等专业领域的监管。从2014年7月至2017年5月，作者赴天津、上海、浙江、安徽、吉林、湖南、云南等地基层深入调研，了解到普通公务员从开始接触到完全胜任一线食品药品监督执法，至少需要两年全职工作时间，专业成长的难度较大，现实中大部分市场监管所严重缺乏食品药品监管专业人员。

此外，食品药品安全工作的重要性被降低。在省以下垂直管理体制下，自上而下的督查和问责机制促使工商、质监部门将食品安全作为本部门所有业务中最重要的工作，基层监管机构普遍将30%～60%的工作精力投入到食品安全监管中。市场监管局组建后，表面上食品药品安全从部门责任提升为地方政府负总责。而在实践中，食品药品安全仅仅被地方政府看做一项具体的部门工作，与经济发展、社会稳定等宏观任务相比，其相对重要性大为降低，可以带动的监管力量也减少随之。作者在前述调研中了解到，中部某省某县级市场监管局工作人员经常被派去从事征地拆迁、烧秸秆等工作，严重影响基层监管人员积极性，有个别监管人员甚至"盼着出大事"，从而换得地方政府对工作的重视。同时新体制还容易滋生地方保护主义。一些地方为优化投资环境设立"企业宁静日"，监管部门只能在规定时间对企业进行监督检查，且必须通过有关部门审批，随机检查就不可能实现。2014年7月发生的上海福喜"过期肉"事件中，执法人员就在进入封闭厂区时遇到障碍。尽管该事件的成因复杂，其与机构改革的关联也并不明确，但可以看出一些端倪。

3. "圆柱形"的天津模式

2014年7月4日，天津市市场和质量监督管理委员会正式成立。改革整合了市食药监局、市工商局、市质监局的机构和职责，以及市卫生局承担的食品安全有关职责，不再保留食药监局、工商局和质监局三个市级部门。改革整合三个局的执法机构，设市场稽查总队。在区县层面，设市场和质量监督管理局，受市场监管委垂直领导，乡镇街道设置市场监管所作为区市场监管局的派出机构。这样，天津从市级层面到区、街道办全部实现"三局合一",形成全行政区域内垂直管理的"圆柱形"统一市场监管模式。

天津改革是在简政放权的大背景下实施的,具有明显的政治导向性,目标是在一个部门负全责、一个流程优监管、一支队伍抓执法、一个平台管信用、一个窗口办审批、一个中心搞检测、一条热线助维权等七个重点方面下功夫、见成效。有机协同市场秩序、产品质量监督、食品药品监管三大类职能,真正构建起贯穿生产、流通、消费全过程,监管、执法、技术支撑相衔接的统一市场监管体系,实现"一个部门管市场"。

从学理的角度看,改革最大亮点是实现健康产品(health product)统一监管。健康产品包括食品、药品、化妆品、食用农产品、饮用水、烟草、消毒产品及其相关辅料包材等。在成熟市场经济国家如美国,每10元社会消费品零售额中就有3元是健康产品,产业规模和重要性可见一斑。现代社会的健康产品风险越来越具有关联性和系统性特征,其不仅表现为低水平制假售假和简单的质量缺陷,更存在风险相互交融转化的可能。中国也自古有"药食同源"的传统,食品与药品并无明确界限。因此人为割裂健康产品监管体系,很可能出现"按下葫芦浮起瓢"的困境。如2012年"铬含量超标胶囊事件",就暴露出药用明胶和食用明胶监管职能交错的问题;现实中经常出现的保健食品冒充药品现象,则同时牵涉食品安全和药品安全。

2013年国务院机构改革部分整合了食品药品监管职能,不少健康产品监管职能依然散落在相关部门。例如农业部门监管食用农产品质量,食品安全标准制定和风险评估由卫生计生部门负责,食品生产容器和包装材料监管职能由质监部门承担,食品药品广告监管权在工商部门。随着经济社会发展,未来健康产品风险将更为复杂。天津改革的实际效果之一就是实现健康产品统一监管,但留下两个例外:一是考虑到有相当比例的农产品不以食用为目的,而是用作饲料、生物燃料等用途,因此食用农产品质量安全监管职能没有被整合;二是由于国家层面体制因素,食品安全标准制定的职能依然留在卫生计生部门。

天津模式的机构整合力度最大，但机构"物理叠加"同样不意味着职能"化学反应"，因此面临内部行政流程整合的问题。过去"九龙治水"的分段监管模式与改革后"一龙治水"的大部制模式本质上具有结构相似性，只不过将部门间推诿扯皮变成部门内的协调。据了解，天津市市场和质量监督管理委员会最初拟设 33 个处室，除办公室、人事、监察、法制等综合处室进行整合外，工商、质监、食药的原业务处室基本未做调整。这就意味着天津模式将面临内部整合的艰巨任务，其难度比浙江、安徽等地更大。通过描述三类体制改革模式及特征，我们将其比较如图 9 所示。

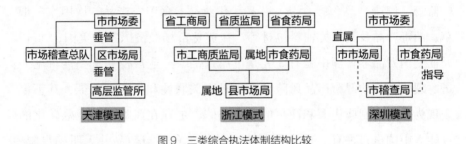

图9　三类综合执法体制结构比较

资料来源：作者自制

（三）统一市场监管的初步成就和内在矛盾

总体而言，综合执法体制有助于实现各部门优势互补，客观上增加了食品药品监管资源。① 国际上通常用每万人口监管人员数量和监管人员人均监管对象数量，来衡量一个区域的食品药品监管人力资源水平。如2013 年美国食品药品监督管理局实有雇员 14648 人，其直接监管的食品生产经营企业约 5 万家。2013 年机构改革时我国食药监管人员数量为10.36 万。同期中国大陆总人口为 135404 万人，实际占比为 0.76‰。与此同时，全国获证的食品药品生产经营主体超过 1000 万家，无证主体更

---

① 靳永龙．在中央编办综合行政执法体制改革试点工作座谈会上的讲话．云南机构编制网，http://www.ynbb.gov.cn/news/gzdt/4028848c4deac4a1014ef7664f430195.html，2015-08-04．

是不计其数，监管人员和监管对象比例失衡。

如上文所述，由于全国工商系统有42万执法人员，改革后县级市场监管局人员编制普遍在200人左右，其规模优势能够有效弥补食药监管人员不足。根据国家食药总局《2015年统计年报》，经过短短2年时间，全国食药监管系统人员编制增加到26.59万（含市场监管局中专门从事食药监管的人员），占总人口比例提升到1.93‰。随着人员编制扩充，监管经费、执法装备、办公场地等资源均有所增加。另外检验检测资源整合以及质监部门在长期产品质量监督工作中积累的技术优势，有助于提升综合执法的科学性。然而，统一市场监管也面临几大不容忽视的内在矛盾。

1. 基层监管表面上缺编制本质上缺人才

有观点认为统一市场监管可以彻底解决基层食药监管编制和人员不足问题，同时提升监管人员队伍素质，这种认识犯了偷换概念的逻辑谬误。2013年机构改革的初衷，是要增加基层食药监管的专业人才和提升能力，但"三合一"补充进来的编制和人员来自其他部门，两者根本不是一回事。补编制原本是加强监管的手段，现在却异化为机构改革的目标，工具理性成为价值理性。

有人可能会说，"三合一"之后大不了就是1+1+1=3。这种想法太过理想化，现实情况很可能是1+1+1<1。例如工商部门人多、队伍庞大，擅长市场巡查和行政处罚，为保障社会主义市场经济建设做出了重要贡献。但这并不意味着全部工商干部其可以胜任工业产品、食品、药品等专业性监管。例如机构改革前流通环节食品安全由工商行政部门负责，其发证率较高。这一方面当然和工商干部的努力分不开，另一方面则是因为与食品生产和餐饮相比，食品流通环节的准入门槛和监管专业化要求都较低，可以用相对简单的方式来管。如果主要依靠工商干部去监管专业化高风险的食品生产环节和药品生产经营，未必能完全胜任。换句话说，食品药品安全的风险在点上，但"三合一"的着力在面上，若过

分强调用现有机构"三合一"来实现广覆盖，那就成了"撒胡椒面"，不是一种科学的资源配置方式。

2. 统一市场监管要统一的是职能而不仅是机构

也有观点认为，统一市场监管和综合执法就是要大幅减少机构数量。应该说，改革的目标之一是减少机构数量，但若一味强调机构精简，就陷入了倒置因果的逻辑谬误。正常逻辑是职能相同或相近的机构才整合，现实中一些地方的做法却是为了减少机构数量而把不同职能的机构整合到一起。更有个别地方简单把机构改革等同于大部门制，片面认为整合的机构数量和职能种类越多，就是改革创新的力度越大，一味"贪大求快"。实际上，事前审批部门的多与少主要影响企业办事方便程度，事中事后监管效能的高与低才真正关乎产品质量安全，两者之间没有必然相关性。

政府管理市场的目标有三个层次，一是秩序，二是活力，三是安全。市场监管部门的定位是维护市场秩序和公平竞争环境，但食品药品监管的目标是保障公共卫生和公共安全，两者的层次和定位截然不同。国际经验表明，市场监管体系可以统一，但食品药品监管是典型的专项职能。发达国家如美国、日本、英国的经验都是将两类监管部门分别设置。例如美国政府设有监管一般市场秩序的联邦贸易委员会（FTC），同时专门设置食品药品监管局；英国政府曾专门设置药品和健康产品监管机构（MHRA）；日本的厚生劳动省监管除食用农产品之外的食品药品安全，同时日本内阁设置消费者安全厅（CAA）保护消费者权益。在我国，这一理念不仅体现在党的十八届三中全会《决定》中，即"统一市场监管体系"与"完善统一权威的食品药品监管机构"是在不同章节中加以强调；也体现在党的十八届四中全会《决定》中，食品药品安全与质检工商被作为并列的行政执法类别分开提出来。

改革开放以来，我国进行了七次行政管理体制改革，改革的重要目标是"一事进一门"。这里所说的"事"是指职能，把相同或相近的职能整合到同一个机构。比如一家企业在设立时既要到工商领营业执照，又要到质监办组织机构代码；企业设立后既要接受工商的检查，又要接受质监的检查。上述都属于监管市场秩序的职能，分散在多个部门加重了企业负担也浪费了行政资源，不利于形成统一开放、竞争有序的市场，当然有必要整合。然而食品药品监管是区别于普通市场秩序监管的另一项职能，因为程序上遵守市场秩序的企业，其产品不一定是安全的，这是风险社会大工业生产的本质特征，典型例证便是合法企业生产出符合国家标准的"地沟油"。可见，统一市场监管要统一的是职能而不仅是机构，为了减少机构数量而"拉郎配"的做法值得商榷。

3. 食品药品监管的特殊性体现在政策制定层面和监督执法环节

还有一种观点，认为只要省级以上食药监管部门单独设置，仅仅整合地市级和县区级监管机构不会影响食品药品监管的专业性、特殊性和重要性，这里就出现一个转移论证的逻辑谬误。食品药品安全的特殊性既体现为物的因素，更体现为人的因素。如本书第一章所说，我国食药安全问题的表现形式包括恶性利益驱动行为，大工业生产的系统性风险以及新型产品的未知危害，也就是我们通常所说的无法、无良、无知并存，因此需要在各个环节、方方面面着力。食品药品监管在政策制定层面的特殊性自不待言，但这不能同时被用来论证监督执法就可以不特殊。

以美国为例，其食品安全监管体制的特征是垂直管理与属地负责相结合，分为联邦总部、派出机构和地方监管部门三个层面，全部与一般市场监管部门分开设置。美国食品药品监督管理局总部的药品评价和研究中心（CDER）、食品安全与应用营养中心（CFSAN）都属于其6个面向健康产品的中心，具体负责产品上市前审批，包括审批药品、食品添加剂和颜色添加剂。派出机构则根据地理区域设置，全美有5个地区办公室（中部、东北部、东南部、西南部和太平洋区），管理20个辖区办公室和135个监督检查站，负责药品、食品、膳食补充剂等生产企业日常监管。尽管其体制在最新的改革中亦有所调整，但确保专业化的总体特征不变。例如纽约辖区办公室在港口、机场和国内生产企业密集区设多个监督检查站，负责现场检查、产品抽样等，并执行稽查任务。此外，美国食品药品监督管理局隶属健康和人类服务部（DHHS），这一体制延伸到基层，各州和市的地方健康和人类服务部门负责药店、餐馆、杂货店、超市的审批和日常监管。可以看到，美国并没有因为联邦机构单独设置而否定地方监管部门的特殊性。[①]

正是由于上述内在矛盾的存在，我们需要辩证看待统一市场监管和综合执法体制的利弊。在坚持改革正确方向不动摇的前提下，接下来提出相关建设性对策建议，进一步完善统一权威专业的食品药品监管体制。

（四）如何完善统一权威专业的食药监管体制

党的十八届四中全会审议通过的《中共中央关于全面推进依法治国若干重大问题的决定》提出，深化行政执法体制改革。其中专门强调，要重点在食品药品安全等领域内推行综合执法。2015年底，中共中央十三五规划建议稿提出，实施食品安全战略，形成严密高效、社会共治的食品安全治理体系，让人民群众吃得放心。

2016年初，习近平总书记对食品安全工作作出重要指示，强调牢固树立以人民为中心的发展理念，坚持党政同责、标本兼治，加强统筹协调，加快完善统一权威的监管体制和制度，落实"四个最严"的要求，切实保障人民群众"舌尖上的安全"。2017年初，习近平总书记进一步要求各级党委和政府及有关部门要全面做好食品安全工作，坚持最严谨的标准、最严格的监管、最严厉的处罚、最严肃的问责，增强食品安全监管统一性和专业性，切实提高食品安全监管水平和能力。围绕中央上述精神，本节从全面深化改革和全面依法治国的战略高度，对完善统一权威专业的食品药品监管体制提出对策建议。

---

① 胡颖廉，叶岚．市场局模式：1+1+1≠3．南方周末，2014-11-14.

1. 纵向事权：在各大区域设置食品药品监管派出机构

2013 年 3 月，党中央、国务院作出关于改革完善食品药品监管执法体制的决策部署，有效促进了食品药品安全形势稳定向好。2014 年《国务院关于促进市场公平竞争维护市场秩序的若干意见》要求，食品安全、商贸服务等实行分级管理的事项，要厘清不同层级政府及其部门的监管职责。在党的十八届四中全会上，中央进一步要求推进各级政府事权规范化、法律化，完善不同层级政府特别是中央和地方政府事权法律制度，强化中央政府宏观管理、制度设定职责和必要的执法权，强化省级政府统筹推进区域内基本公共服务均等化职责，强化市县政府执行职责。这就为食品药品监管事权的纵向划分指明了方向。

食品药品安全风险具有流动性特征，食品药品监管高度专业化和技术化，发达国家普遍采取监管重点区域布局的做法协调中央和地方政府行政执法权划分，指导地方政府做好监管工作。主要有三类模式：一是以美国为代表的地理分布模式，联邦监管机构根据地理区域设置若干派出机构。上文已经提到，美国食品药品监管局设置了众多派出机构，包括中部、东北部、东南部、西南部和太平洋区 5 个地区办公室，管理 20 个辖区办公室和近 200 个监督检查站。二是以日本为代表的行政分级模式，其监管体制包括中央和都、道、府、县等地方自治体两级。日本在中央层面设立消费者安全厅和医药食品局等机构，负责跨国监管事务并指导地方做好监管工作，大部分行政许可和日常监管都由属地负责。三是以一些农业、畜牧业大国如新西兰为代表监管资源产业格局分布模式，也就是根据产业的地理和规模分布状况设置监管派出机构。①

然而由于监管体制改革不到位等原因，当前我国食品药品安全问题依然复杂。理想的监管执法体系是各司其职，中央监管机构负责可能产生系统性风险的事项，地方则负责日常监管。然而当前我国食品药品监管体制为属地分级负责，短期内不可能实行垂直管理，上下统筹协调较

---

① 胡颖廉．"十三五"期间食品安全监管体系催生：解剖四类区域．改革，2015，3：72-81.

难。这就导致地方各自为政的情况比较多见，保护主义也时有发生，不利于防范区域性食品药品安全风险。因此，可借鉴我国环保、国土、林业等部门设置区域性派出机构的做法，根据产业状况和人口分布，在各大区域合理设置食品药品监管派出机构。派出机构的角色是承上启下：一方面可指导和督促地方做好日常监管，另一方面起到协调办理跨区域大案要案的作用。

在此基础上，要科学界定各级政府职责。首先，国家层面应强化制定法律法规、规划、标准、信息化等宏观管理职责，负责监测系统性、全局性风险，同时配以必要的执法权。其次，省级政府负责统筹推进区域内基本公共服务均等化，行使执法监督指导、协调跨区域执法和重大案件查处职责，创造公平有序的竞争环境。再次，市县政府根据属地管理原则承担日常监管事项，消除设区的市、区两级重复执法。此外对于经济发达、城镇化水平较高的乡镇，根据需要和条件可通过法定程序行使部分市场执法权。

尤其值得说明的是，改革要区分地域特征，推广具有代表性的模式。就统一市场监管体制带来的影响而言，大城市与中小城市不同，发达地区与欠发达地区也不同。各地要充分评估整合工商、质监和食药监的政策效果，对整合中和整合后可能出现的问题有充分准备。例如大城市人口集中、人流密集且食药产业聚集，应当侧重专业监管能力提升。广大农村地区的食品药品生产经营主体分布较散，需要强调监管覆盖面。因此中央宏观顶层设计必须与地方微观基层创新相结合，提炼出一些具有代表性的模式，分类指导和分步实施相结合，避免盲目跟风。从目前的实践看，市场监管局与食药监局并列的深圳模式，可以被一些监管基础较好的地区借鉴。

2. 横向事权：进一步整合相关监管部门职能

与此同时，要根据政府间横向事权和职能，按照减少层次和环节、整合队伍、提高效率的原则，科学调整机构设置，合理配置执法力量。

（1）将食品药品安全标准制定和风险评估职责统一到食品药品监管部门。联合国粮农组织和世界卫生组织都将风险分析框架作为处理潜在或现实食品药品安全问题的基本原则，具体包括风险评估、风险管理和风险沟通三部分，其中由科学家从事的风险评估是政府风险管理和各利益相关方风险沟通的基础，三者有机关联。

1998年机构改革以来，药品安全标准制定和风险监测职能一直在药监部门。食品领域则不同，在2013年国务院机构改革中，食品安全标准制定和风险评估职责被保留在卫生计生部门，目的是为了实现政策制定与政策执行的相互制衡。实际上，标准制定和风险评估已经成为现代化监管体系的重要手段，生硬将各类监管手段割裂开来，不利于提升监管效能。例如在2012年"白酒塑化剂"事件中，质监部门认为白酒检测中没有塑化剂的最高限值标准，而卫生部门制定的食品安全标准中已经有针对塑化剂的一系列要求，两者衔接不畅导致监管薄弱地带。国际经验也支持这一观点，如英国政府的食品安全监管机构食品标准署就直接以标准命名。基于此，可考虑将食品和药品安全标准制定和风险评估机构都纳入食药监管体系。[①]

（2）完善跨境食品药品电商和进出口食品药品安全监管体制。在开放经济体下，食品药品安全风险愈来愈呈现系统性特征。例如一块饼干的原料可能来自全国各地，在本地加工，制成成品后销往全世界，期间任何环节的疏漏都会给不特定多数人带来安全风险。药品同样如此，随着互联网药品经营在全球范围内兴起，消费者海外自购药品的现象不断增多。正因此，一些发达国家实行进出口食品药品与国内食品药品统一监管，防范输入型风险与内生型风险并存、关联和转化。如上文所述，例如美国食品药品监督管理局的20个辖区办公室在各港口、机场和国内生产企业密集区设多个监督检查站，负责现场检查、产品抽样等，并执行稽查任务。又如日本厚生劳动大臣任命300名食品卫生监督员，在该省内设的医药食品局工作，主要负责进口食品卫生和国内食品企业认证。

---

① 胡颖廉. 食药安全行政执法体制改革建议. 学习时报，2014-12-15.

我国国内药品市场和进出口药品的监管体系相对统一，食品领域则不同。1998年以前，我国进出口食品由经贸系统的进出口商品检验部门管理，机构改革"三检合一"后由质检总局负责，实行全国垂直管理体制。这一架构与特定历史环境下促进进出口贸易增长的目标有关。随着进出口食品管理的重要目标是防范食品安全风险输入和输出，其定位从过去的服务经济发展转变为保障公共安全和维护负责任大国形象，在全球化大背景下防范输入型食品安全风险，管理体制也应调整。近年媒体接连曝光的"走私牛肉"事件，凸显我国进出口食品监管体制弊端。进口食品在进入国境前由检验检疫部门监管，在海关监管区域内由海关负责，但一旦进入国内市场流通环节，工商、农业、打私等部门职责就不甚清晰。我国自古有"药食同源"的传统，并且还是化学原料药和中药材生产和出口大国，从构建人类命运共同体的高度来看，同样需要把好进出口药品质量安全关。更为重要的是，随着跨境电商的兴起和消费者出国境人次增加，婴幼儿配方乳粉、保健食品、特殊医学食品乃至感冒药、眼药水等健康产品通过非货物贸易形式大量涌入国内市场，此时仅仅凭借药监部门口岸药检所的力量根本无力应对。建议在条件成熟的时候，将检验检疫部门进出口食品安全监督管理职责、队伍和检验检测机构整建制划转食品药品监督管理部门，由后者将国内外食品药品安全统一管起来，发挥进出口食品药品监管统一监管的制度优势，并保持全国垂直管理体制不变。

（3）突出食品药品监管的专业性，适时尝试组建健康产品监管局，最终与市场监管局并列。如上文所述，发达国家通常将监管一般市场秩序的机构与专门的食品药品监管机构并列设置。尽管各国实践不同，但不论如何都将食品药品等健康产品作为特殊商品进行监管。从理论上说，市场监管的对象是各类市场主体交易行为，目的是维护市场秩序和环境；而健康产品监管的对象是特定产品质量安全，属于公共安全范畴，两者的定位和范式截然不同。从长远看，有必要专门组建与市场监管局相并列的健康产品监管局。

3. 行刑衔接：设立食品药品违法犯罪侦查机构

党的十八届四中全会强调，健全行政执法和刑事司法衔接机制，完善案件移送标准和程序，建立行政执法机关、公安机关、检察机关、审判机关信息共享、案情通报、案件移送制度，实现行政处罚和刑事处罚无缝对接。

在发达国家，监管机构通常拥有行政执法和刑事执法双重权力，即所谓的"准司法权"，从而有效打击食品药品违法犯罪行为。我国《刑事诉讼法》第三条规定，对刑事案件的侦查、拘留、执行逮捕、预审，由公安机关负责。这就排除了其他政府部门直接介入司法程序的可能性，食品药品监管部门查处的行政违法案件必须移送到公安机关才能启动刑事司法程序。行政执法针对违反正常生产经营规范的行为，目的是防范药品安全风险。刑事司法针对破坏市场秩序和社会基本价值的行为，旨在打击恶意犯罪。警察拥有先进侦查手段，拥有账户冻结、人身控制等强制执法权，因此对于突破分段监管的体制障碍，打击食品药品违法犯罪行为具有天然优势。

由于现实中经常出现有案不移、有案难移、以罚代刑等现象，公安部有关负责人于 2014 年 4 月公开表示要设置专门的食品药品违法犯罪侦查机构即"食药警察"，[①] 北京、辽宁、山东等不少地方较早开始推行。截至 2017 年 6 月底，全国有 10 个省级公安机关成立了专门的侦查总队。"十二五"期间全国侦破制售假药劣药、非法经营药品等犯罪案件 4.6 万起，抓获犯罪嫌疑人 6.1 万名，成功侦破一批利用互联网制售假药重大案件；年均侦办药品领域商业贿赂、虚假广告等犯罪案件 2000 余起，破获了一批重大案件。[②] 然而关于食药违法犯罪侦查机构究竟应该如何设置的话题，却一直引人关注。

---

① 魏铭言. 中国将设"食药警察". 新京报，2014-03-29.

② 毕井泉. 国务院关于药品管理工作情况的报告. 中国人大网，http://www.npc.gov.cn/npc/xinwen/2017-06/22/content_ 2023712.htm，2017-06-22.

纵观各国做法，"食药警察"设置情况不尽相同。美国食品药品监督管理局内设犯罪侦查办公室（OCI），法国则在内政部（相当于我国公安部）设立公共健康和环境犯罪预防办公室，德国将打击食品药品安全犯罪的职责赋予各个市政府的秩序局。可见，机构设在哪里是一方面，重要的是如何更有效地打击食品药品违法犯罪。当前我国社会总体诚信程度不高，恶意利益驱动行为较多，食品药品安全问题的主要表现形式是隐匿在城乡基层的低水平制假售假行为。若将"食药警察"设在公安，有利于发挥乡镇公安派出所分布广泛和各警种协同作战的优势。若将队伍设在食药，尽管有利于衔接行政执法与刑事执法，但食药监管部门一家显得孤掌难鸣。综合权衡利弊，建议现阶段将食品药品违反犯罪侦查机构设在公安，实践中可结合各地情况采取派驻、合署办公等多种形式，将来时机成熟再作调整。尤其可依据海关经验，理想的"食药警察"模式是在国家食药总局内设置食品药品违法犯罪侦查局并改组现有稽查局，彻底消除行政执法与刑事执法之间的缝隙。①

四、综合执法体制改革如何影响药品监管能力

上文多次提及，2013 年国务院机构改革和地方行政体制改革的重要目标是完善统一权威专业的食品药品监管体制，然而改革过程中出现反复。一些地方受人员编制、机构数量、财政经费等硬性约束，并未参照国务院模式单独设置食药监管机构，而是将工商、质监、食药部门"三合一"，组建新的市场监督管理局。一个充满争议的话题是，综合执法体制能否提升食品药品监管能力？

从 2014 年 7 月起，作者赴多地调研，期间深度访谈了部分地方政府负责同志，与编办、工商、食药等部门座谈，并实地考察基层监管机构，掌握了大量一手素材。本节引入政府能力理论和监管质量理论，将按照

---

① 胡颖廉．"食药警察"是干什么的．学习时报，2014-05-12.

理论—现实—分析—对策的写作顺序展开，首先系统梳理文献并构建理论框架，其次描述综合执法改革的进展和现状，接着实证研究体制影响监管能力的机理，最后提出结论和政策建议。需要说明的是，本节同样将食品药品监管能力作为整体一并观察。

（一）监管能力的理论视角和分析框架

首先要界定监管能力（regulatory capacity），它与本章第二节所说的机构能力不同，监管能力是现代政府的基础能力之一，是机构能力的具体和重要表现形式。监管能力更接近于现实能力中的政策执行能力。

有关监管能力的基本理论研究有三类视角。①宏观社会控制视角。从国家建构（state building）的宏大叙事出发，主张监管能力的核心是控制能力，即政府行为对民众、社会组织和下级部门实现持续控制的可能性。[1]　②广义资源汲取视角。提出获取资源是实现监管能力和自主性的根本前提，包括高素质的人力资源、充足的财政禀赋和强有力的外部支持。[2]　③动态机构能力视角。认为监管能力是政府机构执行监管政策并确保监管质量的能力，具体包括机构建设、信息获取、技术支撑等能力，以及监管机构使用政策工具等行动。[3]

近年来，国内学术界专门探讨综合执法体制对食药监管能力的影响。有学者比较了组建市场监管局和单设食药监管局的利弊，建议省级以上食药单列，市县级实行综合执法的"监管联邦主义"与合作协同监管模式。[4] 有研究以"协调力—专业化"为分析框架，归纳出传统型、单一型、综合型和兼顾型四类监管机构模式，然后分析其与本地食品安全主

①　Selznick，Philip. Focusing Organizational Research on Regulation. In Roger Noll（ed.）. Regulatory Policy and the Social Science. Berkeley，CA：University of California Press，1985.

②　Mcallister，Lesley. Dimensions of Enforcement Style：Factoring in Regulatory Autonomy and Capacity. Law & Policy，2010，32（1）：61-78.

③　Laffont，Jean-Jacques. Regulation and Development. New York：Cambridge University Press，2005.

④　刘鹏. 市场局 VS 食药局：哪种模式更统一权威. 民生周刊，2016，14：13-14.

要风险类型匹配关系，进而得出综合执法并不必然提升食品安全保障水平的结论。[①] 有观点认为食品药品与普通产品存在本质差异，政府应当提供更有力的干预以解决市场失灵，因而仓促整合各类监管机构可能形成内部文化冲突。[②] 上述研究提供了观点性启示，遗憾缺乏包容性分析框架，并且都没有构建起体制影响监管能力的实证机理。我们需要将经典文献和现实语境有机结合，引入更有力的分析框架。

在梳理了有关监管能力的文献后，我们来界定另一个核心概念——体制（institution）。根据《辞海》的定义，体制是国家机关和企事业单位在机构设置、领导隶属关系、管理权限划分等方面的体系、制度、方法和形式。行政体制一般包括法律定位、组织机构、职能划分、人员队伍、经费配置等要素。如上文所述，世界银行则将政府能力界定为政府以最小社会代价采取集体行动的可能性。包括政府机构及其官员的行政或技术能力，以及深层次的以规则、激励和约束机制促使人们按照集体利益行事的制度安排。可见体制是实现政府能力的基本载体，政府能力是体制的重要表现。再来回顾本章"二"中节所述，2003年《世界发展报告》进一步将政府能力区分为潜在能力和现实能力两类，潜在能力包括人力、财力、物力等资源，现实能力则聚焦信息捕获、利益平衡、政策执行等行为。该理论与我国实践较为相符。综合执法改革带来监管部门执法队伍、工作经费、技术装备等静态资源变化，其代表了理论上可调动的资源总量。作为外部输入的监管资源需要以体制为载体，经转换后实现监管能力。

那么体制影响监管能力的具体环节和机理是什么呢？根据经济合作与发展组织（OECD）发表的《提升政府监管质量》报告，机构、工具和政策构成了监管体系基本框架。其中监管机构的独立性、行政层级和法律授权决定体系属性；机构职能集中度和完整性是体系有效实施监管的

---

① 胡颖廉. 统一市场监管与食品安全保障——基于"协调力—专业化"框架的分类研究. 华中师范大学学报（人文社会科学版），2016，2：8-15.
② 赵鹏. 食品药品和普通产品：监管体制分道抑或合流？——基于问题特征和法定任务差异的分析. 行政法学研究，2016，3：55-64.

保障；此外还有工具的多元化和政策内外支撑。[①] 美国医学科学院的研究聚焦监管专业化和针对性，将发展中国家药品监管体系的有效性归结为标准、供应链、基础设施、法律法规、专业人才、部门协作、监测能力、风险沟通、政策目标九方面因素。[②] 在实践中，决策者通常从监管工作覆盖面、靶向性和专业化等方面衡量能力。

在已有文献基础上，研究提出"监管资源—监管体制—监管能力"分析框架（图10）。根据前提—过程—结果的逻辑，构建监管资源、监管体制、监管能力的关系网络，并聚焦监管体制对监管能力的作用机理。框架第一层面是宏观目标定位，规定了体制的性质和使命，回答"想不想监管"的问题。第二层面是中观组织结构，关注机构职权与政策目标的匹配情况，如事权划分、资源配置、监管力量分布等，针对"能不能监管"的问题。第三层面是微观监管行为，即监管人员专业水平及其行为模式是否符合现实风险状况，解决"会不会监管"的问题。进一步而言，统一是政策目标的一致性，权威是组织结构的科学性，专业是监管行为的专业性。首先是统一，统一并不意味着全国各地监管机构设置模式都一模一样，更多指的是监管理念是否一致，监管政令是否畅通，执法模式和风格是否连续以及依靠的标准、依据的规则是否相同。其次是权威，组织和个体的权威性是依靠科学性得来的，组织架构本身是否科学，队伍素质是否有科学支撑，这是权威性的基础。最后是专业，也就是专业的人依靠专业的技术装备从事专业的工作。

与学界已有的研究成本相比，本节研究试图在三方面寻求突破。①把食品药品监管体制和市场监管综合执法作为整体加以分析，而不是割裂开来。②改变传统研究测量人力、财力、物力等监管资源的线性思路，区分对待监管资源和监管能力。③提出"目标—结构—行为"框架，剖析监管体制的内在运作机理。

---

① OECD. Improving the Quality of Government Regulation. Paris：Council of OECD, 1995.

② Riviere, Jim E. Buckley, Gillian J. Ensuring Safe Foods and Medical Products through Stronger Regulatory Systems Aboard. Washington D. C.：The National Academies Press, 2012.

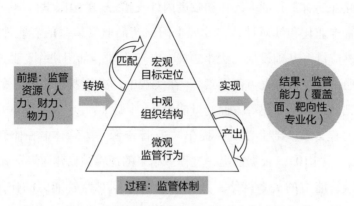

图 10 监管资源—监管体制—监管能力分析框架

资料来源：作者自制

（二）体制影响监管能力的机制

尽管综合执法改革增加了食药监管资源，然而监管资源增加本身存在诸多内生矛盾，更重要的是其并不必然提升监管能力。2014 年 9 月，国务院办公厅发布《关于进一步加强食品药品监管体系建设有关事项的通知》（国办明电〔2014〕17 号），要求进行综合设置市场监管机构改革的县（市、区）必须确保食品药品监管能力在监管资源整合中得到强化。可见决策层也意识到资源与能力存在差异。那么综合执法体制究竟如何影响食药监管能力呢，我们从三个视角加以阐述。

1. 省市县三级改革不一致导致政策目标内生冲突

在食品安全分段监管体制下，工商、质监分别承担流通环节和生产环节食品安全监管职能，食药负责餐饮服务食品安全。尽管上述部门都仅设置了一个与食品安全相关的内设机构或直属单位，实践中往往能动员大量人力物力参与监管。作者在调研中了解到，过去一些乡镇工商所甚至将高达60%的工作精力用于流通环节食品安全监管，比例较低的也占30%，在重要专项整治期间甚至可调动全局力量开展监督检查。

机构改革后，县区普遍建立市场监管局，但省级依然是工商、质监、食药等部门，所谓"下改上不改"。省级工商、质监部门在划转食品安全监管职能后，其理性选择是强调本部门剩余职能的重要性。各个部门都以自身工作为出发点设置政策议程，政策目标缺乏一致性和互补性。不论是商事制度改革、质量强国抑或特种设备监管，都被反复强化并层层下派到基层落实。据国务院食安办统计，有的县级市场监管局一年收到上级三个部门下发的文件多达 1784 件，主要是布置开展各类专项监督检查，数量远远超过机构改革前三个局收文量总和。① 由于上级多头部署，下级疲于应付报表、检查、会议等事务。前述统计还表明，全国市场监管系统中从事食品药品监管的人员平均只占 32.6%，显著少于改革前的情况。2016 年全国人大常委会《食品安全法》执法检查组报告明确指出，部分市县将新组建的食品药品监管部门与工商、质监、物价等部门合并为"多合一"的市场监管局，在有些地方弱化了甚至边缘化食品安全监管职能。② 2017 年，全国人大常委会进一步对《药品管理法》开展执法检查，得到结论与之高度类似——基层监管能力存在薄弱环节。执法检查中发现基层监管机构队伍不完善、专业化水平不高。各级食品药品监管机构中药品专业人员短缺。一些地方实行综合执法改革后，药品监管力量有所弱化，监管人员多由其他部门划转，存在人员老化、专业知识匮乏等问题，专业人员流失较为严重。药品检查员大部分为兼职检查员，检查队伍不稳定，存在管理难、使用难、培训难、水平参差不齐等问题。部分市、县受财力所限，基层监管机构经费保障不足，装备配备不到位，检验检测、日常检查、风险监测等专业技术支撑能力较弱，未能充分利用信息化手段提高监管效能。③

---

① 毕井泉. 在全国食品药品监管工作座谈会暨仿制药一致性评价工作会议上的讲话. 北京，2016-06-23.

② 全国人民代表大会常务委员会执法检查组. 关于检查〈中华人民共和国食品安全法〉实施情况 的报告. 中国人大网，http://www.npc.gov.cn/npc/xinwen/2016-07/01/content_1992675.htm，2016-07-01.

③ 王晨. 全国人民代表大会常务委员会执法检查组关于检查〈中华人民共和国药品管理法〉实施情况的报告. 中国人大网，http://www.npc.gov.cn/npc/xinwen/2017-06/22/content_2023713.htm，2017-06-22.

　　政策不协调的表现之一是改革后机构名称五花八门，天津、江西叫"市场和质量监督管理局"，河北叫"食品和市场监督管理局"，安徽叫"工商行政和质量技术监督"，湖南叫"食品药品工商质量监督管理局"，更多地方叫"市场监督管理局"。类似地，工商部门"双随机"抽查和食药全覆盖监管也存在差异。由于上级监管部门依然分立，执法依据、执法程序、法律文书也不统一，导致食品药品违法案件查处数量大幅下降。基于数据一致性和可获得性，研究统计了 2009 年至 2015 年全国查处药品案件数量和罚没金额，发现两列数据在体制改革前虽有所波动但总体平稳，之后均出现拐点。药品案件数量从 2012 年的 17 万件骤降到 2015 年的 8.9 万件，罚没金额从 4.6 亿元显著减少到 3.2 亿元（图 11）。与此同时，在实施综合执法改革的地区，食品药品投诉举报处理、大案要案办理等指标也落后于食药监管机构单设地区。[①] 尽管上述现象的成因复杂，但在食品药品安全状况基本面不变的前提下，监管部门查处案件数量减少说明监管覆盖面缩窄。食品药品安全从过去三个部门共同的重点工作，转变为一个部门的一项工作。

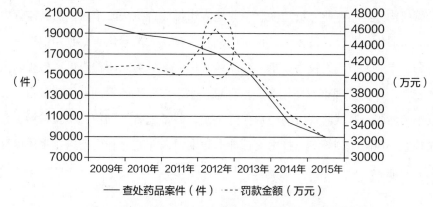

图 11　2009 年~2015 年全国食药监管部门查处药品案件及罚款金额情况

资料来源：历年国家食品药品监督管理（总）局《食品药品监管统计年报》，经作者整理.

---

① 胡颖廉. 食药监管避免"能力削弱"悖论. 瞭望，2016，33.

2. 监管事权和监管力量形成纵横错配

理想的监管事权划分，是根据不同监管层级比较优势配置职能。然而我国《食品安全法》对大多数监管事权划分只做了"县级以上食品药品监督管理部门"的原则规定。《药品管理法》第五条对监管事权划分更为笼统，规定"省、自治区、直辖市人民政府药品监督管理部门负责本行政区域内的药品监督管理工作"，2008年省以下垂直管理体制转变为属地管理后，法律未及时修订。这种权责同构的行政体制导致不同层级监管部门职责边界不清晰。例如同样作为食品药品生产经营企业，由于业务规模、产权属性等静态要素的差异，可能归属不同级别监管部门管辖。

综合执法放大了食药监管事权划分的模糊性。工商、质监、物价等部门监管一般市场秩序，在简政放权的背景下其职能不断压缩。不论是"先照后证"、"多证合一"还是企业年报制度，都强调权力精简下放，目的是方便群众办事，减轻企业负担，进而激发市场活力。食品药品安全属于公共安全范畴，与市场秩序监管存在理念差异。然而在政策实践中，一些综合设置市场监管机构的省份未充分考虑基层实际承接能力，把几乎所有事权下放到县级市场监管局乃至乡镇监管所。[①] 研究还同时分析了上海、重庆、甘肃、吉林、湖北等地食药监管事权划分文件，归纳出事权划分的几个共性原则。①在简政放权的大背景下，行政审批权能放尽放，但基层能否承接并不明确。②行政处罚权主要根据涉案金额大小、影响范围广度等因素划分办案机构层级。③监督检查事权划分，主要实行日常监管全部属地化，县区局科室承担业务指导职能，专业监管根据企业规模、产品品种等静态要素来进行划分。④投诉举报工作主要依据投诉举报的来源，划分究竟由哪一级监管部门来承担。这种事权划分属

---

① 安徽省食品药品监督管理局，安徽省编制委员会办公室. 食品药品监管省市县乡四级事权划分指导意见（试行），2015-11-25.

于典型的线性模式，其没有动态考虑风险本身，更没有动态考虑生产经营行为，而是关注静态要素。例如一些地方监管部门根据涉案金额大小来划分食品药品违法案件办理层级，而实际上涉案金额为 5 万元的案件风险危害并不必然大于金额为 5000 元的案件。[①]

由于食品药品监管工作还存在行政问责风险，省市两级食药监管部门更有下放高风险事权的激励，但监督检查和技术支撑资源并未下沉。这种做法看似落实了属地责任，实际上以工商人员为班底的市场监管所根本无力应对从传统小餐饮到现代化大药厂的全业态监管。

除了监管事权与资源的纵向不匹配，综合执法改革还影响到监管力量在各环节横向分布。工商部门习惯于发证加巡查的行政管理模式，与"问题导向"的食品药品监管治理思路产生冲突。研究统计了三个县级市场监督管理局 2015 年食品药品监管工作情况，其中 65% 的监督检查力量用于行政许可和专项检查，最终发现 15% 的案件线索，投入与产出严重倒挂，如表 11 所示。在监管力量总量约束下，日常监督检查和监督抽检难以深入细致，查处案件主要集中在索证索票、标签标识、有效期等面上问题，微生物超标、制假售假等容易产生危害的关键风险点难以被发现。例如 J 省 L 县某乡镇市场监管所共有监管人员 16 人，除所长和副所长各 1 名外，综合办 4 人负责行政许可和公文处理，稽查中队 4 人负责行政执法案件。剩余 6 人全部纳入监管中队，每人每周开展现场监督检查不超过 2 次，每次半天，剩余时间基本用于上级布置的各类专项检查。在 2014 年全国食品药品稽查大案要案中，有高达 57% 线索来源于投诉举报，[②]反证了日常监管靶向性不强。组织结构与政策目标、监管理念不兼容，阻碍了监管能力提升。

---

① 国家行政学院社会和文化教研部，清华大学公共管理学院 联合课题组. 进一步完善统一权威的食品药品监管体制研究报告，北京，2017-06-01.

② 国家食品药品监督管理总局."合力打假 守护健康"3·31 主题宣传日活动. 国家食品药品监管总局网站，http://www.cfda.gov.cn/WS01/CL0050/116528.html，2015-04-01.

表 11 综合执法改革后食品药品监督检查工作情况

主要工作	监督检查工作量构成	案件线索来源占比	发现问题主要类型
行政许可现场核查（文书审查、现场核查）	20%	0%	无
专项检查（含大型活动保障）	35%	15%	证照、标签、标识等问题
投诉举报处理（含职业打假人应对）	25%	40%	证照、制假售假等欺诈问题
日常监督检查（含监督抽检）	20%	45%	专业性安全问题、质量问题，非法添加、微生物

数据来源：作者选取 T 市 H 区（特大城市核心城区）、Z 省 S 市 K 区（东部地区发达县域）、J 省 L 县（东北地区农村）三个具有典型意义的市场监督管理局进行长期跟踪调研，并分析其 2015 年食品药品监管执法工作情况。

3. 综合执法对专业监管产生结构性稀释

现代食品药品安全风险的复杂性要求监管工作高度专业化。例如在英国，政府食品标准署（FSA）以及地方环境和卫生部门（EHO）食品安全检查员需要在大学经过 4 年正规学习方可上岗。加拿大食品检验局（CFIA）拥有 3500 余名专职检查员，其根据专业背景和工作经历分别承担肉类、水产品、乳制品等品种检查任务。当前我国食品药品安全同样存在微生物超标、重金属污染、新产品未知因素等现代性风险，对监管专业性提出较高要求。因此上述国办〔2014〕17 号明电强调，综合执法改革要充分考虑食品药品监管的专业性、技术性和特殊重要性。

然而现实不容乐观。按照一般规律，农牧业生产和食品药品生产加工规模大的地区安全风险聚集，应当单设专门的食药监管机构，否则会影响到支柱产业。[①] 但在全国前 500 个食品产业大县的机构设置情况，单设食药监管机构的约占 48%。而在全国排名前 100 的药品产业大县中，单设的比例更低，大部分都实行综合执法。[②]

---

① 刘文学. 食品安全：实事求是对待监管体制机制问题. 中国人大，2016，12：19-21.
② 胡颖廉. 综合执法体制和提升食药监管能力的困境. 国家行政学院学报，2017，2：103-107.

作为新组建部门，市场监管局必然整合内设机构和执法队伍，食品药品相关内设机构数量减少，食药稽查队伍通常也被取消。以 A 省 N 市（县级市）为例，市场监管局分别设置 1 个食品股和 1 个药品股。由于内设机构间人员编制需要保持总体均衡，专业监管人员或是转岗到其他业务口，或是被派到乡镇监管所。市场监管局人员主体是过去的工商干部，其食品药品知识和能力欠缺。加之食品药品安全问责压力促使监管人员主动转岗和离职，改革后专业监管人员数量不增反降。

据统计，2012 年各级食品药品监管行政机构中相关专业人员比例达到 52.3%，大学以上学历人员比例高达 70%。到 2015 年底，县级以上监管行政机构中食品药品相关专业人员比例已经下降至 26.8%，具有大学本科以上学历的人员比例也降至 62.5%。[①] "十三五"规划进一步提出本科以上学历人员达到药品安全监管队伍总人数的 70%，高层次专业人才占技术队伍的比例超过 15%。药品安全一线监管人员中，药品相关专业背景的人员占比每年提高 2%。由此看来，专业化监管的道路还很漫长。

（三）综合执法体制下提升食药监管能力的政策建议

本节通过构建"目标—结构—行为"分析框架，实证探讨监管体制对监管能力的作用机理。具体而言，省市县三级改革不同步导致政策目标内生冲突，监管事权与监管力量形成纵横错配，综合执法对专业监管产生结构性稀释。实证研究表明，综合执法体制改革虽然增加了食品药品监管资源，但在广度、精度和深度三方面削弱了监管能力。首先，尽管改革物理整合了机构和人员，壮大了监管执法队伍，但未能实现政策目标化学融合。上下改革不同步导致市场监管局的目标定位内生冲突，实际监管人员和案件办理量大幅下降，监管覆盖面缩窄。其次，由于市场秩序监管和公共安全治理存在理念差异，食品

---

① 吕美伦．从专业化到职业化：食药监管队伍建设的必由之路．中国医药报，2016-05-25.

药品监管事权被下放到基层，但监管资源并未相应下沉，两者形成纵向错配。类似地，基层主要监管力量用于事前审批和专项整治，无暇顾及安全风险集中的事中事后环节，从而出现横向错配。此外，在监管人员总量约束下，统一市场监管的综合性对专业监管产生结构性稀释，专业监管人员比例大为减少，如表12所示。可见我们必须在肯定综合执法改革大方向的前提下，区分看待体制改革对监管资源和能力带来的不同影响。

表12　监管资源、监管体制、监管能力作用机理一览

项目	指标	测量	结果
监管资源（前提性）	人力	编制总数和每万人口监管人员占比	总数从 10.36 增加到 26.59 万，监管人员万人比从 0.76‰上升到 1.93‰
	财力	各级财政监管经费投入	随人员编制总数相应增加（由于财政经费涉密，具体数据不可及）
	物力	检验检测等装备	整合检验检测资源，发挥质监部门技术支撑优势，协同提升综合执法科学性
监管体制（过程性）	目标定位	政策协同性和改革一致性	一般市场秩序与食品药品公共安全存在差异，上下改革不同步导致政策目标内生冲突
	组织结构	监管职能与监管资源相匹配	监管事权和监管力量形成纵横错配，组织结构与监管理念不兼容
	监管行为	专业水平针对主要风险类型	市场监管局的综合性对食品药品专业监管产生结构性稀释
监管能力（结果性）	覆盖面	年度办案总量	从 17 万件减少到 8.9 万件
	靶向性	安全风险与监管力量匹配度	65%的监督检查力量配置到低风险监管环节，仅发现 15%的案件线索
	专业化	专业监管人员占比	从 52.3%下降到 26.8%

资料来源：作者整理。

正是由于综合执法体制面临的挑战，一些地方对改革的态度、做法和步骤已有所调整。在 2016 年，一些省份正式发文，要求将市、县、乡

三级食品药品监管机构从市场监管机构划出，全部独立设置。① 另一些地方则在地级市层面组建市场监管局，政策博弈十分激烈。建议下一步改革保持省、市、县三级食品药品监管机构建制，维护食品药品安全监管工作的独立性、专业性和系统性，具体包括三方面。

（1）体制改革战略化，强化食品药品监管政策目标。党的十八届五中全会提出，推进健康中国建设，实施食品安全战略并提高药品质量。食品药品监管不再局限于应对突发事件，而是作为一项具有战略意义的基本公共服务向全民提供。公共服务需要有一定基准，例如卫生技术人员数量有千人比，警察规模有万人比，目的是实现区域间基本公共服务均等化。食品药品监管资源和能力也要依据人口数量、产业状况、地理区域等指标，精细测算出一定标准。在此基础上科学确定下一步体制改革的编制划转数量、财政投入和增长机制、监管功能区划分等，防止出现"风险洼地"。②

（2）事权划分科学化，优化层级间组织结构。改变权责同构的行政格局，形成差异化监管事权划分体系，防止职责层层推诿。正如上文所述，国家负责法规标准、企业生产经营行为规范、高风险产品审批等食品药品安全治理基础设施建设。省级开展食品药品生产企业行政许可和飞行检查，防范跨区域系统性风险。市级负责重点企业监督检查，并围绕复杂业态加强专业性政策指导。县级落实属地管理责任，重点对食品药品经营企业开展日常监管和监督抽检，并尝试"专业分局+监管所"办案模式，如表13所示。县级市场监管局可按照工作类型设置大综合、大许可、大监管、大稽查等机构，改变物理叠加式机构设置。同时根据本地实际，在不同环节、业态和区域有针对性地配置监管资源。

① 内蒙古自治区人民政府. 关于进一步加强食品安全保障工作的通知（内政发〔2016〕65号），2016-05-27.

② 胡颖廉. "十三五"期间的食品安全监管体系催生：解剖四类区域. 改革，2015，3：72-81.

表 13 理想的省以下食品药品监管主要事权划分

事权 层级	审批备案	监督检查	行政执法
省局	高风险食品生产、药品生产	随机飞行检查、体系核查、政策指导	办理跨区域重大违法案件
地市局	普通食品生产、大型餐饮、药品批发	食品生产、药品生产、药品监督抽检	设立直属专业分局[1]，办理食品药品生产企业违法案件
县区局	食品经营（企业）、药品零售、普通餐饮	食品和食用农产品监督抽检、大型餐饮、药品批发	设立直属稽查大队[1]，办理大型食品药品经营企业违法案件
乡镇所[2]	食品"三小"[3]	辖区内食品药品全业态日常监管、投诉举报处理	办理食品"三小"和药品零售违法案件

注：①直属专业分局和稽查大队一般包括食品稽查、药品稽查、餐饮稽查三类；②乡镇监管所是县级食药监管部门在乡镇或特定区域设立的派出机构；③"三小"是指食品小作坊、食品经营（个体户）和小餐饮。资料由作者整理。

（3）监管执法队伍专业化，提升监督执法有效性。食品药品监管是技术性工作，要求监管者具备较高业务素质。食品产业和医药工业供给侧结构性改革给监管者专业能力提出更高要求。2016 年 7 月 14 日，国家出台《专业技术类公务员管理规定（试行）》和《行政执法类公务员管理规定（试行）》。2016 年 12 月 25 日，全国人大常委会决定授权国务院在部分地区和部分在京中央国家机关暂时调整适用公务员法有关规定，目的是推行公务员职务与职级并行、职级与待遇挂钩制度，拓展公务员职级晋升通道，进一步调动广大公务员的积极性。具体到食品药品监管领域，下一步可依托现有资源加强职业化检查员队伍建设，适应药品研发、生产制造、运输、仓储、分销、零售、使用监管的需要。实行专业职级与行政职务并行，通过薪酬、晋升制度改革激励监管检查人员提升专业水平，形成少数人留办公室、多数人在一线的监管执法体系。

第三章

药品监管政策的经验研究

    导读：在梳理我国药品安全工作历程，描述当前药品安全形势，并分析药品监管体制变迁和机构改革的基础上，本章将细化聚焦药品监管的具体政策。根据药品全生命周期，药品安全监管政策可细分为研制、生产、经营、使用等环节。那么，不同监管政策有何特征，带给我们哪些启示，同时还面临什么挑战？本章选取新药审批、互联网药品经营监管、基本药物制度、药品供应保障等不同环节若干具有典型意义的政策领域加以分析。首先以机构自主性为理论视角，从监管者目标、产业利益和公共健康三个维度构建中国新药审批影响因素的分析框架。其次是梳理互联网药品经营的国内外监管模式，并分析当前我国相关制度的不足和完善思路。接着通过政策分析方法，对我国"新医改"明确的基本药物制度面临的"双向短缺"问题进行剖析。最后，围绕药品供应保障和医药产业安全，研究产业界如何通过不同路径影响政策过程。通过聚焦来自不同环节药品安全监管政策，用实证经验方法探求其内在特征和机理。需要说明的是，本章所选取的主题并不局限于狭义的药品质量安全监管，而是扩展到药物政策、医药产业安全等范畴，试图为读者提供观察药品安全的立体视角和政策全貌。

一、安全和发展：我国新药审批影响因素研究

新药审批是药品研发环节的最关键步骤。新中国成立以来，尤其是改革开放以来，我国建立起较为完备的药品监管体系，药品审评审批工作不断完善，有力促进了医药产业快速发展，药品医疗器械质量和标准不断提高，较好地满足了公众用药需要。随着经济社会不断发展，药品审评审批中存在的问题也日益突出，注册申请资料质量不高，审评过程中需要多次补充完善，严重影响审评审批效率；仿制药重复建设、重复申请，市场恶性竞争，部分仿制药质量与国际先进水平存在较大差距；临床急需新药的上市审批时间过长，药品研发机构和科研人员不能申请药品注册，影响药品创新的积极性。[①]

近年来，药品安全成为社会关注的热点，人们对药品安全问题的成因也有诸多认识。纵观本书第一章所列举的导致药品不安全的因素，除了一小撮不法分子基于利益驱动制售假劣药品以及药监部门能力的客观限制外，国家药监局审批数目众多的新药（包括改剂药和仿制药）也广受诟病。一方面，药监系统内极少数腐败分子利用权力违规审批新药，在源头上放任假劣药品流入市场。[②] 另一方面，种类繁多的药品加大了医师判断和甄别的难度，使其在处方行为中无所适从，进而增加了药物错用的可能性，引发临床用药安全问题。

然而新药审批的现状十分复杂。有学者认为我国法律对新药的定义甚至比美国更严格，[③] 医药制造业的利润率并没有因为新药数目剧增而显著提升，[④] 个别药监官员腐败显然也无法解释问题的全部。还有观点认为

---

① 国务院. 关于改革药品医疗器械审评审批制度的意见（国发〔2015〕44 号），2015-08-09.

② 北京市第一中级人民法院. 郑筱萸受贿、玩忽职守罪刑事判决书（〔2007〕一中刑初字第 1599 号）.

③ 邵蓉，等. 新药该如何界定——中美新药定义之比较分析. 中国药业，2002，2：20-21.

④ 胡颖廉. 我国药品安全监管：制度变迁和现实挑战（1949-2005）. 中国卫生政策研究，2009，6：45-51.

国家药监局在新药审批中受制于制药企业利益，并把药监系统的腐败案件看作企业"俘虏"监管者的佐证。但腐败毕竟是个案和表象，而且监管者通过统一换发药品批准文号，全面监督实施药品 GMP 认证等政策措施推动产业重组，客观上为提升药品安全性作了很大努力。由于药品监管专业性较高，国内学界对新药审批影响因素进行深入研究的文献较少。现实的疑惑和既有理论的乏力促使我们深入思考问题，探讨中国新药审批的影响因素。本节提出的核心命题是：哪些因素影响国家药监局的新药审批行为？

（一）已有观点和分析框架

传统文献对监管机构行为目标的理论假说比较单一，都无法完美解释这些现象。如公共利益理论认为监管机构的目标是消费者利益最大化，官员理论认为监管者在预算和晋升最大化的激励下行动，[1] 管制俘虏理论认为监管者的目标是被监管产业的利益最大化，[2] 也有人认为监管机构致力于消费者和生产者总剩余最大化。[3] 近 30 年的研究提出监管者在提升机构自主性[4]和机构声誉最大化[5]的激励下行为。

在上述宏观理论的指导下，新药审批影响因素的研究则显得更为细致和多样。

（1）根据监管者自身的观点，衡量药品的潜在风险和预期收益的大

① Niskanen, William. , Bureaucracy and Representative Government. Chicago：Aldine-Atherton, 1971.

② Stigler, George. , The Theory of Economic Regulation. Bell Journal of Economics and Management Science, 1971, 2（1）：3-21.

③ Baron, David and David Besanko. , Regulation and Information in a Continuing Relationship. Information Economics and Policy, 1984, 1：267-302.

④ Wilson, James. , ed. , The Politics of Regulation. New York：Basic Books, Inc. , Publishers, 1980.

⑤ Meyer, John W and Brian Rowan. , Institutionalized Organizations：Formal Structure as Myth and Ceremony. The American Journal of Sociology, 1997, 83（2）：340-63.

小是新药审批的基本原则。① 由于药品不可能达到零风险，当其为患者带来的收益超过损失时，就应当被批准上市。因此，尽管某些药品会产生副作用，但由于市场上没有其他可替代药物，人们还得接受此类风险。②

（2）国外学者通过实证研究指出，药品本身的重要性影响审批时间。重要性包括两个指标，即创新的生物化学成分和显著疗效，越重要的药品越容易获得审批。药品的重要性主要由市场需求而非科学性决定，例如当某种疾病的患者增多时，其市场行情就看涨。由于制药企业拥有最充分的市场信息，其在新药申请中具有主动权，从而比监管者更有能力加速（或减缓）特定药品的审批。③

（3）另有学者论述了组织化利益集团和媒体对新药审批的影响。监管机构为了尽可能确保药品安全有效，往往倾向于用较长时间来审批新药，从而造成新药时滞。这一做法的初衷是保障公众健康，却损害了那些对药物有迫切需求的特殊群体利益，于是后者组织起来争取权利。如艾滋病、癌症、心脏病、脑溢血等患者群体都曾通过院外游说、媒体宣传等手段来影响新药审批过程。④ 我国也有类似情况，如罕见病药品、儿童药品由于临床用量少且利润率低，经常出现供应短缺情况，监管部门在社会关注和媒体呼吁下对此类药品审批政策有所倾斜。利益集团当然也包括制药企业联盟，有学者认为制药企业是新药审批中最重要的影响因素，包括企业和监管者的直接互动以及院外政治游说。监管者在长期新药审批中可能与企业建立互信关系甚至产生同情心理，从而影响审批决定。⑤ 此外，监管机构经常需要依靠来自制药企业的科学家解决技术问

---

① 国家食品药品监督管理局 . 2009 年 2 月例行新闻发布会 . 国家食品药品监督管理局网站，http：//www.sfda.gov.cn，2009-02-11.

② Mathieu，Mark. New Drug Development：A Regulatory Overview. Waltham，MA：PAREXEL International Corporation，1997.

③ Dranove，David，David Meltzer. Do Important Drugs Reach the Market Sooner? The RAND Journal of Economics，1994，Vol. 25（3）：402-23.

④ Burkholz，Herbert. The FDA Follies. New York：Basic Books，1994.

⑤ Quirk，Paul J. Food and Drug Administration. In James Wilson eds. The Politics of Regulation，New York：Basic Books，1980.

题，从而受制于企业。① 实证研究亦表明，那些提交新药申请数量多且研发能力强的企业，更容易赢得监管者的信任，其新药审批速度也相对较快。②

（4）影响新药审批的另一个因素是等待成本。卡朋特认为，监管机构的新药审批是一种风险学习，审批时间越短，潜在不确定因素就越大，监管机构的错误审批风险也相应增加。然而，审批时间过长会影响企业利润和患者治疗时机，导致社会效率损失。这也就是统计学上所说的一类错误（存伪）与二类错误（拒真）的权衡，监管机构在学习动因和政治动因之间寻求平衡。理论上存在一个审批的最佳时点，监管机构会在学习成本低于社会损失时做出审批决定。③

必须承认，上述文献为我们提供了广阔视角和研究基础。然而，已有的分析多基于西方的经验，且往往关注特定的新药审批影响因素。当我们聚焦中国药监部门的新药审批行为时，应当将理论与中国实际相结合，并且扩展观察的视角。

通过归纳既有理论，我们发现药品监管者在新药审批过程中不仅要把握预期收益大于潜在风险的科学准则，更受到公众健康、产业利益、特殊患者群体诉求、监管机构声誉和政治家意愿的多方影响。

那么，上述因素如何通过一定的逻辑机理影响监管者行为呢？官僚制研究中的机构自主性理论为我们提供了一个全新的框架。该理论认为，药品监管机构在提升声誉的激励下从事行为，进而在公众心目中树立起健康与安全卫士的良好形象。好的机构声誉可以吸引大批优秀人才加入，争取到更多预算拨款，容易获得项目和赞助，并在变动的政治环境中确保自主性。

---

① Abraham, John. Distributing the Benefit of the Doubt: Scientists, Regulators, and Drug Safety. Science, Technology, and Human Values, 1994, 19 (4): 493-522.

② Olson, Mary. Firm Characteristics and the Speed of FDA Approval. Journal of Economics and Management Strategy, 1997, 6 (2): 377-401.

③ Carpenter, Daniel. The Political Economy of FDA Drug Review: Processing, Politics, and Lessons for Policy. Health Affairs, 2004, 23 (1): 52-62.

雅斯科①和诺尔②等人提出的外部信号理论与之类似，认为来自利益相关者的负面反馈会使监管机构在各种事务中受到限制，而监管者希望自主性最大化。提升声誉的主要途径是确保通过审批药品的不良反应和召回最小化，因为一旦发生上市药品召回等公众可见的决策失误，机构声誉就会降低。由于机构声誉包括科学性、政治性和公众可接受性三方面，监管者必须通盘考虑学界、国会和消费者等多方面的看法，以获得最大化的外部正反馈和政治支持。③ "进步运动时期"美国国会通过的《清洁食品药品法》，是转型年代国家与社会良性互动、业界利益和公共福利双赢的最好注解。④ 近年来中国医药卫生体制改革的政策过程也呈现类似特征，决策者试图反映和平衡社会不同利益集团和公众的利益诉求，从而获得最大限度的政治支持和合法性。⑤

具体到中国实际，情况也十分类似。我们在本书第一章和第二章反复提及，国家药监局在成立之初就提出"以监管为中心，监、帮、促相结合"的工作指导方针。这是一个多元政策目标，监管者既要保障药品安全有效，又要提升本国医药产业的创新能力，也要促进医药企业的经济绩效，还要确保人民群众对药品的可及性。在上述政策目标中，药品安全是最核心的使命。

基于此，研究假设国家药监局在外部正反馈最大化的激励下进行新药审批，进而建立起良好的机构声誉和自主性。这一动机决定了监管者多元的政策目标，即"监、帮、促相结合"。政策目标与监管行为直接相

① Joskow, Paul. Inflation and Environmental Concern: Structural Change in the Process of Public Utility Price Regulation. Journal of Law and Economics, 1974, 17 (2): 291-327.

② Noll, Roger. Government Regulatory Behavior: A Multidisciplinary Survey and Synthesis. In Roger Noll, eds. Regulatory Policy and the Social Sciences. Berkeley: University of California Press, 1985.

③ Olson, Mary. Regulatory Agency Discretion among Competing Industries: Inside the FDA. Journal of Law, Economics, & Organization, 1995, 11 (2): 379-405.

④ 张勇安. 业界利益与公共福利双赢：美国医学会与药品管理的联邦化（1891-1912）. 历史研究, 2009, 1: 134-154.

⑤ 赵德余. 政策制定中的价值冲突：来自中国医疗卫生改革的经验. 管理世界, 2008, 10: 41-52.

关，新药审批行为当然要符合目标，以最大化中央政府、地方政府、患者和制药产业等利益相关者的正反馈。监管者根据外部信号判断各利益相关者的反馈，外部信号就成为影响新药审批行为的因素，从而构成一个"动机—目标—行为—反馈—信号—行为"的循环，如图12所示。

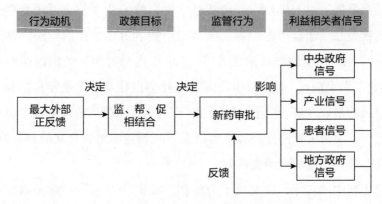

图 12　我国新药审批影响因素理论构架

资料来源：作者自制

（二）基于机构自主性理论的模型和假设

在理论分析的基础上，我们创建一套符合中国国情的操作变量，通过收集 1995 年至 2008 年的数据，运用多元回归来验证假设，进而得出结论。之所以选取这一时间段，首先是为了有针对性地回应关于 2006 年前后全社会对新药审批的关注以及"万种新药"的争议，其次是 2008 年之后药品注册审批制度变动较大会带来数据偏差，最后是出于数据可获得性的考虑。

研究假定药监部门具有较强的信息收集能力和政策回应性，能及时获取上一年度各利益相关群体的外部信号。上一年度的反馈影响本年度新药审批行为，不同年份间药监部门的新药审批行为具有延续性。从国家药监局受理药品注册申请，药品审评中心进行技术审评到国家局药品注册司进行行政审批，新药审批的平均时间为一年。尽管受理申请和通过审批的数量受到诸多外部因素影响，但模型在此统一作简化处理。

1. 变量含义

药监部门的行动用 A 表示，$A = [a_1, a_2, \cdots a_m]^T$，$m$ 为机构行动数量。

各利益相关者的反馈用 S 表示，$S = [s_1, s_2, \cdots s_n]^T$，$n$ 表示利益相关者反馈信号数量。

反馈与行动间的关系用 Λ 表示，$\Lambda = \begin{bmatrix} \beta_{11}, & \beta_{12}, & \cdots\beta_{1m} \\ \beta_{21}, & \beta_{22}, & \cdots\beta_{2m} \\ \vdots & \vdots & \vdots \\ \beta_{n1}, & \beta_{n2}, & \cdots\beta_{nm} \end{bmatrix}$，$\Lambda$ 为行动-反馈系数矩阵。

故有：$S = \Lambda \times A = \begin{bmatrix} \beta_{11}, & \beta_{12}, & \cdots\beta_{1m} \\ \beta_{21}, & \beta_{22}, & \cdots\beta_{2m} \\ \vdots & \vdots & \vdots \\ \beta_{n1}, & \beta_{n2}, & \cdots\beta_{nm} \end{bmatrix} \begin{bmatrix} \alpha_1 \\ \alpha_2 \\ \vdots \\ \alpha_m \end{bmatrix}$

机构对不同反馈信号具有差异化的偏好程度，即各信号有特定权重，我们用 W 表示，$W = [w_1, w_2, \cdots, w_n]$。

2. 理论建模

根据上文的理论解释，机构行动 A 的最终目标是获得最大化外部正反馈。同时，机构的行动需要成本投入 C，$C = [c_1, c_2, \cdots, c_m]^T$，因此行动 A 又受到机构的资源约束，我们假设 R 表示机构的资源，包括财政预算及机构自身收入。R 又与机构的行动相关，即 $R = R(A)$。

综上，构建如下理论模型：

$\max WS = W\Lambda A$

$= [w_1, w_2, \cdots, w_n] \begin{bmatrix} \beta_{11}, & \beta_{12}, & \cdots\beta_{1m} \\ \beta_{21}, & \beta_{22}, & \cdots\beta_{2m} \\ \vdots & \vdots & \vdots \\ \beta_{n1}, & \beta_{n2}, & \cdots\beta_{nm} \end{bmatrix} \begin{bmatrix} \alpha_1 \\ \alpha_2 \\ \vdots \\ \alpha_m \end{bmatrix}$

$s.t. R(A) \geqslant C^T A$

根据上述分析，构建如下计量模型：

$$\begin{cases} s_i^t\ (j) = f_i\ (a^t,\ \varepsilon), \\ a^t = g\ (s_i^{t-1}\ (j),\ a^{t-1},\ e) \end{cases}$$

其中 i 表示中央政府、地方政府、产业和患者四个利益相关群体，t 表示第 t 期的外部反馈信号或行动，j 表示"监、帮、促、可及"等政策目标；f 和 g 分别表示行动对外部反馈的影响函数和反馈信号对机构行动的影响函数。为简化模型求解，我们都用线性函数进行估计；ε，e 表示其他影响因素。

3. 指标体系

那么，哪些外部信号可以表征利益相关者的反馈，进而选取变量和构建模型？有研究在分析美国食品药品监督管理局新药审批影响因素时指出，来自国会的信号包括参众两院相关委员会对新药审批行为进行监督的严格程度、每年划拨给监管部门的预算，产业的信号有企业每年提交新药申请的数量、制药产业雇佣人数、制药产业与制造业整体利润率的对比情况，患者的信号则包括每十万人口的疾病死亡率、药害事故频数。

结合中国实际，新药审批行为可能与人口自然死亡率、医疗保健支出占消费性支出比例、企业提出的药品注册申请数、医药制药业利润率、药品抽验不合格率、药监行政经费占政府预算卫生支出比例等存在关系。运用专家德尔菲法调查内部人对国家药监局新药审批行为的看法，将利益相关者和可能的影响因素细化。

专家调查法主要包括如下工作：第一，采用问卷调查的方式请各级药监官员对中国新药审批的影响因素发表看法。国家食品药品监督管理局于 2008 年 7 月在北京召开第一轮《药品管理法》修订课题研究启动会，来自国家药监局各司室及相关直属单位，各省、市、县药监局近 100 名代表参加了会议。作者利用这次机会进行了随机抽样调查，共发放问卷 50 份，回收有效问卷 33 份，受试者涵盖了各级药监部门的官员，分别来自综合、政策法规、药品注册、药品安全监管、药品市场监督和技术支撑等部门，行政职务包括了从普通科员到司长各个级别。第二，进行半结构式深入访谈，作者分别在六个省市访谈专家学者、制药企业经营者、医疗机构管理者和药监官员。第三，搜集文献，从学者已有的论述中发掘新药审批行为的影响因素。在上述工作的基础上，得到自变量指标体系，如表 14 所示。

表 14　自变量指标体系

项目变量	二级指标	操作变量	备注
反馈信号（自变量）	中央政府信号	全国药品抽验不合格率	$s_{中央}$（安全监管）
		医药制造业科技活动经费筹集额中政府资金占比	$s_{中央}$（产业促进）
		全国药监系统行政经费占政府预算卫生支出比例	$s_{中央}$（安全监管）
		查处药品案件涉案总金额占医药工业总产值比例	$s_{中央}$（安全监管）
	地方政府信号	医药产业总产值增长率与全国 GDP 增长率比值	$s_{地方}$（产业发展）
	产业信号	受理药品注册申请数	$s_{产业}$（产业发展）
		医药制造业利润率	$s_{产业}$（产业发展）
	患者信号	城镇居民医疗保健支出占消费性支出比例	$s_{患者}$（患者可负担）
		农村居民人均医疗保健支出占消费性支出比例	$s_{患者}$（患者可负担）
		全国人口死亡率	$s_{患者}$（患者可获得）

资料来源：作者自制。

研究据此提出如下假设：

假设 1：中央政府的目标是提高药品安全性和医药产业自主创新能力，从而保障人民群众对药品的可获得性，同时提升药监部门整体能力。

假设 2：地方政府最关心本行政区域经济增长，医药制造业作为支柱产业受到地方政府大力扶植。另一方面，由于药品安全性和药价具有较强溢出效应和负外部性，地方政府一般不会考虑这些因素，即便考虑了也无力顾及。

假设 3：患者希望有更多新药来治愈疑难杂症，但出于专业知识限制和风险意识淡薄，其对药品安全性和有效性的认知不够强烈。此外，患者还希望药品价格总体维持在一个可接受的水平。

假设4：制药企业的目标是利润最大化，其希望更多新药上市，不论是创制新药或改剂药，都意味着自主定价和高额利润。同时，国内医药产业结构是"企业多、规模小、研发弱"，市场存在过度竞争，因此我们可以忽略药品安全性、有效性等问题对企业带来的影响。在2017年全国人大常委会《药品管理法》执法检查组多个省市执法检查中了解到，我国医药产业结构性矛盾依然突出，一些医药企业的研发力量和投入不足，即使是一些大型企业，其研发投入也不到营业收入的10%，部分上市产品质量水平不高，低水平重复。药品生产企业自主创新积极性不高，科技含量低，仿制药与原研药存在差距，尚不能实现完全替代原研药。我国鼓励创新的政策不完备，专利保护力度不够，优先审评审批尚需细化，药品注册与社保、价格等政策尚未形成合力。药物研发人员和生产企业分享新药带来的收益尚不够实惠。此外，仿制药质量和疗效一致性评价工作也需要进一步加大落实力度，有序推进。[①]

假设5：医疗服务提供者指的是各种所有制性质的医院和诊所，他们在"以药补医"的激励下希望低水平的新药增多（例如仅仅是改变了剂型的新药），从而获得高额的"顺价销售"利润，同时又不必承担真正意义上新药所具有的医疗风险责任。为简化模型，医疗服务提供者等利益群体的影响因素不在本研究考虑范围内。

根据上述假设，我们预测每个因素对新药审批行为的影响。在中央政府信号中，政府科技活动资金说明其对医药产业结构调整的重视度。预算代表了机构的财力，中央政府对此加大投入的目标是让国家药监局审批更多高创制新药，这比改剂药审批耗费更多精力。药品抽验不合格率和查处药品案件涉案总金额占医药工业总产值比例反映了药品安全的

---

① 王晨. 全国人民代表大会常务委员会执法检查组关于检查〈中华人民共和国药品管理法〉实施情况的报告. 中国人大网, http://www.npc.gov.cn/npc/xinwen/2017-06/22/content_2023713.htm, 2017-06-22.

整体情况，当药品安全形势严峻时，决策者会更关注监管者的审批行为，从源头控制药品质量。近年来，国际上药品质量管理的理念也在不断发生变化，从"药品质量是通过检验来控制的"到"药品质量是通过生产过程控制来实现的"，进而又到"药品质量是通过良好的设计而生产出来的"（即"质量源于设计"QbD）理念。将药品质量控制的支撑点更进一步前移至药品的设计与研发阶段，消除因药品及其生产工艺设计不合理而可能对产品质量带来的不利影响。

地方政府信号主要是医药产业总产值增长率与全国 GDP 增长率比值，增长率越高意味着地方政府对医药制造业具有越强的发展意愿，进而希望更多新药通过审批。

制药产业信号包括每年提交的药品注册申请数和医药制造业利润率。若申请数量与审批数量存在强正相关且呈显著性，那就意味着产业对监管者的新药审批行为影响很大。利润率代表了医药制造业在国家药监局新药审批过程中进行公关的能力，越高的利润率意味着其公关能力越强。

患者信号包括每年每十万人中因疾病死亡人数，居民医疗保健支出占消费性支出比例。因疾病死亡的人数越多，患者对新药的期待就越高，尽管其不知道新药本身是否有效。医疗保健支出的比例越高，人们对新药的需求就越低，因为新药一般是不被列入各类社保报销目录的，而且通常价格较高。

因变量包括两部分，创制新药审批数量和改剂药审批数量，如表 15 所示。之所以进行这样的区分，是因为监管者在两类新药的审批中有着截然不同的动机和激励。根据 2007 年《药品注册管理办法》，我国的第一类新药属于创制新药。由于药品尚未在本国上市，其安全性和有效性当然也不可能获得广泛认同。第二、三、四、第五类新药则是对已上市药品进行改剂，因而这几类新药加上活性成分和治疗作用与原研药一致的仿制药，也被称为改剂药，监管者审批改剂药的风险较小。

表15　因变量指标体系

项目 变量	二级指标	操作变量	备注
新药审批行为（因变量）	创制新药审批数量	批准一类新药数量	a_3
	改剂药审批数量	批准新药生产数量	a_1
		批准新药临床数量	a_2
		批准仿制药数量	a_4

资料来源：作者自制。

（三）1995-2008年新药审批数据和运算结果

通过检索历年《中国统计年鉴》《中国卫生年鉴》《中国药品监督管理年鉴》和《药监统计年报》，以及访问国家药品审评中心网站数据库（www. cde. org. cn），研究收集了 1995 至 2008 共 14 年的时间序列数据，部分数据描述如下所示。之所以用图形来展示这些数据，既可以直观表达其总体情况和变化趋势，也能佐证本书其他章节的一些观点（图 13～图 16）。

1. 主要数据描述

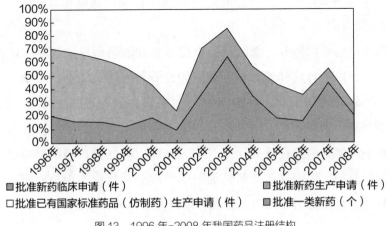

图 13　1996 年-2008 年我国药品注册结构

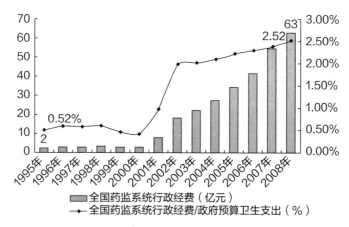

图 14　全国药监系统行政经费情况

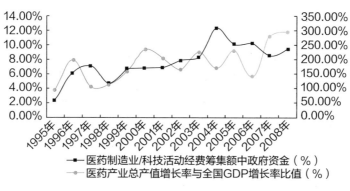

图 15　医药制造业科技活动和增长情况

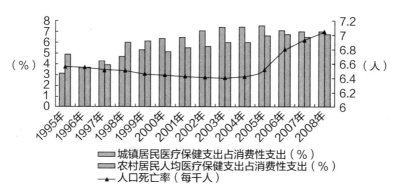

图 16　患者信号

125

2. 模型估计结果： 机构行动对各反馈信号的影响函数

$$s_i(\cdot) = \beta_{0i} + \beta_{1i}\alpha_1 + \beta_{2i}\alpha_2 + \beta_{3i}\alpha_3 + \beta_{4i}\alpha_4 + \varepsilon_i$$

进行 OLS 线性回归，结果如表 16 所示。

表16　新药审批对各方反馈信号影响系数表

		$S_{中央}$（监管）	$S_{中央}$（监管）	$S_{中央}$（监管）	$S_{中央}$（促进）	$S_{地方}$（发展）	$S_{产业}$（发展）	$S_{产业}$（发展）	$S_{患者}$（可负担）	$S_{患者}$（可负担）	$S_{患者}$（可获得）
	S_i	全国药监系统行政经费占政府预算卫生支出比例	查处药品案件涉案金额占医药工业总产值比例	全国药品抽验不合格率	医药制造业科技活动经费筹集额中政府资金比例	医药总产值增长率/GDP增长率	医药制造业利润率	受理药品注册申请数	城镇居民医疗保健支出占消费支出比例	农村居民医疗保健支出占消费支出比例	死亡率
	R^2	0.717 0.591	0.281 -0.038	0.713 0.585	0.631 0.467	0.522 0.309	0.800 0.711	0.874 0.818	0.761 0.655	0.541 0.337	0.487 0.259
	$S_{ig.}$	0.014**	0.513	0.015**	0.043**	0.121	0.003***	0.000***	0.007***	0.103	0.158
新药临床 a_1	β_1	0.731**	-0.302	-0.73**	0.519*	0.586*	0.887***	0.092	0.72***	0.462	0.151
生产申请 a_2	β_2	-1.26**	0.688	1.421**	-0.572	-1.718**	-1.848***	-0.097	-1.217**	-1.051*	-1.182*
一类新药 a_3	β_3	0.488	-0.222	-0.413	0.204	0.757	0.703**	0.952***	0.534	0.378	-0.095
仿制药 a_4	β_4	0.93**	-0.711	-1.078***	0.792*	0.737	0.919***	0.019	0.911**	0.965**	1.107**

研究对回归结果解释如下。

（1）就表格纵向而言，国家药监局的新药审批行为与各利益相关方信号存在相关关系，这可以理解为各利益相关方的大部分反馈信号确实受新药审批行为的影响。某些指标如产业发展信号受审批行为的影响解释程度高达八成，这基本符合监管者行为影响利益相关者信号的理论模型假设。而查处药品案件涉案金额占医药工业总产值比例指标受到国家药监局审批行为的影响较小，这可能与该指标统计本身来自药监部门有关。

（2）从横向看，新药临床申请和新药生产申请的批准行为对医药产业的发展影响较大，对安全监管的影响相对较小。批准新药临床、生产和仿制药申请数均与城镇居民医疗保健支出占消费支出比例显著正相关，这符合改剂药价格较普药高的常识。相比较而言，新药审批数量与农村居民医疗保健支出占消费支出比例的相关性不甚显著，这是因为农村药品市场被低价普药占据，高价新药对农民医疗保健支出影响不大。

（3）一类新药申请的审批行为除了对产业发展具有较强影响外，对其他利益相关方的信号不明显。这基本符合现实，我国每年审批通过的一类新药数量极少，基本维持在个位数，其对于患者或政府的影响难以体现。

（4）仿制药生产的审批行为对安全监管、产业发展和患者的反馈信号都有较为明显的正面影响，即药监局批准仿制药生产申请的数量越多，则各方给出的安全、发展和可及性信号就越强。这说明我国医药产业依旧处于"以仿为主，仿创结合"的阶段，仿制药对于产业和民众的影响显著。

3. 模型运算结果：外界反馈信号对机构行动的影响函数

根据上述反馈信号指标的代表性以及有效数据的可获得性（共 14 年数据），我们对具有相近含义的指标进行了筛选，选择标准：①各利益相关方反馈信号尽可能全面；②在相近反馈信号中选择最有解释力的指标（即 R^2 较大的指标）。据此，我们选择如下指标（表 16 中的加粗部分）作为解释变量：中央政府的安全监管信号——全国药监系统行政经费占政府预算卫生支出比；中央政府的产业促进信号——医药制造业科技活动经费筹集额中政府资金比例；地方的发展信号——医药总产值增长率/GDP 增长率；产业的发展信号——受理药品注册申请数，医药制造业利润率；患者的可负担信号——城镇居民医疗保健支出占消费性支出比例，患者的可获得信号——自然死亡率；以及国家药监局上一年新药审批数量，这是测量机构工作延续性的指标。

最终得到如下函数式：

$$\alpha_i^t = \alpha_0 + \alpha_1 s_{中央}^{t-1}（支持）+ \alpha_2 s_{中央}^{t-1}（发展）+ \alpha_3 s_{地方}^{t-1}（发展）+ \alpha_4 s_{产业}^{t-1}（发展）+ \alpha_5 s_{患者}^{t-1}（可负担）+ \alpha_6 s_{患者}^{t-1}（可获得）+ \alpha_7 \alpha^{t-1} + e$$

进行 OLS 线性回归，得到结果如表 17 所示。

表 17　各利益相关方反馈信号对新药审批行为的影响

		批准新药生产申请的影响函数 α_1^t	批准新药临床申请的影响函数 α_2^t	批准一类新药的影响函数 α_3^t	批准仿制药生产申请的影响函数 α_4^t
	R^2-Adjusted	0.875	0.911	0.866	0.862
	F	12.975	18.581	12.08	11.714
$S_{中央}$（监管）	全国药监系统行政经费占政府预算卫生支出比	739.33**	2734.708***	6.791**	−419.091
$S_{中央}$（促进）	医药制造业科技活动经费筹集额中政府资金比例	66.546	−34.839	0.505	117.761
$S_{地方}$（发展）	医药总产值增长率/GDP增长率	−28.187	153.746	−1.471	127.22
$S_{产业}$（发展）	受理药品注册申请数	0.029**	−0.045**	0.001***	0.143***
$S_{患者}$（可负担）	城镇居民医疗保健支出占消费支出比例	−317.788*	−246.61	−1.015	259.888
$S_{患者}$（可获得）	全国人口死亡率	−3445.536***	−9453.994	−33.077***	1276.631
α_1^{t-1}		−0.302			
α_2^{t-1}			−0.39**		
α_3^{t-1}				−1.618***	
α_4^{t-1}					−0.297

我们对回归结果解释如下。

（1）四个回归方程均具有较高的拟合优度（$R^2 > 0.85$），说明研究所选取的反馈信号指标确实对国家药监局的新药审批行为存在较大影响。

（2）批准新药生产申请的行为主要受到中央政府安全监管信号影响。此外，代表产业信号的受理药品注册申请数也对最终结果有一定影响；批准新药临床申请的行为主要受到中央政府监管信号、产业发展信号和药监部门自身行为的影响，产业发展需求越强烈，新药临床审批数量反而越少。

（3）批准一类新药的行为主要受到中央政府和患者的信号、产业发展信号以及机构自身行为影响，中央和患者所发出的信号越强烈（药品安全状况越差），则一类新药申请审批数量越少；在批准仿制药生产申请的行为中，药监局主要考虑产业发展信号，制药产业提交的药品注册申请越多，国家药监局批准的仿制药生产申请也越多，其他利益相关群体的反馈信号基本不影响仿制药生产审批。

（4）最后，国家药监局的四类药品审批行为都受到自身因素影响，上一年的审批数量越多，则下一年的审批数量相应减少，其中新药临床申请和一类新药的审批行为受上一年行为的影响非常显著，这说明药监部门的工作具有延续性。

4. 安全监管信号对新药审批行为影响评估

上述两个计量模型已经对新药审批行为和各利益相关群体信号间的相互作用进行了检验，模型结果证明：国家药监局的新药审批行为与各方信号之间存在相互影响。总体而言，产业发展和患者对药品可获得、可负担性信号与新药审批行为存在较强相互影响，即"帮""可及"两方面，而计量模型显示国家药监局的行为对安全监管信号没有显著影响，接下来的问题是：安全监管信号对新药审批行为是否存在影响呢？我们的计量模型如下。

$$\alpha_i^t - \left[\alpha_0 - \alpha_1 s_{\text{中央}}^{t-1}（支持）- \alpha_2 s_{\text{中央}}^{t-1}（发展）- \alpha_3 s_{\text{地方}}^{t-1}（发展）- \alpha_4 s_{\text{产业}}^{t-1}（发展）- \alpha_5 s_{\text{患者}}^{t-1}（可负担）- \alpha_6 s_{\text{患者}}^{t-1}（可获得）- \alpha_7 \alpha^{t-1}\right] = h\left[s_{\text{中央}}^{t-1}（监管）\right]$$

令 $e = \alpha_i^t - \left[\alpha_0 - \alpha_1 s_{\text{中央}}^{t-1}（支持）- \alpha_2 s_{\text{中央}}^{t-1}（发展）- \alpha_3 s_{\text{地方}}^{t-1}（发展）- \right.$

$\alpha_4 s_{产业}^{t-1}$（发展）$-\alpha_5 s_{患者}^{t-1}$（可负担）$-\alpha_6 s_{患者}^{t-1}$（可获得）$-\alpha_7 \alpha^{t-1}$]

则有 $e=h\left[s_{中央}^{t-1}（监管）\right]+\xi$

根据回归结果计算出 e，把全国药品抽验不合格率代入回归，经过数据处理，研究发现用其他曲线回归结果和二次曲线回归结果差异不大。一次和二次回归结果如表 18 所示，可见中央政府安全监管信号与新药审批行为互不影响。

表 18　安全监管信号与新药审批行为

变量	回归结果	R^2	F	H（s）
e_1（新药生产）	一次回归结果	0.002	0.018	$-15.337+1.882s$
	二次回归结果	0.037	0.194	$-139.964+47.854s-2.67s^2$
e_2（新药临床）	一次回归结果	0.1	1.221	$178.086-24.801s$
	二次回归结果	0.109	0.615	$287.347-65.105s+2.34s^2$
e_3（一类新药）	一次回归结果	0.285	4.377	$3078-210.204s$
	二次回归结果	0.322	2.37	$4145-607.811s+23.089s^2$
e_4（仿制药生产）	一次回归结果	0.023	0.256	$-396.728+25.889$
	二次回归结果	0.033	0.170	$-642.843+116.675s-5.272s^2$

（四）促进新药安全、发展、创新、可及的政策建议

通过理论分析和实证检验，我们系统分析了国家药监局新药审批行为的影响因素。研究认为，药品安全目标在新药审批中应当受到监管者更多关注。在多元政策目标中，发展的实现情况好于创新和可及。尽管药监部门在新药审批行为中具有一定自主性，但表现并不一致。产业对国家药监局的影响集中在仿制药生产审批领域，这是阻碍我国药品安全监管和医药产业结构提升的主要原因。实证检验结果表明：监管者在新药审批行为中保持了一定自主性，并兼顾相关利益群体诉求，进而影响政策绩效。可见，至少从新药审批的角度而言，中国药监改革是一次非常有益的尝试，只是在政策执行上有待改进。具体而言，研究有如下主要结论。

（1）药品安全监管目标未受到应有重视。研究发现，安全监管信号与新药审批行为的相关性不明确，前者对后者亦没有明显影响。一方面，新药临床和仿制药审批均与药品抽验不合格率呈显著负相关，新药生产则与药品不合格率呈正相关，这基本符合常识，因为仿制药的安全性在上市多年后有保障，而中国市场上新药（绝大多数为改剂药）的质量标准和生产水平有待提高。另一方面，尽管国家药监局将安全监管作为中心目标，却没有完全将其落实到新药审批工作中，在新药临床、新药生产、一类新药和仿制药审批中安全监管因素考虑不甚显著。这一结论与现实也相吻合，过去我国制药工业发展滞后，监管者将 GMP 认证的重点放在硬件上，试图尽快提升药品生产质量水平。在这一思路下，药品生产企业十分重视硬件投入而忽视了日常生产过程中的质量控制，监管者具有"重审批、轻监管"的倾向，从而引发药品安全事件。诸多药品安全事件揭示，监管者更多关注申办者提交的纸面资料，一定程度上忽视了试验数据的真实性和现场核查的严格要求，这种做法与国际社会所提倡的"药品质量源于设计"理念存在偏差。客观而言，该现象与当时行政审批制度的特征紧密相连，这也就是 2013 年以后政府在简政放权的同时大力加强事中事后监管的原因。

药监部门的最新政策实践支持了这一结论。2006 年以后，重大药害事故和药监官员腐败案件等一系列危机事件打开了药品安全监管的"政策之窗"，国家药监局更加注重将审批和监管相结合，申办者也主动退回大量注册申请，各类新药审批数量大幅回落，2009 年药品注册申请受理总量仅为 6428 件。2007 年，国家食品药品监督管理局修订《药品注册管理办法》。与此同时，新版《药品生产质量管理规范》加入了产品质量回顾和产品稳定性持续考察的内容，使企业能够更好地把握生产质量水平，从而担负起药品质量"第一责任人"的职责，监管者也可以借此掌握企业生产的动态信息，将药品生产风险控制在萌芽状态中。

（2）发展的实现情况略好于创新和可及。研究对安全监管以外的多元政策目标进行了实证检验，得到与学界既有观点不尽一致的结论。

①医药总产值增长率/GDP 增长率的指标在四个回归模型中均不显著，地方政府发展本行政区域医药产业的强烈意愿并没有得到监管者的回应。国家药监局在成立之初统一了全国药品审批权，并实行药监部门省以下垂直管理，这使得其在药品注册领域拥有完整的职权，有效抑制发展型地方主义的医药产业增长诉求，妥善处理了中央和地方关系。值得一提的是，1998 年机构改革后，地方政府主要通过在本行政区域新建药品生产企业实现其产业发展目标，但地方政府并没有权力审批新药文号。②政府投入医药制造业科技活动资金对新药（尤其是一类新药）审批数量影响不大，这是因为创制新药研发周期一般在十年以上，中国医药产业结构提升也绝非一日之功。数据同时说明药监部门在创制新药审批上十分谨慎，这是应有的风险意识。③患者的可负担和可获得信号得到了监管者的部分回应，当药费负担加重时，高价新药的生产审批数就减少；而受物价部门"药品降价令"干预的仿制药生产审批数则没有这个特征。当人口自然死亡率上升时，市面上就有更多新药可供选择，从而满足患者治愈疾病的需求。也就是说，药监部门实现"保证可及"目标时职权不足，在政策执行环节受物价部门制约，最终影响到政策绩效。

（3）药监部门在新药审批行为中具有一定自主性，但表现并不一致。总体而言，上一年审批数量越多，本年度审批越少，新药审批工作具有一定周期规律和延续性。具体而言，新药临床和一类新药审批数量具有显著的延续性，新药生产和仿制药审批则不具有这一特征。或许是因为临床试验和一类新药使用均属于药品生命周期中的高风险环节，监管者倾向于通过平衡成本—收益谨慎地作出审批决定；而改剂药和仿制药生产风险较小，年度间审批行为的差异也较大。与此同时，中央政府对药监部门的支持力度显著影响新药审批行为。由于新药审批需耗费大量人力物力，当药监系统行政经费占政府预算卫生支出比上升时，监管者就有能力审批更多的新药申请，而仿制药审批的成本较小，因此与经费投入关系不大。这说明监管者的技术能力影响新药审批行为的效率。另外，尽管回归结果显示申办者提交的药品注册申请与新药审批数量呈显著正相关，但其系数均偏小，说明注册申请数对新药审批数影响不大。进一步而言，监管者在新药审批行为中保持了一定自主性，而不是一味满足产业的诉求，这一结论有力驳斥了少数媒体所渲染的制药产业"俘获"监管者的言论。也说明监管部门将产业健康发展作为一个整体来看待，而非受个别企业影响。

（4）产业对监管者的影响集中在仿制药生产审批领域，进而影响安全监管和结构提升等政策目标实现。应当承认，药品审批数量增加有助于产业利润率提升，因此制药产业有动力推动监管者审批更多药品。与其他新药审批行为相比，仿制药生产审批受产业的影响最大，因为所有解释变量中只有申办者提交的药品注册申请数量对仿制药审批行为具有显著影响，如表18的函数4所示，这一结果值得关注。重复建设和过度竞争是中国医药制造业长期面临的问题，尤其是同品种仿制药数量多、质量低，不论是中央或地方政府都不希望出现这种局面，因此两者的信号都不显著。市场发育不成熟最终表现为安全监管问题，由于价格杀跌严重，个别企业甚至不惜以违规操作来降低成本，"欣弗""甲氨蝶呤"等重大药害事故便是明证，这对于监管者和患者也都有害无益，仿制药生产审批成为一场"没有赢家"的博弈。换句话说，监管者嵌入的是一个不发育的医药市场，医药产业的市场结构是阻碍中国药监政策绩效提升的根本原因。

监管者已经认识到医药产业发展水平给监管绩效带来的影响，因此新版《药品生产质量管理规范》将提高硬件要求和增加对人员的要求作为主要内容。其目的是进一步完善和提高药品 GMP 标准，推动产业重组，切实提高我国药品生产质量保证水平。这些举措以确保药品安全为目标，彰显了科学监管理念，准确回答了"为谁监管、怎样监管"的问题。

（五）药品审评审批制度改革及其效果评估

在以人民为中心发展思想的指引下，保障药品安全成为建设健康中国、增进人民福祉的重要内容。2013 年以来，我国药品安全形势进一步稳定向好，人民群众用药得到保障。但与此同时，影响药品安全的一些深层次矛盾依然存在，必须加以破解。为解决长期以来形成的药品注册积压、新药上市慢、制药行业低水平重复、创新能力不足等突出问题，2015 年 8 月国务院印发《关于改革药品医疗器械审评审批制度的意见》。2017 年初，国务院办公厅印发《关于进一步改革完善药品生产流通使用政策的若干意见》，围绕新药一定要"新"、改剂药一定要"优"、仿制药一定要"同"三大目标，全面提高药品供给质量，促进医药产业结构调整。

全面深化药品审评审批制度改革采取的一系列措施包括：实施化学药注册分类改革，提高审评审批标准；将审评审批的重点放在创新药及改良型新药的临床价值和应用优势上，初步建立与国际标准等同的药品审评技术指南体系；推进仿制药一致性评价，有计划地解决已上市药品的质量问题；开展药品上市许可持有人制度试点，激发医药企业创新活力，促进产业升级，优化资源配置，落实主体责任；实行优先审评审批，加快具有临床价值的新药和临床急需仿制药的上市审批；开展临床试验核查，严惩数据造假，创建良好的研发环境；制定药品管理规范及指导原则，明确受理、技术审评、现场检查、行政审批等各环节的规范和要求，逐步公开新药上市申请的审评报告和说明书，及时向社会公布审评进度和审批结果。通过这些措施，药物研发生态环境得到改善，药品审评质量和效率不断提升，药品供给结构发生积极变化，改革效果正在显现。

一方面是积极推进药品审评审批改革，让人民群众更快用上新药、短缺药。药品是保障公众健康的物质基础，也具有内在风险甚至未知隐患。通过分析发现，现代国家药品监管的核心任务是权衡风险和收益，把好药品上市许可关。为从源头上提升药品质量安全水平，监管部门提出了一系列改革措施：对生物等效性试验实行备案管理，开展药物临床试验数据自查核查，加快市场急需药品的审批。这些措施将有效减少药品审评积压的数量，满足社会期望和产业创新发展的要求。① 截至 2017

---

① 胡颖廉．提升药品质量 维护公众健康．经济日报，2017-02-13.

年6月，我国基本消除了药品注册申请积压，等待审评的药品注册申请已由2015年高峰时的22000件降至6000件。化学药和疫苗临床试验申请、中药各类注册申请已实现按时限审评。通过建立优先审评制度，一批"全球新"药物获准进入临床，如重组埃博拉病毒疫苗、治疗耐药突变小细胞肺癌的第三代药物马来酸艾维替尼片等；一批创新药物和临床急需药物获准上市，如苹果酸奈诺沙星胶囊、奥希替尼片、脊髓灰质炎灭活疫苗、EV71疫苗等。

为提高药物临床研究质量，监管部门于2015年7月开始组织临床试验数据核查，对203个注册品种、463家临床试验机构开展现场检查，对其中涉嫌数据造假的27个品种、11个临床试验机构及合同研究组织（CRO）予以立案调查，企业自查主动撤回和核查不予批准的注册申请1323个。通过核查，达到了严惩极少数、教育大多数的目的，净化了药物研发生态环境。与此同时，提高审评审批透明度。监管部门全面公开药品注册的受理、技术审评、产品检验和现场检查标准与相关技术要求，公开受理和审批的相关信息，引导申请人有序研发。已发布11期批准上市药品公告。2016年10月起公开新药综合审评报告，接受社会监督。

同样值得一提的是药品上市许可持有人制度试点。2015年11月，全国人大常委会授权国务院在十省市开展药品上市许可持有人制度试点，极大调动科研单位和科研人员的积极性。进一步明确上市许可持有人对药品研发、制造、经销、使用、不良反应报告的主体责任。社会各界反映积极，各地希望尽快在全国实施。[①]

另一方面，监管部门还积极开展仿制药质量和疗效一致性评价，花更少的钱用更好的药。纵观世界历史，美国、日本等国家仿制药发展都曾经历过从简单模仿到一致性评价的过程，先解决有和无的矛盾，再处理优与更优的关系。我国仿制药进入21世纪后才统一由国家审批，限于

---

① 国家食品药品监督管理总局. 基本消除药品注册申请积压 我国药品审评审批制度改革显成效，国家食品药品监督管理总局网站，http://www.cfda.gov.cn/WS01/CL0050/174094.html，2017-06-22.

当时的条件，审批标准依据国家标准，没有与原研药进行比对。2012 年国务院印发《国家药品安全"十二五"规划》，提出仿制药一致性评价的要求。2015 年国务院印发《关于改革药品医疗器械审评审批制度的意见》，重申了仿制药一致性评价的要求。2016 年 2 月国务院办公厅印发《关于开展仿制药质量和疗效一致性评价的意见》，明确了按照与原研药质量和疗效一致的标准，对已上市仿制药口服制剂开展一致性评价的目标任务和鼓励政策。

加快推进已上市仿制药质量和疗效一致性评价。这里所说的"一致性"，是指与原研药完全一致，并不意味着目前市面上的仿制药质量有问题。事实上，现有仿制药都符合国家药品标准，其安全有效性是有保障的。通过了一致性评价的仿制药，在临床上能够与原研药相互替代，而且价格比原研药便宜。因此，推进仿制药一致性评价是我国药品科学监管的一大进步，对于提高我国制药工业发展质量和国际竞争力、减轻社会医药费负担、促进健康中国建设都具有十分重要的意义。作为增加有效供给的手段，仿制药一致性评价顺应了从保障药品数量安全向提供优质药品转变的时代趋势。改革总体进展顺利，到 2017 年 6 月底，已发布一致性评价配套文件 19 个，受理仿制药参比制剂备案 5111 个。

二、技术进步和制度创新：我国互联网药品经营监管制度重构

在介绍新药审评审批制度之后，本节选取药品经营环节的一项新事物——互联网药品经营监管，探讨其经验、挑战和对策。

随着互联网技术普及和人们对药品需求提升，20 世纪 90 年代中期，互联网药品经营在发达国家兴起，并逐步形成不同类型的监管模式。我国互联网药品经营始于 1998 年，上海第一医药商店开办了国内首家网上药店。时至今日，国内互联网药品市场已初具规模，人们一般认为其销售额占药品零售总额 3% 左右，且具备一定增长潜力。

以某大型医药电商平台为例，其 2016 年 1~6 月实现销售额总计达 39 亿元，按类目分排名靠前的包括医疗器械、非处方药品、计生用品、隐形眼镜（护理）等，占比分别约为 33%、24%、21%、20%。其中计生用品和非处方药品增长较快，同比增幅超过 50%。[①] 另根据商务部发布的数据，2015 年药品流通行业销售额达到 1.66 万亿元。当年商务部直报系统医药电商销售总额达 476 亿元，其中 B2B 市场规模达 444 亿元，占医药电商销售总额的 93.3%；B2C 市场规模达 32 亿元，占医药电商销售总额的 6.7%。[②]

总体而言，目前我国有第三方、B2B、B2C 等经营类型，新业态不断涌现，然而安全状况不容乐观。网上违法药品信息泛滥，假劣药品通过网络销售的事件亦时有发生。与此同时，现有监管制度存在立法位阶偏低、内容缺失、主体混杂和手段单一等问题。于是，人们对这一事物的存废提出不同看法。有观点认为，目前网上假药比真药多，非法网站比合法网站赚钱，真正有需求的消费者很难在互联网上买到药，因此不如彻底禁止。也有观点主张，互联网药品经营只是药品流通的特定形式，不需要额外监管措施，应当逐步放松监管直至完全放开市场。

那么，发达国家究竟怎样监管互联网药品经营？我国互联网药品安全形势如何？监管制度存在哪些不足？如何从制度层面提升互联网药品监管绩效？本节将对这些命题进行探讨。

（一）发达国家互联网药品监管理论和实践

各国政府对互联网药品经营的态度不一。瑞士、意大利、西班牙等国禁止网上售药；瑞典的互联网药品经营权由一家国营企业独享；法国仅允许非处方药通过网络销售；美国、英国、日本在严格监管的基础上允许网上售药；荷兰则对此持完全放开态度。近年来，美国等发达国家

---

① 医谷网. 天猫医药馆上半年销售数据. 搜狐网，http：//www.sohu.com/a/110446092_392474，2016-08-14.

② 商务部. 2015 年药品流通行业运行统计分析报告. 中华人民共和国中央人民政府网站，http：//www.gov.cn/xinwen/2016-06/03/content_5079501.htm，2016-06-03.

互联网药品交易额占药品市场销售终端总额的 20%～30%，份额仅次于零售和连锁药店，具有一定发展前景。①

自互联网药品经营出现以来，其安全状况呈现出"倒U字形"曲线的趋势，与本书第一章药品安全形势变化曲线极为相似。研究表明，在市场兴起初期，由于监管制度不规范和消费者自我防范意识不强，假劣药品通过网络销售的情况日趋严重。随着市场规模扩大，安全形势出现拐点，互联网药品安全状况维持在一定水平。之后，随着市场秩序规范和消费者行为理性，情况趋于好转，如图17所示。美国大约在互联网药品交易额占整体份额10%时出现拐点，其他国家亦类似。总体而言，发达国家在监管实践中形成了多元主义、法团主义和国家主义三类模式。

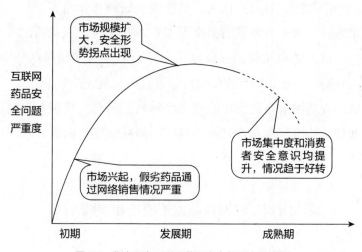

图 17　发达国家互联网药品安全状况变化趋势

资料来源：作者整理。

1. 以美国为代表的多元主义模式

自 20 世纪 60 年代以来，多元主义（pluralism）就成为描述美国公共

---

① 胡颖廉. 重构我国互联网药品经营监管制度——经验、挑战和对策. 行政法学研究，2014，3：13-21.

政策过程的经典范式，其主张民主体制下的权力广泛分布于民众、利益集团和政党之间，没有单一占绝对地位的团体或联盟。① 这一范式延伸到互联网药品监管政策，强调政府监管、市场机制和社会参与多方分工协作。在美国，各州药房理事会（SBP）负责管理网上药店、网上药剂师的市场准入和日常事务，全美药房委员会（NABP）负责认证优质网上药店（VIPPS），上述机构均属于社会组织。联邦政府机构根据网上药店业务的跨州特性，分别履行监管职能。如食品药品监督管理局负责监管标签并监测国外网上药店，联邦贸易委员会审查互联网药品广告，禁毒署（DEA）监管具有涉网因素的药物滥用和毒品交易。消费者则拥有明确的市场主体地位，其可以通过集团诉讼（class action）等司法武器维护权益。

监管的本质是对市场的补充而非替代，这一模式通常基于发育的市场和完善的法治，其优点是监管成本低和制度自我运行能力强，而且当一种手段失效时，其他手段可以弥补。但因为治理主体多元且权力相对分散，该模式下的监管体制具有明显的分段、分层和分品种特征，容易出现监管缝隙，因此近年来美国国会通过一系列法案扩大食品药品监督管理局的职权，如《2011 年食品安全现代化法案》。总体而言，多元主义较多倚重市场的自我调节机制，而"政府之手"延伸得不够长，很难在事前防范互联网药品安全风险，通常只能在事后被动介入调查、处罚和起诉，这对于防控系统性假劣药品风险，打击互联网药品犯罪行为是不利的。

2. 以英国为代表的法团主义模式

法团主义（corporatism）是描述西方国家和社会关系的另一重要理论范式，其主张将社会中的组织化利益联合到国家决策结构中去，国家与利益代表系统长期保持良性互动。具体而言，一方面监管部门可以及时准确掌握产业动态，减少政策阻力；另一方面国家将产业界利益诉求控

---

① Robert Dahl. Pluralist democracy in the United States: Conflict and Consent. McNally, 1967.

制在合理区间内，不至于危及自身统治。

英国互联网药品监管具有典型法团主义特征，该国最大的药品行业团体皇家药学会（RPSGB）负责包括网上药店在内的全国所有药店注册，并监管药剂师服务。从 2010 年起，皇家药学会的监管职能移交给新成立的药学理事总会（GPhC），但前者依旧在专业问题上扮演领导角色。① 其通过制定一系列伦理准则、标准指南以及实行相关规划来指导并规范网上药店和药剂师行为，本质上是一种行业自律。而英国药品和健康产品管理局（MHRA）的主要职能是监管网上药店经营行为，并对销售假劣药品的网站进行查处和打击。由于政府经常与行业团体互通信息，许多监管理念和措施来源于产业界并通过行业团体执行，政策针对性强，遭遇抵触少。当然，也正是由于这种紧密的政社关系，容易产生监管部门对行业团体的过度依赖甚至是管制"俘获"。

3. 以德国为代表的国家主义模式

国家主义（statism）强调通过政府主导维护至高无上的国家利益。强国一般同时具备自主决策和高效执行能力两种特征，注重超然于社会利益团体的国家意志，最终实现社会利益最大化。② 德国自 19 世纪统一以来就具有国家主义传统，其医药卫生体制建立在覆盖面广泛的社会医疗保险基础之上，消费者在购买药品时必须弄清该品种是否被纳入医保报销范围，否则不得不自担药费。这一制度设计从根本上杜绝了假劣药品通过网络销售的可能性，因为理性的消费者会从成本收益角度出发充分征求医生和药剂师意见，以避免自掏腰包的风险。

在成熟的社会保障体系之上，德国政府还通过药剂师协会的行业准则规范实体药店和网上药店行为，全国所有药剂师共用一部热线电话，实现药事服务标准化。同时，国家建立药店巡查制度以保障高效执法，

---

① Wikipedia. Royal Pharmaceutical Society of Great Britain. http：//en. wikipedia. org/wiki/ Royal_ Pharmaceutical_ Society_ of_ Great_ Britain

② ［美］彼得·埃文斯 迪特里希·鲁施迈耶 西达·斯考克波 . 《找回国家》. 方力维，等译 . 北京：生活·读书·新知三联书店，2009：476.

监管部门一旦发现非法网上药店即将其列入"黑名单"。此外，政府还设立药害事故赔偿基金，以应对突发群体性药品安全事件。该模式的优势是通过严密的科层制和精细的制度设计防范风险；缺陷在于政府介入市场过多，且政策高度统一容易带来政府失灵。

根据上述分析，我们将不同国家互联网药品监管所折射的国家和社会关系归纳如图18所示。

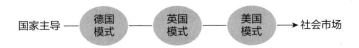

国家主导 —— 德国模式 —— 英国模式 —— 美国模式 → 社会市场

图18　不同国家互联网药品监管折射的国家和社会关系

资料来源：作者自制。

（二）我国互联网药品产业状况

1. 互联网药品产业发展历程

我们互联网药品产业和政策发展分为三大阶段。一是禁止阶段。1999年12月，国家药品监督管理局出台《处方药与非处方药流通管理暂行规定》，其中第14条明确指出，处方药、非处方药暂不允许采用网上销售方式。二是试点阶段。2000年6月，国家药品监督管理局发布《药品电子商务试点监督管理办法》，允许北京、上海、广东和福建四地进行网上销售非处方药试点探索。三是有限放开阶段。2004年7月，国家食品药品监督管理局以第9号令形式发布《互联网药品信息服务管理办法》，规定提供互联网药品信息服务的网站可申请核发《互联网药品信息服务资格证书》，其不得直接进行或撮合药品交易。2005年9月，《互联网药品交易服务审批暂行规定》发布，有条件允许连锁药店申请互联网药品交易许可，规定药品只能由网上药店自行配送，同时严禁向个人销售处方药，严禁医疗机构上网销售药品。这就为我国互联网药品销售和监管提供了初步政策依据，向获得许可的网站核发《互联网药品交易服务资格证书》。上述《办法》和《暂行规定》成为我国互联网药品市场的基本规范。

通过查询国家食品药品监督管理总局网站（www.cfda.gov.cn），截至 2017 年 5 月 31 日，经各省（自治区、直辖市）食品药品监督管理部门审核批准可以提供互联网药品信息服务的网站共计 9313 家，其中提供非经营性服务的 7941 家，提供经营性服务的 1372 家。经批准可以提供互联网药品交易服务的网站 968 家，网上药店 680 家。其中包括第三方经营服务平台（简称第三方，持 A 证），与其他企业进行药品交易的网站（简称 B2B，持 B 证），可向个人消费者提供药品的网站（简称 B2C，持 C 证）。不同经营模式特征如表 19 所示。

表 19　当前我国互联网药品经营模式

		对　象	
		面向企业	面向个人
平台	入驻平台	第三方 为药品生产企业、药品经营企业和医疗机构之间的互联网药品交易提供服务	第三方 B2C（暂不承认） 药品企业入驻第三方平台，与个人消费者进行互联网药品交易
	自建平台	B2B 药品生产企业、药品经营企业通过自建网站与本企业成员之外的其他企业进行互联网药品交易	B2C 药品企业通过自建网站直接与个人消费者进行互联网药品交易

资料来源：作者自制。

2. 互联网药品经营模式创新

现行政策唯一不正式承认的是药品企业入驻第三方平台，与个人消费者进行交易的第三方 B2C 模式，也就是表 19 中右上角的模式。然而，药品生产经营企业自建网站的先期投入成本巨大，同时缺乏互联网技术人才，内部质量管理困难。在营销方面，单个网上药店药品品种少，物流成本高，无法满足消费者一站式购药需求。在此背景下，一些经济发达地区的医药电商逐步探索出不同类型第三方 B2C 平台，试图在降低成本的同时提高点击率以拓展业务。

（1）第三方 B2C 搜索平台。这类平台本身具有互联网药品交易服务和信息服务资质，入驻商户均为持证的大型 B2C 企业。商户提供所售产品的照片、价格和参数等信息，平台审核信息的真实性后发布，并为消费者提供自助搜索服务。消费者点击购买后，页面自动跳转到商户的网上药店，资金流和物流都在消费者与商户之间发生，平台根据点击量和交易额收取信息服务费。该模式特点是充分利用大型零售电商的庞大用户群体，在产品信息真实性、商户信用保证、先行赔付等方面均具有优势。其不足是严格控制商户准入资质，中小型 B2C 企业被排除在外，消费者对商户选择余地较小，各商户服务标准亦无法统一，不利于降低药品价格以及提高药品可及性。淘宝天猫医药馆是这类平台的代表。

（2）第三方 B2C 专业平台。此类平台通常也具有一定资质，不仅为消费者提供自助搜索服务，还加入了专业药事服务内容，上海 818 医药网是其典型。入驻商户以实体连锁药店为主，也包括一些规模较大的单体药店。其特点是平台统一为入驻商户制作和发布产品信息，并为消费者提供简易的在线药事服务。消费者购买时直接在平台下单，信息流和资金流首先在消费者与平台之间发生，之后平台与商户统一结算，物流配送则由商户自身实施。显然，大量实体药店入驻平台能够方便消费者购药，相互竞争有利于降低药品价格。同时统一专业的药事服务充分考虑到药品作为特殊商品的属性，有利于保障使用环节药品安全。其不足是大量中小型 B2C 企业入驻后，平台对商户的内部管理难题加大。现实中已出现不具备《互联网药品交易服务资格证书》的实体药店入驻平台，个别商户甚至违规出售处方药，不利于流通环节药品质量管理。[①]

（3）大型 B2C 专业平台。这是目前政策允许通过互联网向消费者售药的唯一做法，其区别于普通 B2C 网站的特征是大型零售电商自办网上药店，兼具用户群体庞大和内部管理规范的优势。例如京东好药师（后更名为京东大药房）就属于这类平台，消费者与平台直接发生信息流、

---

① 新华社. 粤十家网上药店遭叫停 含天猫医药馆前五强企业. 经济参考报, 2014-01-27.

物流和资金流。但这类平台的准入门槛极高，其首先必须是大型零售电商。同时随着销售规模不断扩大，专业物流、药事服务等难度也加大。

前两类模式的创新举措正逐步得到监管部门认可，并曾在特定省域范围内开展试点。2013 年 11 月 12 日，国家食药监总局批准省级食品药品监管部门在河北慧眼医药科技有限公司"95095"平台、广州八百方信息技术有限公司"八百方"平台和纽海电子商务（上海）有限公司"1号店"平台进行互联网第三方平台药品网上零售试点工作，试点期限为 1年。到 2016 年下半年，上述政策试点实质性结束。我们将上述模式比较归纳如表 20 所示，本质上是信息流、物流和资金流的差异，总体而言各有利弊。大型平台安全性有保障，因为其信息流、物流和资金流统一发生在消费者与平台之间，便于控制风险。专业平台服务性较强，表现为统一的药事服务和广泛分布的线下实体药店。搜索平台可及性广泛，因为大型 B2C 企业具有较强配送能力。此外，搜索平台和大型平台适合乡镇；专业平台适合城市。

表 20　互联网药品经营第三方 B2C 模式比较

模式	信息流	物流	资金流
第三方 B2C 搜索平台	消费者与平台，消费者与商户	消费者与商户	消费者与商户
第三方 B2C 专业平台	消费者与平台	消费者与商户	消费者与平台，平台与商户
大型 B2C 平台	消费者与平台		

资料来源：作者整理。

（三）互联网药品安全形势和监管制度缺陷

国家食药监管总局有关负责人在回应有关政策试点结束的关切时表示，试点过程中暴露出第三方平台与实体药店主体责任不清晰、对销售处方药和药品质量安全难以有效监管等问题，不利于保护消费者利益和用药安全，因此决定结束互联网第三方平台药品网上零售试点工作。① 那么，互联网药品安全问题有哪些表现形式，其成因究竟何在，这是我们需要深入探讨的命题。

1. 互联网药品安全问题三大类型

（1）不具备 B2C 资质的实体药店通过互联网售药。尽管合法实体药店原则上致力于销售正规药品，但不排除夹杂销售处方药甚或过期药品，因此具有潜在危害。由于缺乏一个公认的可信任的全国药品经营平台，此类现象在现实中往往离散分布，消费者只能诉诸单个企业维权，规避假劣药品风险更多具有随机因素。

（2）专门销售假劣药品的非法网站。制售假劣药品是我国药品安全问题的顽疾，包括个体作坊式造假和不法分子收购销售过期药品等形式。由于药品电子监管网络尚未普及，消费者个人获得药品真实信息的渠道不畅通。加之"就医难""看病贵"等现实问题，人们通常难以抵御低价药品诱惑，容易在主观上放松安全警惕，被动甚或主动接受违法药品信息。这一问题在全国城乡基层普遍存在，在经济欠发达地区尤其严重。譬如现实中有非法网站在提供药品信息时冒充名人、权威机构的名义夸大或虚假宣传，误导和欺骗消费者。仅 2013 年 7 月，公安部部署开展代号"云端行动"的打击利用互联网非法经营药品、制售假药犯罪专项行动，组织全国 29 个省区市公安机关集中破案，共打掉犯罪团伙 400 多个，关停违法网站、网店 140 多家，抓获犯罪嫌疑人 1300 多名。② 而在 2015 年公安部组织全国公安机关开展为期一年的食品药品打假"利剑"行动中，共侦破危害药品安全犯罪案件 1.1 万起，其中五大典型案例中有 4 起具有涉网因素。③

---

① 国家食品药品监督管理总局. 互联网第三方平台药品网上零售试点工作结束. 国家食品药品监督管理总局网站，http://www.cfda.gov.cn/WS01/CL1747/160789.html，2016-07-28.

② 公安部. 公安部向社会公布 2013 年全国十大经济案件. 中华人民共和国中央人民政府网站，http://www.gov.cn/jrzg/2014-02/14/content_2599298.htm，2014-02-14.

③ 邹伟，白阳：《公安部公布 2015 年打击食药犯罪十大典型案例》. 新华网，http://news.xinhuanet.com/legal/2016-02/04/c_1117996378.htm，2016-02-04.

（3）具备 B2C 资质的企业入驻门户网站频道。在上文所说的第三方 B2C 模式创新之外，还有一些企业采用与门户网站频道合作的方式拓展业务量。从表面上看，企业与门户网站电商合作可实现互惠互利，实际上是打了第三方 B2C 模式缺失的"擦边球"。由于绝大部分门户网站并不具备《互联网药品交易服务资格证书》，缺乏专业的药品质量内部管理体系，所售药品只能由入驻企业承担责任，规避了门户网站作为第三方的责任。当入驻企业数量增加时，药品质量管理的难度就会加大。调研发现，尽管当前零售电商上假劣药品问题尚不凸显，但出售假劣保健食品的现象已经出现。此外，由于门户网站具有相当的社会影响力，无形中造成无须获证就能进行互联网药品经营的假象，不利于净化市场环境。

2. 互联网药品安全问题的特征和危害

在上述问题的共同作用下，我国互联网药品安全形势较为严峻。

（1）互联网成为假劣药品流通的新渠道。近年来具有涉网因素的假劣药品案件数量和规模均呈上升趋势。除了前述公安机关公布的数据，还有一些情况值得关注。例如江苏省 2012 年查获的货值千万元以上假药大案，都以互联网作为重要销售渠道，且具有明显的跨省作案特征。浙江省 2010 年至 2012 年查获的涉网假药案约占全部案件的30%，且消费者对网购药品投诉举报数量呈显著上升趋势。需要说明的是，上述观点分别来自对国家食品药品监督管理总局稽查局有关负责人的访谈（2014年 1 月 14 日上午于北京），对江苏省食品药品监督管理局有关负责人的访谈（2012 年 10 月 24 日下午于苏州昆山），以及对浙江省食品药品监督管理局市场处有关负责人的访谈（2012 年 10 月 23 日上午于杭州）。监管者在实践中积累的经验和做法，对于政策本身有巨大参考价值。

（2）互联网药品经营违法手段多样化。现实中，不法分子主要使用自建网站宣传，利用 C2C 电商平台售药，通过即时聊天工具和社交网络论坛招揽业务，采取网上网下相结合的方式从事违法经营行为。其手段具有多样性、隐蔽性和流动性等特征，而且随着网络新技术涌现，监管难度不断加大。2016 年非法经营疫苗系列案件便是典型。疫苗贩子在 QQ "全国生物制品总群" 内发布或获取相关疫苗的购销信息，采用手机或 QQ 私信沟通方式联系上下线非法经营人员，掌握各地临近效期疫苗供需信息。然后疫苗贩子从批发企业和接种单位低价购入临近效期疫苗，虚构购销流向逃避监管，加价出售给其他地区疾控机构和接种单位，实现跨地区 "窜货"①

（3）互联网药品安全问题的受害群体日益固化。根据作者开展的大样本问卷调查，互联网药品安全受害群体主要有三类。第一类是恶性肿瘤等严重疾病患者，约占总数 30%。由于治疗此类疾病的新特药物在国内价格偏高或无法通过合法渠道获得，不法分子通过互联网、海外代购等非法途径向患者出售境外药品。这类药品没有经过进口注册审批，在法律上应定性为假药。第二类是城乡基层患有高血压、糖尿病等慢性疾病的低收入群体，约占总数 50%。由于我国医疗保障体系尚不健全，在违法药品广告的诱导下，该群体通过网络、邮购、社区会销等方式购买价格明显低于正常水平的假药。第三类是具有网购习惯但对互联网药品经营缺乏警觉的消费者，约占总数 20%。其主要关注网购药品的便捷性和价格低廉，没有认识到药品与普通商品在安全性上存在的差异，容易上当受骗。

3. 互联网药品经营监管制度设计的不足

与严峻安全形势形成鲜明对比的是监管制度供给严重不足。截至 2016 年底，我国只有 1 份部门规章和若干文件用于规范互联网药品监管（表 21），法律位阶总体偏低。2014 年 5 月 28 日，国家食品药品监督管理总局公布《互联网食品药品经营监督管理办法（征求意见稿）》，向全社会公开征求意见，其在处方药销售、第三方经营平台等方面有较大突破，被业界寄予厚望。遗憾的是，由于食品与药品的差异性较大，该文

---

① 国家食品药品监督管理总局，国家卫生计生委，公安部. 联合通报非法经营疫苗案调查处置进展情况. 中国网，http：//www.china.com.cn/zhibo/2016-03-24/content_ 38104875.htm，2016-03-24.

件最终未能出台。同时，现有监管制度还存在一些不足。

表 21　我国有关互联网药品监管规范体系

规范名称及文号	法律位阶	主要内容
互联网药品信息服务管理办法（国家食品药品监督管理局第 9 号令）	部门规章	规定了前置审批要求、程序及上市后监管措施
关于贯彻执行《互联网药品信息服务管理办法》有关问题的通知（国食药监市〔2004〕340 号）	规范文件	规定了具体申请要件和审批程序
互联网药品交易服务审批暂行规定（国食药监市〔2005〕480 号）	规范文件	规定了申请企业需具备的条件、取得许可后的行为规范及上市后监管措施
关于贯彻执行《互联网药品交易审批暂行规定》有关问题的通知（国食药监市〔2005〕515 号）	规范文件	规定了具体申请程序和现场验收标准
关于实施《互联网药品交易服务审批暂行规定》有关问题的补充通知（国食药监市〔2006〕82 号）	规范文件	补充了申请企业需具备条件和现场验收标准

资料来源：作者整理。

（1）监管内容缺失。上述规范的内容涉及主体资质和审批程序，但存在诸多缺失，一些条款的操作性也有待提高。例如关于互联网药品经营管辖权，并未明确是依据 IP 地址所在地、违法经营地、药品交付地抑或损害结果发生地，导致部门间相互推诿。又如电子证据的收集和效力，由于单次互联网药品违法经营行为涉案金额通常较小，不构成刑事立案标准。但监管部门缺乏符合司法证据要求的经营记录收集方式，客观上降低了监督执法威慑力。还比如说，网上药店发布药品信息是进行交易的前提，但目前没有对药品信息内容进行清晰界定，信息与广告的区别也没有明确，执法人员在实际工作中无所适从。①

（2）监管主体混杂。互联网药品经营管理职责散落在多个部门，药监部门负责前置审批和上市后监管，工商部门负责查处违法药品广告，工信部门对网站开展行业管理，商务部门从产业政策角度规范医药电子商务，公安机关打击制售假劣药品违法犯罪行为，此外还涉及宣传、邮政等部门。尽管《互联网站管理协调工作方案》（信部联电〔2006〕121

---

① 刘少冉，陈玉文．我国网上药店监管存在的问题与对策．中国药业，2009：8.

号）提出建立日常协调体制，并要求落实管理职责，但并没有明确互联网药品违法案件的具体处置流程及各监管部门详细职责分工。由于缺乏高效协作机制，各部门在实践中难以形成合力。例如，药监部门将监测发现的非法网站移交同级工信部门处理，但后者往往因管辖权问题无法停止接入服务，移交同级公安机关处理时也时常遇到取证障碍。

（3）监管手段单一。互联网具有虚拟性，用户身份隐蔽且可访问渠道广泛，监测非法网上药店和提升合法企业内部质量管理等都有赖于技术手段。然而现阶段监管部门更多通过行政命令开展工作，技术监督相对薄弱。例如，网站备案系统只是静态的信息收集工具，即便监测到非法网上药店，非法经营者也可以在极短时间内换用其他网站接入口，且参与药品经营各环节人员可能散布在世界各地，因此传统行政手段难以查处互联网药品违法行为。加之网站数量庞大，要确定生产者和运输者的真实身份十分困难。与之相关的是，专业监督和监测互联网药品经营的人才严重不足，大部分职责集中在省一级，市县药监部门的积极性难以调动。此外，警告、罚款、责令停止服务和移送有关部门处理的法律责任规定也过于原则，最终导致违法成本低、查处成本高的困境。通过分析已查获的典型案例，非法网站投入成本低廉，运行维护费用每年仅数千元，但年销售额可高达几十万甚至上百万，差距十分显著。此外，第三方网售药品平台没有专业的执业药师，也没有药品管理能力，药品质量、配送以及售后环节都有潜在的问题。加之我国药品监管力量薄弱，监管力量无法完全覆盖第三方平台。

（四）完善我国互联网药品经营监管制度的建议

互联网药品经营监管是典型的技术进步倒逼制度创新案例。新一轮《药品管理法》修订工作正在进行，有关互联网药品经营制度的争论还在继续。2015 年 8 月 18 日，食品药品监管总局发布关于征求《网络食品经营监督管理办法（征求意见稿）》意见的通知。2016 年 7 月 14 日，国家食品药品监督管理总局以局令的形式颁布《网络食品安全违法行为查处办法》，其中包括了第三方平台义务、"神秘买家"制度等诸多创新。2017年2月10日，监管部门又就《网络餐饮服务监督管理办法（征求意见稿）》向全社会征求意见。尽管有些办法还未通过，至少表明决策者的思路和态度。与此同时，监管部门也通过对药品生产经营企业、互联网的排查检查和监测，加大对网上非法售药行为的打击力度，试图深挖带有区域性、系统性苗头和"潜规则"性质的药品安全隐患。广东等地食药监管部门还内设专门的网络食品药品安全监管机构，从体制上加大工作力度。面对药品安全、产业发展和保障可及等诸多政策目标，我们要创新监管理念，重构互联网药品监管制度。

1. "扶正祛邪"保障互联网药品安全

监管互联网药品经营的前提是对产业本身有准确认识，完全放开或彻底禁止的观点都是片面的。一方面，电商和网购繁荣与互联网药品产业发展没有必然联系，主要基于三个理由：首先青年人是网购活跃群体，但他们的药品需求量并不大，对网购药品的信任度也较低。其次价格优势是网购的主要吸引力，但药品降价销售空间有限，否则很可能影响质量安全。最后可及性和便捷性是网购区别于实体店的重要特征，但当前我国药品可及性问题并不突出，尤其是城镇消费者从实体药店购药甚至更为便捷。

另一方面，作为虚拟社会的互联网并不是产生假劣药品的原因，只是实体药品流通的一种渠道。互联网的主要作用是传递违法信息和撮合非法交易，除此之外的物流和资金流都在线下完成。通过查询历年《中国食品药品监督管理年鉴》可知，从2004年互联网药品经营有条件放开出现以来，我国每年查处的假劣药品案件的涉案金额总体保持稳定，案件数量甚至有所下降，如图19所示。尽管可以有多方面解读，但至少说明药品安全形势并未明显恶化。纵观几类互联网药品安全问题，几乎都具有实体基础，很少存在孤立的非法网上药店。我们要治理互联网药品经营，就必须规范实体药品流通秩序，实现关口前移和源头治理。

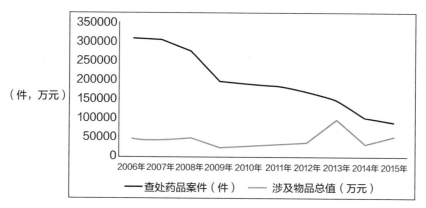

图 19　2006 年至 2015 年全国食药监管部门查处药品案件及罚款金额情况

资料来源：历年《中国食品药品监督管理年鉴》，数据经作者整理。

可见，完全放开或彻底禁止互联网药品经营都过于武断，稳妥做法是采取"扶正祛邪"的折中方案和疏堵结合方法。建议《药品管理法》增加条款，原则规定互联网药品经营的定义、类型、禁止情形和监管职责划分，未来《互联网药品经营监督管理办法》立法位阶应不低于部门规章。具体到"扶正"，需要提高市场准入门槛，提出网上药店和平台经营者资质要求，并规范其行为，包括经营品种、信息发布、药事服务、物流配送、投诉举报、质量回溯和数据管理。就"祛邪"而言，需要从日常监管、交易监测以及案件移送等方面规范各级监管部门的监督检查职责，并明确相对人提交虚假申请资料、无证经营、发布违法药品信息以及经营假劣药品的法律责任。

2. 从政府监管到社会共治的理念转变

政府监管的本质是解决市场失灵，即依据规则对市场主体行为进行引导和限制，监管是市场的补充而非替代。发达国家经验表明，国家、社会或市场都不是万能的，理想的互联网药品治理模式包括四个方面：市场调节是基础，制度设计是框架，行业自律是主体，政府监管是保障。事实上，社会共治理念已经被广泛运用于食品小摊贩管理等食品药品监管领域，通过划定特定生产经营区域、财政补贴设备升级、企业重组等手段，提升产业整体素质。由于市场机制的成熟和行业自律的培育都需要较长时间，我们在借鉴西方经验时，必须注意其阶段性特征。

通过比较发达国家互联网药品治理的诸多模式，我们发现其各有利弊。现阶段，国家主义模式可以为我所用。政府需要有意识地延伸监管触角，尤其是形成部门间监管合力，净化市场竞争环境。当互联网药品市场秩序达到一定规范程度时，行业协会可扮演更积极角色，承接政府标准制定、认证认可等职能，引导企业自律。政府则集中精力做好监督执法，加大对违法犯罪分子的震慑力，这正是法团主义所倡导的。当然，药品安全说到底是产出来的，也是管出来的，还是用出来的，我们最终要让市场机制、行业自律和政府监管实现良性互动和自我调节。从政府单一监管向社会多元共治转变是多元主义的精髓所在，也是创新社会治理的题中之义。这一格局的形成，有赖于我们在制度建设中合理配置各利益相关方权利义务。

3. 监管政策必须和产业政策相互配合

除了关注互联网药品安全的潜在风险，更要积极思考"互联网+药品安全"的可能路径。市场是监管的基础，真正了解市场本身的是市场主体而非政府监管部门。因此监管部门要主动与企业合作，让网络平台承担更多社会责任。例如，通过挖掘消费者质量投诉信息形成"问题食品药品"大数据，据此掌握问题分布规律和成因，提升监管针对性和靶向性；又如，利用网络交易和支付的信息留痕特征，形成食品药品全链条可记录、可追溯、可查询体系；再如，借助口碑评价功能形成互动式风险交流模式，促进优胜劣汰的市场机制等。[①]

上文反复提到，在发展型地方主义和国家产业政策缺失的双重作用

---

① 胡颖廉. 科学监管"互联网+食品". 人民日报，2016-06-16.

下，我国医药产业结构呈现"多、小、散、低"格局。权威统计表明，截至 2016 年 11 月，我国实有药品经营许可证持证企业 465618 家，有二、三类医疗器械经营企业 335725 家，行业过度竞争十分严重。以药品经营环节为例，根据同时期大陆实有人口数量 138271 万，我国零售药店平均覆盖人口为 2970 人，远低于国际上 6000 人的水平，现实中一些药店甚至不得不经营非药品类商品维持生存。加之药品价格形成机制不合理，产业素质不高成为药品企业违法违规的重要诱因。

医药电子商务必须符合市场规律，吸取教训实体医药经济的教训，优化产业结构。要发展互联网药品产业，就必须减少网上药店。国外经验表明，互联网药品市场集中度与安全状况显著相关，能减少因过度竞争带来的企业机会主义行为。例如美国有合法网上药店总体维持在 1400 多家，但前 4 家占据约 90% 销售份额。然而，仅靠市场自然演进成熟需较长时间，政府在其中可以起到"催化剂"作用。东亚发展型国家的重要经验是政府主动"挑选赢家"，用产业政策和行政命令优化产业结构。我们不妨借鉴此做法，引导和扶持若干正规互联网药品生产经营企业，用合法药品"挤出"假药生存空间。具体包括建立 3 个平台。一是为消费者建立统一权威的互联网药品信息搜索平台，事实上监管部门已经与国内若干搜索引擎开展合作。① 监管部门将已经批准上市的药品及经批准具有正规资质的网上药店的权威数据提供给搜索引擎，后者根据这些权威数据，通过在搜索结果中展现药品数据信息、网上药店信息、药品安全置顶提示信息，为网民提供服务。当然，该平台效果还有待进一步观察。二是合理规划药品流通市场，试点建立不同模式的大型互联网药品经营平台，尽可能整合网上药店。事实上一些大型电商平台和药品批发企业已经在开展这项工作。三是监管部门利用互联网药品信息和交易监测平台，在全国范围开展风险监测，防范并化解系统性

① 国家食品药品监督管理局．食品药品监管局与百度签约开展"安全用药，搜索护航"战略合作．国家食品药品监督管理局网站，http://www.sda.gov.cn/WS01/CL0051/78564.html，2013-02-25.

风险。事实上，2014年修订后的《医疗器械监督管理条例》就规定，全国建立统一的医疗器械监管信息平台，食品药品监管部门通过平台依法及时公布医疗器械许可、备案、抽查检验、违法行为查处情况等信息。监管信息从政府独享变为公开透明，既可以倒逼企业珍惜声誉，提高质量管理水平；又能够帮助消费者辨别产品优劣，促进良性市场竞争。

4. 制度建设应当嵌入经济社会背景

药品安全不是单纯技术命题，其具有深刻的经济社会背景。经济学理论认为需求决定供给，消费结构和社会心态是假劣药品盛行的重要前提。根据政治经济学观点，互联网药品安全问题的实质，是现阶段我国尚不发达的医疗卫生事业和医药产业生产力与人们日益增长的健康消费需求之间的矛盾。问卷分析表明，消费者网络购药行为存在明显的城乡、地域和群体差异。在消费动因上，城市消费者主要出于保护隐私、追求便捷等因素网购药品，而中小城镇和农村消费者更多被互联网药品的丰富品种和低廉价格吸引。在消费意愿上，经济发达地区消费者有更多渠道了解互联网药品安全负面信息，其对互联网药品安全隐患更为警觉，因此购药品的意愿显著低于经济欠发达地区。在消费群体上，如果根据个人可支配收入进行划分，当前网购药品的人群集中在中等偏下收入阶层；若根据年龄来划分，50至60周岁男性的网购药品行为最为活跃。

要管理好生产经营者，就必须服务好消费者。我们在制度建设中不能简单地"一刀切"，而应区分不同人群的经济社会背景，采取针对性措施。从根本上说，要进一步深化医药卫生体制改革，扩大各类医保覆盖面，提高药费报销比例，让假劣药品失去市场空间。就监管部门而言，需要在严格监管执法的同时加强服务。由于消费者风险认知不足，互联网药品经营在中老年消费者尤其是严重疾病、慢性疾病患者中具有广阔市场空间。不妨考虑通过立法对互联网药品经营主体提出更高药事服务标准，甚或承担公益性药品安全知识宣传义务，尤其是向中西部地区消费者和广大农村居民广泛普及健康卫生知识。通过宣传合理用药和普及自我药疗知识，引导理性消费行为。

三、双向短缺：基本药物制度的政策分析

基本药物制度涉及从药品生产到使用的长链条，其中目录遴选、药品生产、招标采购和终端使用是主要环节。基于计划时代的制度惯性，我国基本药物制度的政策实践始于 20 世纪 70 年代末，其后多次调整。2008 年 10 月 14 日，国务院深化医药卫生体制改革部际协调工作小组办公室公布了《关于深化医药卫生体制改革的意见（征求意见稿）》（以下简称方案），公开向社会征求意见。该方案的亮点包括政府加大投入、医药分开、基本药物制度和鼓励地方试点，希冀到 2020 年基本建立覆盖城乡居民的基本医疗卫生制度。这其中，以"定点生产、集中采购、直接配送"为特征的基本药物制度受到广泛关注，也引发了学者、政府官员和业界人士的争论。① 2009 年 3 月 17 日，中共中央国务院正式发布《关于深化医药卫生体制改革的意见》，有关基本药物制度的表述有所调整。该项改革实施近 10 年来，取得了一定成效，但争论依然不绝于耳。尽管基本药物制度与药品安全监管本身没有直接关联，但作为医药卫生体制"四梁八柱"②中药品供应保障体系的重要组成部分，其涉及生产、定价、招标采购、使用，付费等一系列环节，是联系"医"和"药"的主要渠道，成为影响药品安全的重要因素，因而具有十分特殊的意义。

那么，究竟什么是基本药物制度？其在中国实行遇到了哪些制度障

---

① 王世玲. 医改方案征求意见 基本药物制度回归统购统销? 21 世纪经济报道，2008-10-15.

② 这其中，"四梁"是指全面加强公共卫生服务体系建设、进一步完善医疗服务体系、加快建设医疗保障体系、建立健全药品供应保障体系；"八柱"包括建立协调统一的医药卫生管理体制、建立高效规范的医药卫生机构运行机制、建立政府主导的多元卫生投入机制、建立科学合理的医药价格形成机制、建立严格有效的医药卫生监管体制、建立可持续发展的医药卫生 科技创新机制和人才保障机制、建立实用共享的医药卫生信息系统、建立健全医药卫生法律制度——作者注。

碍？如何让基本药物制度的政策设计具有可行性？本节试图以 2008 年为时间节点，对基本药物政策进行回溯性政策分析，研究药物政策嵌入特定医药卫生体制后对药品安全性、可及性的影响路径和机理，进而对后续政策实践提供借鉴。

（一）关于基本药物制度的已有讨论

这一部分将归纳两方面内容：一是针对基本药物制度的研究；二是有关中国医药卫生体制的分析。中国医药卫生界对基本药物制度的认识主要来源于世界卫生组织。根据世卫组织的定义：基本药物是那些满足人群优先卫生保健需要的药品。遴选基本药物的主要原则包括：与公共卫生的相关性、有效性、安全的保证以及相对优越的成本–收益性。在一个正常运转的医疗卫生体系中，基本药物在任何时候都应有足够数量的可获得性（accessibility），质量可保障（quality assurance），信息充分，其价格是个人和社区所能承受的（affordable）。[①]

我国监管部门对基本药物的概念、特征以及基本药物制度的内容和任务有如下表述：基本药物是满足人民群众基本用药需求的药物，其主要特征是安全、必需、有效、价廉。国家基本药物制度包括国家有关基本药物的遴选、生产、供应、使用等政策。实施国家基本药物制度，就是要加强政府对药品生产、经营和使用的科学管理与宏观指导，合理配置药品资源，提高药品的可供应性、可获得性和可支付性，为维护人民群众健康提供物质保障。[②]

从基本药物制度实施至今，有关部门已先后 3 次系统地遴选基本药物，5 次调整基本药物目录（表 22）。但在 2006 年以前，基本药物制度长期以来停留在制定目录层面。直到 2007 年 2 月，国家食品药品监督管

---

① WHO. The Selection of Essential Medicines, Policy Perspectives on Medicines. Geneva：World Health Organization, 2002.

② 邵明立. 建立国家基本药物制度，满足群众基本用药需求. 求是，2008，16：54–56.

理局公布了第一批定点生产城市社区农村基本用药的品种和企业名单，包括10个药品定点生产企业和18个定点生产药品，并对定点生产的药品品种实行单独定价，保证销售渠道，引导药品生产企业为城市社区、农村医疗机构提供最常用的廉价药品，试图缓解民众"看病贵"问题。2008年国务院机构改革后，划转给卫生部和后来的国家卫生计生委，其内设药物政策和基本药物司具体负责该项工作。然而事实证明，试点和后续政策实践的效果并不理想，出现药厂不愿意生产、药店不经销、医院和医生不处方等问题，最终影响到基本药物的可获得性。[①] 那么方案所提出的基本药物制度设想能否适应我国医药卫生体制，这一问题值得深思。

表22　我国历版《国家基本药物》收载药品品种

版次	1982	1996	1998	2000	2002	2004	2009	2012
西药	278	699	740	770	759	773	102	317
中药	未遴选	1699	1333	1249	1242	1260	105	203
总计	278	2398	2073	2019	2001	2033	207	520

资料来源：国家食品药品监督管理总局：《我国历版〈国家基本药物目录〉收载药品情况怎么样?》，国家食品药品监督管理总局网站，http://www.sda.gov.cn/WS01/CL0446/28067.html，2008年2月26日。经作者整理。

由于我国基本药物制度长期停留在制定目录层面，尚未形成一套完整的政策实践，学者的分析也主要集中在概念、药物遴选原则、目录比较、生产及质量、宣传引导等方面。仅有少数研究聚焦医药卫生体制对基本药物制度的不利影响。

有研究指出，阻碍基本药物制度在中国推行的障碍包括如下方面：基本药物相关的法律、法规较为陈旧，部分条款出现监管空白、前后矛盾等情况。[②] 各部门存在职能不清、职能交叉和协调不够等现象。[③] 药品

---

① 胡善联，等.我国基本药物生产流通使用中存在问题和成因分析.中国卫生资源，2008，2：51-53.

② 兰奋，等.国家基本药物制订与推行工作的思考.中国新药杂志，1999，11：724-726.

③ 国家食品药品监督管理局药品安全监管司，国家食品药品监督管理局药品评价中心.国家基本药物制度研究资料汇编，2008，6.

市场混乱，无序竞争严重，部分基本药物生产供应缺乏或不足。[①] "以药补医"的公立医院补偿机制导致"药价虚高"。缺乏标准治疗指南和药品处方集，不合理用药现象严重。[②] 还有观点指出，人社部门主导的《国家基本医疗保险药品目录》同药监部门负责的《国家基本药物制剂品种目录》应当合二为一，这样就能够较好地解决制度衔接问题。上述观点涵盖了法律法规、机构设置、市场秩序、医疗体制等内容。

分析中国医药卫生体制的文献可谓汗牛充栋。归纳而言，人们对中国医药卫生体制改革的方向形成了一个共识，两类分歧以及三个流派。一个共识指的是全民医保，也就是"人人享有初级卫生保健"的政策目标。但具体在如何实现该目标的讨论上形成了两类分歧，第一类分歧是补供方还是补需方，这涉及卫生部门与劳动保障部门的职权划分。第二类分歧是关注药还是关注医，也就是改革药品供应环节和改革医疗服务提供者的争论。以此为基础，学界和业内形成三个流派，"市场派"主张继续深化医药卫生市场化改革，尤其是在医疗服务领域放开市场准入；"政府主导派"认为应加大政府财政投入，补贴医疗服务提供方，为全体国民提供免费医疗；"管制加市场派"主张政府监管和市场改革并重，形成不同层次的医疗保障体系。

可见，不同论述者的政策目标相似但分析重点和改革路径不同，以下选取具有代表性的部分学者观点加以简述。"政府主导派"学者如王绍光认为，国家汲取能力不足，阻碍了其在提供医疗卫生服务和实现卫生公平中应扮演的角色，中国应当走一条"全民医保"的道路。[③] 李玲持类似观点，认为这是中国解决"看病难、看病贵"问题的根本出路。[④]

"市场派"和"管制加市场派"学者指出，过去十几年中国医疗体制

---

① 刘宝，叶露. 基本药物可获得性障碍的原因探讨. 中国卫生事业管理，2008，1：7-9.
② 肖爱丽. 在我国农村推行基本药物的意义与建议. 中国卫生资源，2006，1：22-23.
③ 王绍光. 政策导向，汲取能力与卫生公平. 中国社会科学，2005，6：101-120.
④ 李玲，江宇，陈秋霖. 改革开放背景下的我国医改30年. 中国卫生经济，2008，2：5-9.

改革的实质是"没有民营化的商业化",或者说是"伪市场化",中国20多年医疗体制改革的不成功,其根源与其说是医疗服务的市场化,不如说是在市场化过程中政府职能的缺位。[①] 薛澜进一步提出了"行政商业化"的概念。[②] 周其仁认为医疗体制改革需要考虑的主要问题有:一是医疗保障和医疗消费的概念和边界不清,导致医疗服务价格偏低和医疗资源的低效或无效使用;二是政府主导医疗的天然模糊性很容易掩盖以下倾向,那就是政府承诺包办医疗的范围很大,实际能够做到的很少或很差,但又禁止或不鼓励非政府医疗服务的介入,于是形成了所谓的"包而不办"。

还有学者结合医药卫生体制专门分析了药品价格居高不下的深层次原因,包括:①医疗卫生体制改革滞后,医疗机构追逐药品销售利润的制度安排和利益机制尚未打破;②药品现代流通目标模式不够清晰,药品流通领域改革存在相当的盲目性,药品交易成本高昂;③药品生产领域无序竞争,推动药品价格上扬;④政府对药品价格管理存在问题。[③] 刘国恩从药物经济学的角度提出,我国采取的众多控制药品费用措施的收效并不大,药费占医疗费用比重的下降幅度非常小。一方面是由于治疗的混合效应和膨胀效应,另一方面在于药品用量的增加和药品的替代效应,导致政府的价格管制措施并不能有效控制药品费用增长。[④]

朱恒鹏则分析了中国医疗体制存在的弊端及其成因:一方面行业进入管制和公费医疗及医疗保险的定点制度使得公立医院在医疗服务市场上获得了行政垄断地位;另一方面公立医疗机构对药品零售环节形成垄断,约80%的药品零售以公立医疗机构为终端,从而形成"双向垄断"。[⑤] 可见中国医疗服务可及性下降的原因,从供方和需方的角度给出两种制

① 顾昕,高梦滔,姚洋. 诊断与处方:直面中国医疗体制改革. 北京:社会科学文献出版社,2006.

② 薛澜. 中国医疗服务机构的改革. 清华人,2007,4.

③ 陈文玲. 药品价格居高不下究竟原因何在——对药品价格问题的调查研究与思考(上). 价格理论与实践,2005,1:15–17.

④ 詹初航,刘国恩. 不要误读了"政府主导". 中国卫生,2006,9:24–26.

⑤ 朱恒鹏. 医疗体制弊端与药品定价扭曲. 中国社会科学,2007,4:89–103.

度分析思路，就政府主导、市场化和社会公益性之间的关系进行探讨。由于医疗服务价格受到管制，因此药品出售成为医疗机构最重要的创收来源，形成所谓"以药补医"的现象，医院成为半个职业卖药者。在需求方面，我国医疗保障体系的政府主导性不足，覆盖面太窄，民众医疗费用风险无法分摊，第三方购买的制度无法形成。两者共同导致医疗服务社会公益性不强，可及性下降。

上述学者围绕"看病贵"的问题，从不同角度分析了中国医药卫生体制的缺陷，给我们提供了许多启示。令人遗憾的是，已有的论述多关注单个问题或环节，没有给出一个完整的框架。因此我们需要厘清与基本药物制度相关的所有制度因素，并建立起系统的逻辑链条。

（二）基于新制度主义的理论框架

新制度主义认为，制度不仅影响经济绩效，还对政府政策效率有根本影响。[①] 制度可以是宏观的制度环境（如宗教、社会习俗），中观体制（如政府间关系、社会经济结构），以及微观机制设计（如社会保障政策、价格机制）。政治社会学者如格兰诺维特指出，特定事务的制度安排受到其所嵌入的社会环境影响。公共政策本身是制度的一种表现形式，其在实施过程中受其他制度的约束。我们要分析基本药物制度，就必须从中国医药卫生体制这一最为相关的制度环境入手，探讨其障碍并提出可行性建议。

研究的基本框架包括环节、制度约束、主要利益相关者三方面。先是明确环节。传统药事管理学将药品生命周期划分为研发、生产、经营、使用四个阶段。我国遴选基本药物的原则是临床必需、安全有效、价格合理、使用方便、保证供应和质量可控，一般是临床长期使用并且有明确的资料证明其疗效确切、质量稳定的品种。从这个意义上说，基本药物与

---

① Williamson, Oliver. The New Institutional Economics: Taking Stock, Looking Ahead. Journal of Economic Literature, 2000, 9: 595-613.

创新意义上新药研发的关系不甚密切。但在中国的语境下,基本药物制度与政府定价、招标采购以及医疗保障等密切相关,因此提出上述划分。

接着是梳理制度约束。根据上文的文献综述,我们将医药卫生体制的缺陷概括成如下方面:中国制药行业过度竞争、缺乏产业政策、制药外企享受"超国民待遇"的特征,发展型地方主义,卫生行政部门与公立医疗机构"管办不分",相关政府部门间政策目标冲突,"以药补医"和公立医疗机构在药品购入和零售领域的双向垄断,公费医疗和定点医保制度以及医疗保障第三方购买者缺位。单个环节可以对应不同制度约束,需要分析各环节利益相关者在制度约束下的行为选择,如图20所示。

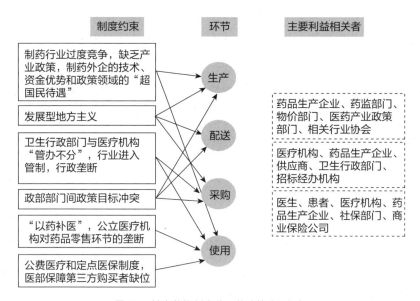

图20 基本药物制度分环节政策分析框架

资料来源:作者自制。

最后是发现主要利益相关者。具体而言,首先在生产领域,存在药品生产企业、药监部门、物价部门、医药产业政策部门、相关行业协会等利益相关者,因此我们要考虑中国制药行业特征,地方政府的发展意愿,不同政府部门的政策目标等制度因素。其次,药品招标采购领域的利益相关者包括医疗机构、药品生产企业、供应商、卫生行政部门、招标经办机构等，我们主要关注卫生行政部门与医疗机构的利益联系等。此外，药品使用和付费是密切相关的两个环节，主要涉及医生、患者、医疗机构、药品生产企业、社保部门、商业保险公司等，所牵涉的因素有医疗机构和医生的行为目标，中国药品市场的产品结构，医疗服务购买者的谈判地位等。这一框架构成了中国医药卫生体制弊端的基本事实。

（三）基本药物制度的生产、使用、采购分环节政策分析

2008 年方案提出，"基本药物由国家实行招标定点生产或集中采购，直接配送，减少中间环节，在合理确定生产环节利润水平的基础上统一制定零售价，确保基本药物的生产供应，保障群众基本用药。"2013 年 5 月，国家卫计委就基本药物定点生产第一批试点品种公开征求意见。2016 年 3 月，国家卫计委进一步就拟实施定点生产药品品种公开征求意见。这一政策设计的目的是在生产、经营环节确保基本药物的可获得性，因此我们的分析从中国基本药物可获得性的现状开始。

1. 供给侧短缺：生产环节企业积极性不足

北京市药品监督管理局早在 2003 年的调查发现，在被调查的 1500 多种基本药物中，近 500 种在北京市场无处寻觅。而这 500 余种基本药物中，近三分之一在全国已没有任何企业愿意生产。[①] 而国家食品药品监督管理局、卫生部和世界卫生组织驻华代表处三方于 2007 年共同完成的调研报告显示：在山东和甘肃两省抽样的 63 家一、二、三级医院中，基本药物品种数在医院西药中的比例均较高。两省不同等级医院 2006 年度购入的西药品种中基本药物的平均比例均高于三分之二，在山东省一级、二级、三级医院，这一比例分别为 67%、72% 和 80%；在甘肃省一级、二级、三级医院，这一比例更是高达 93%、80% 和 74%。处方抽样调查

---

① 龚翔. 利润薄、认知度低、遴选机制不健全——基本药物市场缺货，谁之过？中国医药报，2004-10-14.

显示，基本药物占所有药品品种的平均比例在山东省和甘肃省分别为70%和78%。由此可见，基本药物的可获得性并不低。

那么，以上两个调研在结论上是否存在矛盾呢？答案当然是否定的。我国同种药物的适应证、给药途径、规格、剂型不同，其价格会千差万别。同种通用名的药物，其可以是物美价廉的仿制药，也可能是价格高昂的商品名药。一种药物被纳入国家基本药物目录，并不意味着其所有规格和剂型的价格都是普通民众可承受支付的。

可见，我们不能一概认为基本药物的可获得性低，而需将问题细化为廉价基本药物短缺和同品种的高价商品名药泛滥两个方面。换句话说，我国在品种上已经实现了基本药物制度可获得性的政策目标，但价格可承受性的目标还远未实现。一方面，企业不愿意生产价格低廉的普通药品。另一方面，民众无力购买改头换面的高价商品名药。如上文所述，学界、媒体和社会大众对中国药监体系加以诟病的一个主要理由是药品注册门槛过低，企业在单独定价的营利动机下大量申报改头换面的低水平新药，造成廉价的普通药品特别是基本药物和经典普药短缺。由于基本药物的重要特征是"价格合理"，尽管某些改头换面的高价商品名药在品种上也属于基本药物，实际上却阻碍了民众对基本药物可获得性的实现。

于是问题就成为：如何确保企业供应价格低廉的普通药品和基本药物？方案给出的办法是"定点生产或集中采购，直接配送，统一制定零售价"，其大致沿袭了过去基本用药试点的思路。当时试点企业之所以不愿意投入生产，一方面是由于基本药物的规格、包装、定价等细则客观上迟迟未出台，更重要的原因是医疗机构并不青睐基本药物。而这些问题背后的深层次原因是中国制药行业过度竞争的特征和发展型地方主义的政策目标。

制药产业是中国改革开放中起步较早的一个行业，从20世纪80年代初开始就有外资进入。在高利润的驱动下，各地、各部门纷纷兴办药厂，出现百业经药的局面。到20世纪90年代中期，医药领域的过度竞争达到顶峰，市场上假药、劣药泛滥，流通秩序混乱，国务院曾两次专门发文治理整顿药品市场，本书第一章已经详尽描述了这一情况。1998年国家药监局成立后，通过GMP认证、换发药品批准文号等一系列手段提高市场准入门槛，促进医药行业重新洗牌。令人疑惑的是，中国制药企业"多、小、散"的格局未能有效改变。中国药品制剂生产能力严重供过于求，片剂设备能力利用率为45%，胶囊设备能力利用率为40%，粉针剂设备能力利用率仅为27%。此外，中国前八家药品生产企业的市场集中度（CR8）一直徘徊在20%左右，全国医药制造业的整体利润率也在近年来停滞不前甚至有所下滑。

在总体上解决缺医少药问题后，政府对药品的监管主要包括安全有效性和价格可承受力两个方面，过度竞争使监管者无法准确掌握企业的真实信息，不能对产品进行"质优价廉"的比较。例如，山东方健制药有限公司作为首批10家基本药物定点企业，其生产的复方丹参片出厂价在3.8元左右，但市场上有的厂家居然提出0.6元的招标价。又如，山西亚宝药业集团股份有限公司不在10家企业名单之列，但其生产的三黄片、牛黄解毒丸、曲克芦丁片等七类基本药物市场销售颇佳，价格比定点企业给出的报价还低。还有，华北制药有限公司生产的80万规格的"注射用青霉素钠"作为基本药物定价为0.8元，而市场上同类产品的招标价为0.46元。[①] 在基本药物招标报价不断突破常识底线的情势下，决策者一方面担心底价竞标药品的质量，另一方面也对定点企业的真实成本满腹疑虑，无法掌握其合理的利润水平。制药行业过度竞争的局面使物价部门和定点生产企业在定价问题上无法达成一致，方案所提出"合理确定生产环节利润水平"的原则性表述很难将其落实。以至于2011年业内出现西南某大型普药生产企业"用苹果皮代替苹果酸虚假投料板蓝根"的传闻，尽管有关部门对此谣言进行了澄清，但其所指向的问题依然值得关注。

监管者针对制药产业的另一个举措是"推行在药品外包装上标示价格制度"。对此，大部分制药企业也是一片反对声，纷纷担心此举会增加

---

① 曾亮亮，王娅妮．廉价药定点企业歇着等政策．经济参考报，2007-11-06.

企业成本，泄露商业机密，削弱市场竞争。应该承认，针对目前药品价格十分混乱的格局，药价标识制度的引入是具有一定价值的，它能够更好地缓解药品销售价格中的信息不对称问题，让消费者心中在选择药品时有一个大致参照标准，但问题的关键在于政府有关部门是否已经拥有充分掌握企业生产和销售成本信息的能力。作为一种特殊的商品，药品的定价既要考虑药品的真实生产成本，也要根据市场供求信息预留一定的合理利润空间，而这些资讯的掌握都需要政府部门具有十分强大的信息能力，否则政府所标识出来的价格，就会因无法实现而流于形式。实践中药品价格的水分主要集中在流通环节的层层加价和医院使用环节或明或暗的药品加成，国务院办公厅 2017 年初印发的《关于进一步改革完善药品生产流通使用政策的若干意见》就试图解决上述问题，但这也进一步说明了药品价格本身的复杂性。

方案没有解决的另一问题是定点生产、配送企业的选择。基本药物多为薄利产品，配送半径过大就会提升成本，从实际操作的角度来看，以省为单位确定定点生产和配送企业将是可预期的手段，事实上基本药物试点过程中也遵循了每省一家的做法。所有入选的企业是：北京双鹤药业股份有限公司；华北制药股份有限公司；华北制药集团制剂有限公司；常州制药厂有限公司；西南药业股份有限公司；成都第一制药有限公司；青海制药厂有限公司；天津中新药业集团股份有限公司达仁堂制药厂；大连美罗中药厂有限公司；山东方健制药有限公司。可以看到，除了河北省有两家企业入选外，其他都是每个省一家，并且考虑到了东、中、西的区域分布。不难想象，在地方政府发展经济的强烈冲动下，各省都希望在政策推行过程中保护本行政区域内的企业，因此定点企业的选择很可能异化为地方保护主义和垄断性行政资源的分配。从这个意义上说，如何不限制药品生产和流通领域的竞争，进而确保药品质量，不带来药价的进一步抬高和基本药物的进一步短缺的后果，将是决策者不得不提前考虑的问题。

发展型地方主义盛行还与医药产业政策缺位有关。长期以来，医药产业不被认为是基础产业，也不是国民经济命脉部门，而是普通竞争性行业，只能靠充分的市场竞争来发展。① 在这样的思路指引下，中国医药行业的产业政策一直处于实际缺位状态。如上文所述，1998 年国务院机构改革将国家医药管理局改组为国家药品监督管理局，原国家医药局的医药行业发展战略和医药经济宏观调控职能移交给国家经贸委下属的医药司，该局于 2001 年机构改革中被撤销，部分职能移交当时的发展计划委和后来的发展改革委经济运行局医药处和工业司石化化工处，其调控能力仅停留在规划文件制定等宏观层面。尽管如此，全国有二十多个省、市将医药行业作为本地区支柱产业加以大力发展，这就助长了发展型地方主义，使得制药行业过度竞争的局面愈演愈烈。

归纳而言，如何确保企业供应价格低廉的普通药品，这是生产环节保证基本药物供应的核心问题。过度竞争的制药行业结构阻碍监管者掌握企业准确成本信息，定价、规格等政策细则难以落实，企业在政策不明的前提下不敢贸然投入生产。发展型地方主义和"产业政策地方化"的特征将使基本药物制度的实施充斥着行政垄断与地方保护，不利于激发药品生产和流通企业的活力，最终导致产品价高质次，从而造成生产环节的基本药物短缺。

2. 需求侧短缺：使用环节内生动力缺失

作为使用环节落实基本药物制度的保障，方案指出："城市社区卫生服务中心（站）、乡镇卫生院、村卫生室等基层医疗卫生机构应全部使用基本药物，其他各类医疗机构也要将基本药物作为首选药物并确定使用比例。" 2010 年，国务院办公厅印发《关于建立和规范政府办基层医疗卫生机构基本药物采购机制指导意见》，旨在推进基本药物制度在全国范围内的实施，建立和规范政府办医疗机构基本药物采购的规范化机制。我们需要思考的问题是：使用环节存在哪些因素制约基本药物制度的实施？

---

① 于明德. 医药发展形势分析与对策建议. 中国医药技术与市场，2003，6：1-5.

依据方案的设计，基层医疗卫生机构必须全部使用基本药物，但其对于县级以上医疗机构的处方行为做了模糊处理，实际上将自主权交给地方卫生行政部门。尽管有关部门在后续公立医院改革中也就基本药物使用作了规定，但难以在短期内改变我国药品市场基本的分层格局。因此，基层医疗卫生机构的药物费用在我国药物总费用中的比重将直接影响这一政策的实际效果。根据《中国统计年鉴》和《中国卫生统计年鉴》提供的数据，图21归纳了从1997年至2006年医疗机构诊疗人次。从图形提供的数据可以看出，社区卫生服务中心和乡镇卫生院诊疗人次仅为所有医疗机构诊疗人次的三分之一。而据同样渠道的权威数据统计，社区卫生服务中心和乡镇卫生院入院人数不足四分之一。

由于我国的现状是医疗资源在大中城市过度集中，通过基层医疗卫生机构出售的药品数量和费用，在卫生总费用中的比例并不大。根据《中国卫生统计年鉴》提供的数据，在2006年，医疗资源集中的北京、上海、天津等大城市以及东部沿海发达的浙江省，门诊病人人均药费和住院病人人均药费分别为85~164元以及3395~4510元不等；同样在2006年，医疗资源相对匮乏且农村地区众多的中西部省份如河南、广西、四川，门诊病人人均药费和住院病人人均药费仅为40元和1300元左右。如果仅仅要求城市社区卫生服务中心（站）、乡镇卫生院、村卫生室等基层医疗卫生机构全部使用基本药物，其需求并不可观，对于提升基本药物在全部药品中的使用量没有显著意义。

另一个值得注意的事实是，在诊疗人次总数逐年提高的同时，乡镇卫生院的诊疗人次和入院人数在过去十年里呈一定的下降趋势。所以方案提出"引导一般诊疗下沉到基层，逐步实现社区首诊、分级医疗和双向转诊"的政策目标也令人担忧。这就是我们通常所说的因城乡间、区域间医疗资源分布不均导致的"看病难"问题。患者是否会放弃大中城市的优质医疗资源，主动下沉到基层医疗卫生机构，还是一个未知数。

即便基层医疗卫生机构能够提供较好的初级诊疗服务，处方药的低可获得性也将阻碍基本药物制度的实施。国家食品药品监督管理局立项

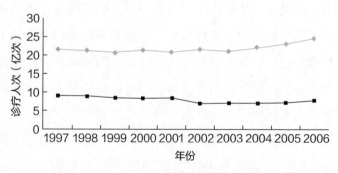

图21　1997年至2006年诊疗人次统计图

资料来源：历年《中国统计年鉴》和《中国卫生统计年鉴》。

开展的《我国药品分类管理政策实施现状调查及影响因素研究》显示：全国药品零售企业处方药的处方来源中，社区卫生服务中心和乡镇卫生院的频数高达70%，而县级医院、市级医院和省级医院分别递减为40%、20%和3%，如表23所示。照理说社区卫生服务中心的药品价格应当低于县级以上医院，患者纷纷持处方到药店购药，在一定程度上说明社区卫生服务中心和乡镇卫生院所拥有的处方药品种远不能满足患者需求。目前我国市场上有上万种流通的药品，其中非处方药仅占数百种，由于大部分基本药物属于处方药的范畴，上述数据大致代表了基本药物在基层医疗卫生机构供应短缺的困境。可见，基层医疗卫生机构一方面无法吸引患者就医，另一方面没有足够的基本药物可提供，这些因素阻碍了方案中政策目标的实现。

表23　药品零售企业处方药的处方来源-按地区发展程度（单位：频数、构成比）

处方药来源排序	东部地区		中部地区		西部地区		合计	
	药店个数	%	药店个数	%	药店个数	%	药店个数	%
1. 社区卫生服务中心或乡镇卫生院	371	79.3	1458	68.0	36	80.0	1850	69.7
2. 私人医生或个人诊所	245	52.4	1007	47.0	21	46.7	1196	45.0
3. 县级医院	153	32.7	801	37.4	7	15.6	1047	39.4

处方药来源排序	东部地区		中部地区		西部地区		合计	
	药店个数	%	药店个数	%	药店个数	%	药店个数	%
4. 村卫生站（所）	130	27.8	576	26.9	1	2.2	707	26.6
5. 市级医院	77	16.5	446	20.8	1	2.2	530	20.0
6. 省级医院	35	7.5	60	2.8	0	0	81	3.0
7. 从未收到	2	0.4	46	2.1	0	0	62	2.3
合计	468		2143		45		2656	

资料来源：国家食品药品监督管理局药品安全监管司：《我国药品分类管理政策实施现状调查及影响因素研究》，2008 年。

既然基层医疗机构无法满足患者的医疗需求，那么县级以上医疗机构的处方行为会如何呢？方案使用了"其他各类医疗机构也要将基本药物作为首选药物并确定使用比例"的表述，这就把使用多大比例基本药物的决定权交给了医院，是一种杂糅的组织运行机制，让人不得不担心"以药补医"的补贴机制会延续。

"以药补医"或"供方诱导的过度消费"导致"药价虚高"，这一观点几乎是卫生政策和药物经济学界的共识。政府对公立医院财政补贴不足，尤其是医疗服务价格难以得到市场承认，导致公立医院过分追求经济效益，构成了过度医疗的经济动力。当前，尽管公立医院在数量上与民营和外资医院相近，却占据了整个药品销售份额的绝大部分，有研究甚至估算高达85%以上，[①] 俨然成为"职业卖药者"。药品在医院低价进、高价出，且享受不参与社会药店市场竞争的特权，这是行政地位垄断竞争环境，医疗市场竞争不规范及不充分的后果。好在 2017 年以后，北京等地公立医院改革开始全面承认医疗服务的市场价格，试图从源头解决"以药补医"问题。

医疗服务领域存在大量的信息不对称，不论患者和医生都可能面临信息偏在的问题。例如到医院就诊的患者中有一定比例患有疑难杂症，需要医生花费更多时间进行检查、诊断和治疗。但医生事先并不知道每

---

① 王锦霞. 打破垄断、建立优胜劣汰市场机制是当务之急. 中国药业，2004，7：1-2.

位患者的确切信息，只收取同样的挂号费，于是就在不同病种、不同病人和不同医生间产生了交叉补贴，这也是医疗服务的复杂性所在。然而在医生和药剂师不分的东方医学传统影响下，中国、日本、韩国、台湾等东亚国家和地区的医生既可以开药也能配方，这使得患者认为他们支付的医药费是在补偿药品而不是医生的劳务。我国的情况尤为复杂。国家发展改革委员会、卫生部和国家中医药管理局曾联合制定《全国医疗服务价格项目规范》，政府除了干预药品价格如设定最高销售价，还对医疗服务价格进行限制，将医生的劳务价格维持在非常低的水平。当整齐划一的政策把高度个性化的医疗服务变得标准化和模式化，必然降低医生提供劳务的积极性，进而影响到医疗服务的质量。在这样的激励机制下，医生只能通过药品的收益来弥补劳务收入不足，这也成为"药价虚高"的根源所在。

长期以来，公立医院的"以药补医"政策允许药品15%顺价销售。权威实证研究显示，在企业单独定价新药的零售价构成中，医院销售此类药品的利润率（含15%的顺加利润和回扣）大致为20%～50%，医生等相关人员的回扣大致为10%～30%；药品的实际出厂价占药品零售价格的比率大致为10%～50%；批发环节加价占零售价的比例大约为3%～10%。[①] 尽管物价部门数十次出台药品"降价令"，但在药品价格下降的同时，单位处方的药品数量在增加，从而导致药费总数还是保持不变，于是形成所谓的"药价空降"。可见，"药价虚高"主要是公立医院扭曲的补贴机制所导致的。在这样一种机制下，无论是掌握处方权的医生还是具有营利动机的医疗机构，都会倾向于诱导患者使用高价药以及开大处方，新药和进口药尤其受医生青睐。而以"价格合理"为主要特征的基本药物显然与医生和医院的激励不兼容，因为在价格较低的前提下，基本药物无法给医院带来丰厚的顺加利润，医生也拿不到医药代表的回扣。基本药物在多大程度上能进入医生处方，着实是一个疑问。

针对这些问题，方案在指导思想中提出"政事分开、管办分开、医

---

① 朱恒鹏．医疗体制弊端与药品定价扭曲．中国社会科学，2007，4：89-103.

药分开、营利性和非营利性分开"的原则。但落实这些原则的具体措施并不明确，例如"实行医药收支分开管理，探索有效方式逐步改革以药补医机制"，这意味着卫生行政部门掌握公立医院的全部预算和支出，会使"管办不分"的问题更加严重；"完善政府对城乡基层医疗卫生机构的投入机制，落实公立医院政府补助政策"，模糊了各级政府财政对公立医院投入的责任；"适度降低公立医疗机构比重"，实际上提出了民营和外资进入市场的限制条件。医疗机构药品招标主体的错位和医疗保障第三方购买者缺位的问题也没有在方案中得以体现。这些思路不仅不利于"以药补医"问题的解决，还有可能进一步恶化。

总之，基本药物制度的政策设想在药品使用环节存在诸多缺陷，一方面在基层医疗卫生机构，基本药物的可获得性较低，加之有限的医疗资源很难吸引患者，"全部使用基本药物"的政策设计将大打折扣；另一方面在县级以上医疗机构，"以药补医"机制将导致医院不采购基本药物，医生不处方基本药物的困境。上述两方面因素构成了使用环节基本药物的需求短缺。

3. 药品采购和报销环节的机制设计矛盾

药品招标采购和医疗保障药物报销都属于医疗体制改革的配套政策，也将影响到基本药物制度的实施。方案就基本药物招标采购的表述是，"基本药物由国家实行招标定点生产或集中采购"，在药品生产流通中"规范药品采购，坚决治理医药购销中的商业贿赂"，以及"改革药品加成政策，实行药品零差率销售"。也就是说，集中采购和零差率销售是基本药物招标定点生产和统一定价的替代方案。那么，现有的药品招标采购政策能否保障这一目标实现呢？

我国药品集中招标采购制度自2000年试点以来暴露出诸多问题。首先，招标主体错位。若按照"谁受益、谁付费"的市场原则进行判断，招标代理机构理应是医疗服务的购买者，也就是医疗保障中的付费方。而现实中往往是各级卫生行政部门委托中介机构进行招标，评审专家也以医疗机构代表为主，从而使卫生行政部门和医疗机构获得了优势谈判地位。其次，尽管《医疗机构药品集中招标采购工作规范》将质量和价格作为最重要的考核指标，但实际招标过程中难以考核质量因素，往往是价格低的药品中标。加之上文所述的制药行业过度竞争等因素，企业在生存压力下可能以牺牲质量为代价降低成本，"齐二药""欣弗"等药害事件都证明了这一点。还有，招标采购的机制设计存在缺陷，如招标结果只定价不定量，于是医疗机构确标和医生处方就直接影响到实际招标结果，甚至出现"死标"。

方案没有对上述问题提出针对性解决方法。与定点生产类似，集中采购可能以省为单位进行。由于地方政府具有强烈的发展本地产业冲动，集中采购成为垄断资源在本行政区域内分配的过程，形成一个不可竞争的招标市场，进而损害药品生产企业的积极性，形成供给短缺。即便基本药物能顺利进入医疗机构，药品零差率销售和"以药补医"也将形成根本性矛盾，只要医生依旧有"大处方、高价药"的经济激励，那么"价格合理"的基本药物就很难进入医生的处方，进一步恶化了使用环节基本药物的需求短缺。

在基本药物的医疗保障方面，方案的表述为"基本药物全部纳入基本医疗保障体系药物报销目录，报销比例明显高于非基本药物。"

医疗保障制度中存在定点医保的机制设计，包括定点医疗机构和定点药店，这一政策在 2008 年方案的公开征求意见中同样受到诸多诟病。参加医保的病患者无法自由选择就诊医院，参保人在普通社会零售药店购买处方药无法报销，这就阻碍了患者从更广泛途径获得基本药物的能力。实证研究也证实了这一论点，上述"我国药品分类管理政策实施现状调查及影响因素研究"表明：95%的患者选择了"医院所零售的药品较药品零售企业的同类药品贵"。如果医疗机构没有动力提供无利益可图的基本药物，而患者从其他途径获得基本药物的能力受限，那么"提高报销比例"的政策设计也就落空了。好在2013 年以后，随着简政放权政策的大力推进，有关部门逐步下放或放开医保定点机构审批。

医疗保障领域另一个饱受争议的问题是 2004 年版《国家基本医疗保险药品目录》甲类和 2004 年版《国家基本药物制剂品种目录》的异同。通过对比研究发现，在西药部分（包括化学药品、生物制剂制品品种）总共 773 种基本药物制剂品种中，包含于基本医疗保险药品甲类目录的数量为 264 种（占 34.2%），包含于乙类目录的数量为 411 种（占 53.2%），但仍有 98 种不在基本医疗保险药品目录中（占 12.6%），主要是预防用生物制品和计生用药。换句话说，有约三分之二的基本药物不包含在医保甲类目录中。由于各省对乙类目录拥有 15% 的制剂品种调剂权，因此提高基本药物报销比例的做法在各地可能不尽一致，不利于将来患者异地政策的推行。可见，两个目录的衔接尚未完成，医疗保障领域的制度设计还远待完善。

（四）突破双向短缺的政策建议和启示

中国基本药物可获得性现状并非人们所想象的那样简单，而是廉价的基本药物短缺，高价的同品种商品名药物泛滥，两个问题并存。2008 年"新医改"方案提出的政策设计，并不能解决上述问题。我们看到，主管部门秉持良好的政策目标推进基本药物制度，并在政策实践中做了大量艰苦努力。但必须看到，医药卫生体制的制度环境对政策实施存在诸多约束。

在基本药物生产（配送）环节，过度竞争的制药行业结构阻碍监管者掌握企业准确成本信息，定价、规格等政策细则难以落实，企业在政策不明的前提下不敢投入生产。发展型地方主义和"产业政策地方化"的特征会使基本药物制度的实施充斥着行政垄断与地方保护，不利于激发药品生产和流通企业的活力，最终导致产品价高质次，甚至造成基本药物短缺。在基本药物使用（招标）环节，基层医疗服务在卫生总费用中比重过低，难以满足患者对基本药物的需求，无法吸引患者主动下沉到基层医疗卫生机构，全部使用基本药物的政策目标大打折扣。县级以上公立医院"以药补医"机制延续，卫生行政部门公立医院"管办不分"，垄断了医疗服务市场的竞争环境并进一步主导药品销售。加之药品招标主体错位和定点医保的机制设计，"基本药物作为首选药物"的目标令人担忧。制度分析的结果告诉我们：基本药物存在生产环节供给侧短缺和使用环节需求侧短缺的双向短缺问题，这种短缺效应在不合理的药品采购和报销机制下被持续放大，该问题的存在是基本药物制度实施的根本障碍。

习近平总书记在 2016 年全国卫生与健康大会上强调，在基本医疗卫生服务领域政府要有所为，在非基本医疗卫生服务领域市场要有活力。基本药物制度在中国并非不可行，只是政策设计应当符合转型期的客观实际，而不是误解医疗服务政府主导和社会公益性的含义，仅仅是怀着良好的意愿推行"定点生产、集中采购、直接配送"的基本药物制度，否则良好的政策意愿会遭遇挫折。基于此，本节提出如下政策建议。

（1）我们在政策定位上不能把基本药物制度简单理解为药品供应保障体系的一部分，而应该放在国家药物政策（National Drug Policy）的大背景下加以考查。国家药物政策不仅包含了基本药物制度，还包括医药产业政策、药品安全监管政策、药品定价政策和新药研发政策等，为我们提供了一个更为全面的分析框架。具体到中国实际，一方面，政策设计不应该仅仅针对医药产业上游的药品生产、流通等环节，而是需要更强势地介入下游的医疗服务领域，决策者需要有不畏利益集团阻挠的智慧和勇气，推动公立医院管理体制和运行机制试点及改革。另一方面，政府应当减少对药品价格和医疗服务价格的无效干预，这种上下游联动的"整体打包式"改革符合东方医学传统里医药合一的特征。应该使医院真正扮演药品的买家，让药品成为医生提供医疗服务中不可或缺的一部分，而不是通过倒卖药品赚取差价，这样医院才有激励与药品生产、经营企业进行讨价还价。否则，医院和医生终究会找到政策漏洞进行"以药补医","药价虚高"也就成为百年不变之局。例如最新的研究表明，有关部门出台政策希冀用基本药物药品零差率政策扭转这一情况，但本质把对医院的"明补"转变为对医生的"暗补"。[①]

事实上，"健康中国 2030 规划纲要"中就专设"国家基本药物药物制度"章节，强调巩固完善国家基本药物制度，推进特殊人群基本药物保障。完善现有免费治疗药品政策，增加艾滋病防治等特殊药物免费供给。保障儿童用药。完善罕见病用药保障政策。建立以基本药物为重点的临床综合评价体系。按照政府调控和市场调节相结合的原则，完善药品价格形成机制。强化价格、医保、采购等政策的衔接，坚持分类管理，加强对市场竞争不充分药品和高值医用耗材的价格监管，建立药品价格信息监测和信息公开制度，制定完善医保药品支付标准政策。[②] 作为统筹医药卫生体制的改革纲领，应当具有国家药物政策的高度和视野，并由相关部门细化政策。

（2）正确认识市场机制在医药卫生体制改革中的作用。过去几十年里，我国医药卫生体制改革在市场化道路上出现一些问题，使得"药价虚高"，人民群众"看病贵、看病难"，这些都是事实，我们必须正视。但是否因为出现问题就放弃这条道路，这涉及价值、理念和意识形态，我们不能把事实和价值混为一谈。目前的问题主要不是市场化道路本身造成的，而是市场发育不成熟，部门利益尚未打破下的痛苦转型。市场经济不会自发形成一种完全良性的机制，必须辅之以合理的政策引导和监管。如何构建起符合市场的政策体系，是政策研究者和实务界必须正视的命题。

尽管我们不否认医疗卫生事业的公益性，但决不意味着我们应该回到计划时代"全能国家"的老路。这就要求我们坚持医药产业的竞争性，充分发挥药品生产、经营企业的市场主体地位，摒弃带有"统购统销"

---

① 陈云凡. 基本药物"零差价"管制政策效果评估. 探索，2017，2：87.
② 中共中央，国务院. "健康中国 2030"规划纲要. 2016-10-25.

色彩的基本药物制度设想，而是在竞争基础上，设计有效保障基本药物供应的体制和机制。尽管与计划时代"统购统销"模式不完全一致，但政府掌握确定定点生产和配送企业的权力、确定配送价格和配送费用的权力，可能增加商业贿赂和行政寻租的空间，甚至形成行政垄断局面。政府要着力打破制药行业的地方保护，进一步形成全国统一市场，让低水平的产品和企业退出竞争，净化市场环境。当过度竞争变成充分竞争时，一个有效的价格调节机制就容易建立，政府也就不必采取"定点生产、集中采购、直接配送"来保障基本药物的供应了。另一方面是实现"管办分开"，进一步放开市场准入，使得医疗服务领域成为一个可竞争的市场。

（3）强调制度设计的创新，从微观机制设计层面来弥补宏观制度环境不足和中观体制缺陷。如可以考虑引入美国的药品福利管理机构（PBM）作为强有力的第三方付费主体，作为与药品供应商谈判的招标采购的主体，同时约束医生的处方权，取消医保定点制度，完善医保目录，弥补医疗保障体系中的制度缺陷。还有就是加强对医疗服务的监管，完善法人治理结构。党的十八大再次重申"政事分开"的目标，并具体将事业单位划分为三个种类：主要承担行政职能的，逐步转化为行政机构或将行政职能划归行政机构；主要从事生产经营活动的，逐步转化为企业；主要从事公益服务的，强化公益属性，整合资源，完善法人治理结构，加强政府监管。很显然，在我国医疗服务市场占据主导地位的公立医院属于第三类事业单位，其应当朝着增强自主性，减少对政府依赖的方向发展。具体而言，在政府财政尚无法全部负担公立医疗机构的情况下，加强对医疗服务机构的监管，严格规范其行为。希冀有关部门能够在进一步深化医药卫生体制改革进程中，在健康中国2030战略规划实施过程中，能够把握正确的操作和方向。

四、大国药安：外企对我国药品产业安全的影响

理论和经验均表明，跨国公司对民族国家产业安全存在影响。本节试图描述制药外企在华发展状况，分析其对我国药监政策和医药市场的影响，在此基础上提出政策建议。

（一）制药外企发展的背景、历史和现状

首先，我国医药卫生领域主要矛盾经历了变迁。如上文所述，在计划时代，我国医药产业基础较为薄弱，医药卫生领域的主要矛盾是缺医少药。改革开放以来，医药行业率先引进外资并进行企业改制，产业升级步伐加快，药品供应体系不断健全，缺医少药的矛盾得到极大缓解。当然与发达国家相比，我国医药产业在经济效益、产品创新等方面还存在一定差距。近年来，我国发生了一些药害事件，人们的关注点逐渐从药品产业安全转向质量安全。从表面上看，这一转变是经济社会发展的必然，事实上药品产业安全问题并未完全解决。例如 2003 年"非典"期间我国无力自主生产 N95 型防颗粒物口罩，不得不依赖进口。可见，当前我国处于药品产业安全和质量安全问题并存的特殊时期，两者在一定条件下相互影响。这也成为制药外企所嵌入的制度背景。

其次，制药外企三阶段发展历程。医药业是我国对外开放最早的行业之一，制药外企在华发展大体经历了三个阶段。第一阶段是 20 世纪 80 年代，制药外企利用我国医药企业的低成本优势，通过技术授权等手段在华设立近 100 家工厂和分公司。1992 年，全国 6 家主要的中外合资制药企业均由中方控股，其中天津大冢、无锡华瑞和苏州胶囊还是国家医药局直属的正局级企业。第二阶段始于 20 世纪 90 年代，制药外企通过在华建立独资或合资企业直接参与市场竞争。截至 1998 年，世界 500 强企

业中的跨国制药公司全部在华设独资或合资企业。许多中小型制药外企也在华设立工厂，1992 年底我国有制药外企 566 家，1996 年底达 1500 多家。第三阶段是我国加入世贸组织，尤其是 2005 年医药行业全面开放后，制药外企通过加快兼并重组国内医药企业等手段进行产业整合，以提升其核心竞争力。与此同时，辉瑞、诺华、罗氏等跨国制药巨头在上海等地设立研发中心，加大外围技术研发和对华专利围堵力度。[①]

再次，医药行业外商直接投资特征。可见，医药行业外商直接投资呈现非常明显的独资化趋势，外商独资企业所占份额由 2001 年的 37.8%上升到 2010 年的 78.8%。同时，制药外企已从过去单纯注重产业投资向产业投资与研发投资并重转变，开始在产业链上游与国有和民营制药企业展开竞争。2010 年，制药外企仅占我国医药制造业企业数量的 16%，但资产总额和总产值均占 27%，总利润更高达 31%，外资的实力不可小觑。动态地看，制药外企各项指标都呈现良好发展趋势，如表 24 所示。一方面，我国药品贸易从 1999 年起从顺差转变为逆差，且逆差额逐年扩大，2010 年达 27.54 亿美元。另一方面，外商实际直接投资保持高位稳定，据商务部统计，2000 年至 2010 年，我国医药制造业累计实际利用外资项目 3665 个、金额 75.7 亿美元。此外，制药外企工业总产值迅速增长，且增幅远高于国有制药企业，制药外企与国有制药企业工业总产值之比从 1995 年的 0.38 猛增到 2015 年的 2.23。

表 24　我国药品贸易和医药行业利用外资状况

年份	药品贸易（单位：亿美元）			医药行业利用外资（单位：亿元）	
	进口额	出口额	差额	制药外企工业总产值	制药外企与国有制药企业工业总产值之比
1995	2.55	6.2	3.65	188.31	0.38
1997	2.43	6.4	3.97	279.66	0.54
1999	6.28	6.23	−0.05	338.34	0.41
2001	9.86	7.37	−2.49	453.25	0.5

① 胡颖廉. 外企冲击下的药品产业安全. 中国党政干部论坛，2012，5：37-40.

年份	药品贸易（单位：亿美元）			医药行业利用外资（单位：亿元）	
	进口额	出口额	差额	制药外企工业总产值	制药外企与国有制药企业工业总产值之比
2003	13.92	9.18	-4.74	636	0.6
2005	19.59	13.64	-5.95	1047.9	1.03
2007	34.51	20.53	-13.98	1628.12	1.42
2009	60.2	34.5	-25.7	2638.35	2.2
2010	72.36	44.82	-27.54	3171.34	2.1
2011				3702.04	2.09
2012		无		4056.12	1.82
2013				4551.73	1.89
2014				5052.05	2.22
2015				5219.73	2.23

注：根据统计口径和标准调整，"制药外企工业总产值"部分在2011年以前为工业总产值，2012年以后为主营业务收入。资料来源：药品贸易差额中正数表示顺差，负数表示逆差。资料来源：1996-2016历年《中国统计年鉴》、1996-2011历年《中国药学年鉴》。

（二）制药外企带来的政策和市场双重影响

制药外企主要通过参与药监政策过程和医药市场竞争，对我国医药产业造成巨大且深远的影响。这其中有良性因素，但也面临着挑战。

1. 制药外企对药品政策的影响

西方监管理论认为，产业会自发通过影响监管者获得有利于自身的政策。影响监管政策的方式有三类："旋转门"、政策游说和企业寻租，其分别通过不同机理发挥作用。近年来，我国国有和民营医药企业对监管政策的影响日渐式微，制药外企对药监政策的影响力日增，具体解释如下。

（1）国企与监管机构的"旋转门"关闭。"旋转门"指的是政府部门官员来自产业界，以及其离职后重新进入企业的现象。不论在欧美抑或东亚发展型国家，这种政府高官与企业高管之间畅通的身份转换都屡见不鲜。与计划经济的政企联盟不同，"旋转门"更多体现为非正式的制度安排。发达国家经验表明，强大的监管必定以强大的产业为基础，强大的产业通常催生强大的监管，因为大工业条件下的药品生产是一项专业性极强的活动。美国食品药品监督管理局成功经验之一便是产业界与监管部门中高层的人员顺畅流动，从而在新药研发、注册准入、上市后监管等阶段都保持与企业的良好沟通，鼓励企业通过创新提升质量水平并强化自律。例如美国总统特朗普在 2017 年提名与药企关系密切的戈特利布（Scott Gottlieb）担任食品药品监督管理局局长，后者上台后表示要进一步加强监管部门与药企的沟通。作为东亚发展型国家的典型，日本产业政策部门高官与企业高管之间保持交互任职的"旋转门"，这样可以实现充分沟通而不是放任市场无序发展。

正如上文所述，1998 年机构改革前，国家医药局是国有医药企业的行业管理部门，其大部分中层以上干部出身于国营药厂和医药公司，退休后担任各国有医药企业的高管或独立董事。这些官员独特的工作背景和知识结构，决定了其与被监管产业之间联系密切，在决策时通盘考虑整个行业情况尤其是国企的利益诉求。这一现象维持到 2005 年前后，国家药监局中层以上干部越来越少具有行业背景，官员退休后到国有企业任职的情况也基本杜绝。从这个意义上说，监管机构与产业之间的"旋转门"已经实质性关闭，政府部门对国有企业的产业关怀逐渐消减。当然情况也在发生改善，有关部门已经采取积极措施加以改进，例如国家食品药品监督管理局 2012 年新上任的两位副局长都具有基层药厂工作经历，这在几年前是难以想象的。

（2）制药外企政策游说能力增强。与"旋转门"关闭形成鲜明对比的是，随着决策科学化和民主化的深入，制药外企越来越多地参与和影响药监政策过程。在西方代议制民主国家，利益集团游说（lobby）对公共政策的形成和实施会产生重要影响。一度热播的美剧《纸牌屋》，让中国观众对政策游说印象深刻。由于产品结构相似，制药外企的政策诉求较为集中，其成立了统一的游说组织，旗下有众多会员公司，大多为跨国制药巨头。游说组织可以是各国商会，也可能是行业内专门的协会，其从事企业社会责任的社会公益活动，并组织医药代表认证，更重要的是通过赞助课题、召开学术会议、培训药监官员、组织出国考察等方式参与政策过程，从法律、政策层面为制药外企争取利益。作者的一项研究表明，2000 年至 2009 年，游说组织向药监部门提出十余项政策诉求，如延长药品行政保护期、取消药品进口品种范围限制、缩短新药审批时间等，其中有一半政策诉求得到药监部门的支持，并最终以法规政策等形式固定下来。与此同时，其游说还不仅仅局限在药监领域，例如其热捧的"原研药"概念被物价部门接受，成为外企获得药品自主定价权并获取高额利润的重要工具。这里所说的"原研药"是指已过发明国专利保护期的原研制药品，根据一般法理不应享受特殊待遇。然而，根据有关部门 2000 年 12 月施行的《药品政府定价办法》，制药外企"原研药"比国内企业生产的仿制药品、针剂价格可以高出 35%，其他剂型可以高出 30%，实质上是一种超国民待遇。直到 2010 年 12 月，"原研药"自主定价政策才在社会舆论的强大压力下得以调整。①

与制药外企相比，国内医药企业的产品结构分散，其利益诉求不尽一致，难以在政策过程中形成合力。一位接受作者访谈的国家药监局官员曾坦言，"过去外企和国内企业在影响政策方面有很大区别，制药外企参与政策制定过程从而维护自身利益；而国内的某些企业习惯在个别人、个别事上做工作，当然现在情况有所好转。"现实中，企业寻租行为时有发生，少数企业甚至通过贿赂药监官员等方式谋取非法利益，干扰政策执行。这一情况在近年公开的数十起药监官员腐败案件中得到验证。

（3）企业寻租成为影响政策的另一类方式。在监管全球化的背景下，真正有能力正式参与监管政策讨论过程的企业代表，多来自制药外企和国有大型药企。中小型企业由于受资金实力、技术水平和信息获取等方面制约，其利益很难被组织起来并得到充分代表。卫生计生部门掌握招

① 胡颖廉. 中国药品监管——基于自主性分析框架的绩效影响因素研究. 北京：经济科学出版社，2012.

标采购大权，物价部门决定药品定价。监管部门掌握着生产经营者市场准入、药品上市许可、药品质量管理规范等行政审批权，同时还负责行使日常监督检查、产品召回和处罚等行政执法权，能够直接影响企业的利润甚至存亡。因此，理性的企业有动力通过非正式渠道影响监管者。

公共选择理论认为，寻租（rent seeking）是指企业通过非生产性行为获得的超额收益，具体包括阻碍新企业进入、提倡严格行政许可甚至贿赂官员等。在已披露的有关部门官员贪污、受贿、渎职和玩忽职守案件中，主要是少数药企通过政策"掮客"或私人关系，以获得违法违规审批或执法的寻租目标。2014 年在沿海某省曝出基本药物目录增补过程中的腐败问题，卫计部门官员因此落马，也是企业寻租的佐证。表 25 归纳了我国各类医药企业影响政策的三类路径。

表25　我国各类医药企业影响政策的路径

类型 项目	制药外企	国有药企	各类制药企业
产业结构	企业数量少、规模大	企业数量少、规模中	企业数量多、规模中小
产品特征	高端、同质性强	高中端皆有	中低端为主、品种分散
组织模式	各国商会、专业游说组织	国内医药行业协会	政策"掮客"、私人关系
诉求表达方式	政策游说	"旋转门"人事互通	企业寻租

资料来源：作者整理。

2. 制药外企对医药市场的影响

应当承认，外资的进入有力带动了我国医药产业技术进步和产品升级，加快境外品牌医药产品的国产化进程，不少产品已实现进口替代，并促进了我国优势原料药出口。同时，制药外企还带来先进的经营管理和市场营销理念，对推动国内医药企业改革具有一定意义。值得注意的是，大量进口药品和外资进入我国医药制造和流通领域，打压了我国药品价格，挤占了市场空间，削弱了宏观调控能力，给药品产业安全带来严峻挑战。所以，我们必须以辩证的眼光看待制药外企对我国医药市场的影响。

（1）制药外企占据高端药品市场。制药外企对华投资的主要目的是占领我国药品市场，其所有产品中仅有 3.29% 用于出口。换言之，制药外企并未将中国作为其全球生产基地，扩大出口份额，而是与中国国内企业争夺销售份额。我国曾经 80% 以上的药品销售额以公立医院为终端，在"以药补医"和大部分地方 15% 顺加作价机制下，同种药品中价格较高的规格能给医院带来更高顺加利润，因此制药外企的高价药品受到医生青睐，实现高价进、更高价出的结果。加之品牌、技术等优势的综合作用，制药外企不断占据高端药品市场，如某外资药企占据了我国胰岛素市场 99% 的份额。在某种程度上，我国"药价虚高"的一个重要原因就是制药外企对药价的拉动。

也正因此，我国医药市场形成明显的"三分蛋糕"格局：制药外企生产的进口药和原研药占据了大医院 60%～65% 的市场份额，其中医疗器械市场外资产品的份额更是高达 80%；中小城市市场以国内品牌仿制药及少数新药为主；一些价格低廉的普药则被挤到农村。由于普药的利润率较低，大中型企业逐渐退出农村市场，农村地区药品数量、品种和质量安全均面临挑战。尽管基本药物制度可以部分解决上述问题，但难以改变其格局。

（2）国内医药企业处于竞争劣势。发达国家经验表明，技术研发能力是制药行业竞争力的核心。与制药外企相比，国内药企还处于"以仿为主、仿创结合"的初级发展阶段。在我国常用的 800 多种西药中，具有自主知识产权的不到 3%，绝大部分先进制药技术来自国外，新特药研发则基本被制药外企控制，行业对外技术依存度高。国内药企呈现"两头小、中间大"的产品结构，即新特药和廉价基本药短缺，而中端仿制药泛滥，严重影响患者对药品的可及性。加之政策的倾向性，国内医药企业发展状况不容乐观。以至于有关部门不得不专门采取措施保障短缺药品供应。全国人大科教文卫委员会调研报告指出，制药外企在药品定价、招标等政策上享受超国民待遇，国内药企不得不牺牲质量来降低成本，从而形成恶性竞争。"欣弗""甲氨蝶呤"等药害事件便是企业为降低生产成本而违规操作，最终带来药品安全隐患的典型例证。

　　在恶性竞争环境下，国内药企重营销而轻研发，企业数量多、规模小、集约化程度低的问题长期得不到解决，同品种药品生产企业低水平重复严重。图22展示了1998年至2014年我国医药制造业经济效益变动趋势。可以看到，尽管全行业利润率整体持续上升，但与制药外企利润率的差距逐年扩大。2010年以后，尽管差距有所缩窄，但总体趋势并未变化。国内药企尤其是民营药企并不如人们所想象那样赚取暴利。由于产业素质较低，许多国内药企不得不依靠数量庞大的医药代表维持产品销路，增加了成本且不利于建立良好市场秩序。

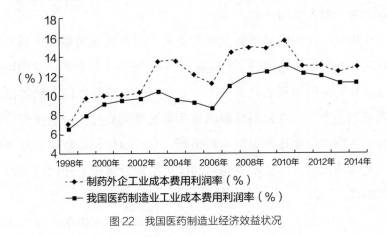

图22　我国医药制造业经济效益状况

资料来源：1999~2015历年《中国统计年鉴》。

　　尤其是葛兰素史克（GSK）行贿事件及其牵连出的一系列问题，其不仅被公安部列为2013年十大经济犯罪案件之首，还引起全社会广泛关注，预计影响力还将持续。另据媒体报道，事件发生后，工商部门已经对比利时制药商优时比公司以及英国阿斯利康、瑞士诺华等跨国制药巨头的办事处进行了访问，内容涉及商业贿赂等。2014年初，美国雅培制药也陷入贿赂丑闻，与此同时一些地方的卫生计生部门负责人因涉嫌犯罪被逮捕，据信与葛兰素史克事件有关。事实上"贿赂门"只是表象，其折射的深层次问题更令人担忧。上文反复提及，当前我国药品终端市场绝大部分份额被医疗机构垄断，由于药品高价进和高价出可以给医院带来更多顺价收益，对医生个人也是一种激励，因此高价药品更受青睐。

（三）制药外企实现政策影响力的机理分析

那么，为什么制药外企能够在价格、产业和监管政策制定和执行中占据优势？它是如何实现政策影响力的？这是本节要探讨的核心命题。总体来说，近年来国有医药企业对监管政策的影响日渐式微，制药外企的政策影响力则日益提升。除了上述路径差异，制药外企还具有两个独特机理。

（1）集体行动的逻辑：利益诉求集中，容易形成政策影响合力。根据集体行动理论的推论：团队规模越小、资源分布越集中，潜在政策影响力越大。制药外企数量少，产品高端且同质性强，利益诉求较为集中。与制药外企相比，国内医药企业数量较多，产品结构分散，其利益诉求不尽一致，难以在政策过程中形成合力，多为单打独斗。加之医药行业政策游说内容主要涉及新药审批、药品定价、医药招标、医保目录、处方管理等专业性较强的议题，公众参与程度较低，制药外企的利益诉求在政策形成中能占有更多权重。

同时情况也在发生变化，葛兰素史克"贿赂门"让我们看到，制药外企的着力点不仅仅局限在政策制定层面，也开始染指具体执行环节，而且寻租行为正在扩散。根据已经公布的案情，葛兰素史克中国公司为达到打开药品销售渠道、提高药品售价等目的，涉嫌向政府部门个别官员、少数医药行业协会和基金会、医院、医生行贿。尤其值得注意的差别是，制药企业在国外的公关对象主要是掌握处方权的医生，但在我国还包括医院管理者以及卫计、物价等政府部门官员，其涉及金额更加巨大，手段也更为多样。

（2）资源禀赋的优势：监管现代化对企业诉求表达提出更高要求。在决策科学化民主化的制度背景下，产业界表达诉求已不再是随机甚至随意的，而必须是基于科学的依据与适当的渠道。国内药企在20世纪90年代初就联合组织起多家医药行业协会，如中国化学制药工业协会、中国医药商业协会、中国医药企业管理协会，其基本以服务会员和影响政府为使命，会员单位多为大中型国有和民营医药企业，以及少数制药外企。令人遗憾的是，由于政策研究能力不足且力量分散，上述行业协会较少发出有影响力的政策声音。

与之形成鲜明对比的是，近年来制药外企频繁资助了药品监管政策制定、法律法规修改完善等方面研究，并通过各类商会协会组织的平台表达诉求。由于美国公司占据半数以上在华制药外企，我们以此作为制药外企影响监管者政策的佐证。从 2000 年起，中国美国商会每年公开发布《白皮书》，集中表达各行业美国在华企业状况及其向政府提出的政策诉求，其中有一章专门论述制药产业。根据《白皮书》提供的信息，制药外企表达政策诉求的对象包括物价、卫计、人社、药监等部门。这种做法有助于制药外企与监管部门建立较为长期的互信与合作，帮助形成政策议程，并在某些关键政策问题上形成相对合理又能反映自身利益的见解。

（四）保障我国药品产业安全的思考和对策

不论是医药卫生体制改革抑或药品监管体制改革，都将是当前乃至今后一段时期我国社会领域改革的重点难点。可以预见，我国在今后一段时期将继续面临药品产业安全和质量安全的双重矛盾。我们应理性看待制药外企在政策过程中的作用。制药外企凭借其资金、技术和管理优势，对我国医药产业的进一步发展具有现实意义。因此我们要发挥制药外企对于提高医药制造业质量管理整体水平的积极作用，并引进吸收其研发技术，从而保障患者对药品的可及性。同时实践也表明，控制他国医药产业已经成为个别发达国家谋求国际政治经济新秩序地位的重要手段。尽管我国医药产业总体产能过剩，我们也必须注意大型医院里卖得最好的是价格高昂的进口药和"原研药"，尽可能消除制药外企带来的负面影响。近年已经出现多次国内产业因个别产品安全问题而集体失去消费者信任，尤其是疫苗等社会关注面广的高风险品种，导致国外同类高价产品疯狂涌入的事件，最终受损的还是国内的每一位消费者利益。因此我们在药品领域面临的不仅仅是质量安全的问题，而是药品产业安全这一战略性问题。建议从促进、监管、引导三个方面入手，保障我国药品产业安全。

（1）更新理念、多管齐下，制定促进国内药企健康发展的产业政策。药品是重要的战略物资，例如抗战期间抗生素的黑市价格就贵比黄金，因此完全依赖进口保障我国药品数量和品种安全是不现实的。各级政府要树立医药是战略性产业而非一般竞争性产业的理念，像重视粮食安全一样对待药品产业安全。以新医药为代表的生物产业是我国七大战略性新兴产业之一应发挥其调整医药产品结构的作用。地方政府在招商引资时应提高医药产业的进入壁垒，避免低水平重复建设。有关部门可制定"模仿创新、自主创新"的时间表，鼓励国内药企兼并重组，提高产业整体素质。国家应采取税收优惠、财政补贴、招标倾斜等政策措施，鼓励国内药企生产廉价普药的积极性，并引导企业通过基本药生产不断扩大市场份额，实现以量取利。与此同时，加大疫苗等特殊药品的战略储备。

（2）建章立制、依法行政，完善各类药企公平竞争的制度环境。要让监管政策具有可预期性，就必须用制度将政策过程固定下来。通过修订《药品管理法》，规范各类药企和利益相关方参与药监政策过程的行为，使其拥有公平表达政策诉求的机会。各级药监部门应建立民主决策机制，加强行政决策前的调查研究工作，建立专家咨询和法律顾问制度，加强对监管者决策行为的监督管理，实行公众参与、专家论证和政府部门决定相结合的行政决策机制。同时明确各类药企和利益相关方参与监管政策过程的权利义务，使其拥有公平合理表达政策诉求的机会，以确保政策不为少数特殊利益所左右。尤其是对于行业影响大、与企业利益密切相关的决策事项，应当公开组织听证会、论证会，广泛听取各方意见。摒弃运动式和随意性执法，尤其要杜绝少数监管人员"与个别企业走得太近，与行业整体离得过远"的情况。唯有如此，才能确保药监政策和执法不具有倾向性。

（3）整合协会、加强引导，提升医药产业的整体素质。在美国，数十家制药巨头组成了药品研究和制造商协会（PhRMA），其主要任务是作为集体参与美国医药政策制定，在每一轮总统大选和重大政策出台中都发挥着重要作用。我国目前有数十家医药行业协会，力量分散且作用不显著。国务院机构改革同时强调优化社会组织管理制度，重点培育、优先发展行业协会商会类社会组织的契机，政府主动"挑选赢家"。整合现有组织，组建大型医药行业协会，提升其理论研究和参与监管部门政策过程的能力，真正代表国内医药企业的利益诉求。这样监管者决策就不容易受单一的制药外企同盟影响，也不必被国内药企千差万别的利益诉求所困。实践中已经出现一些好迹象，全国性的本土医药政策研究机构相继成立，并开展了一些工作，其进一步作用发挥还有待观察。这些做法的目的是使政策游说更加公平，提升产业整体素质，保障我国药品产业安全。

决策科学化的题中之义是加强行政决策前的调查研究工作，建立专家咨询和法律顾问制度，实行公众参与、专家论证和政府部门决定相结合的行政决策机制。良好的监管政策必须权衡公众健康、商业利益和政治需求。医药卫生事业是社会建设的重要内容，药品安全是社会治理的重要方面。社会治理区别于传统行政管理的特征，是治理主体与对象的高度统一。因此，我们若要让监管政策内容更为合理，执行得更为有效，就要跳出过去监管部门的本位主义，用民众、媒体和社会组织等社会主体来制衡产业。同时调动市场效率和社会活力，这或许才是走向科学决策过程的终极理想状态。

第四章

药品安全事件和监管工作的个案观察

导读：保障药品安全是现代政府的基本职责，也是社会治理创新的重要内容。现代药品供应体系极为庞杂，根据产品可划分为药品、医疗器械、化妆品，其中药品又可细分为化学药品、生物制品、中药（民族药）等；根据风险等级可分为普通药品和高风险药品如疫苗、血液制品；根据政策属性可分为基本药物和非基本药物。不同药品的特征和安全风险各不相同，本章将聚焦一类疫苗、二类疫苗、医疗器械、中药四类特定药品品种，对典型药品安全事件和监管工作进行个案观察和深描，以此剖析我国药品安全问题的生成机理。首先介绍我国疫苗供应和监管体系的成就，并围绕乙肝疫苗事件，从产业、社会和监管三个方面探讨其挑战。接着围绕非法经营疫苗系列案件，发现二类疫苗存在三大问题："碎片化"监管体制和全链条风险的矛盾，上游疫苗产业过度竞争与下游接种环节行政垄断，疾控机构角色的内生张力。然后描述医疗器械监管的历史、挑战和出路。最后聚焦我国中药质量安全，从中药材种养、药材市场管理和加工炮制三个环节分析当前中药质量安全的困境。

一、完善我国疫苗供应和监管体系

疫苗是为了预防、控制传染病发生和流行，用于人体预防接种的生物制品。作为保障人体健康和公共卫生的基本产品和重要战略物资，疫苗数量安全和质量安全关乎民众福祉、政府形象、社会稳定乃至国家安全。一个国家的疫苗生产供应、质量监管和免疫规划不可能都一蹴而就，需要经历漫长甚至痛苦的过程。新中国成立以来，疫苗生产供应和质量监管体系取得了长足进步，同时也面临一些挑战。

（一）我国疫苗产业和监管概况

1919 年，北洋政府设立中央防疫处，近代疫苗产业和管理体系在我国逐步兴起。然而旧中国医药工业十分落后，加之连年战乱，政府机构并未发挥应有的监督管理作用。

新中国成立后，医药工业快速发展，国家逐步建立起儿童免疫规划和重大疾病防控亟需疫苗的规模化生产能力，搭建了疫苗研发、生产和质控的关键性技术平台体系。与此同时，卫生药政工作也走上正轨，颁布了制度并建立起机构。最初，政府动员民众种牛痘防天花，并于 20 世纪 60 年代初在全国范围内消灭了天花，较全球根除天花早了十多年。从 1978 年开始，国家有计划地实施预防接种。先是引入针对 6 种疾病的 4 种疫苗（俗称"4 苗防 6 病"），后来经历了 2002 年及 2007 年两次扩大免疫规划（EPI），疫苗品种增加至针对 15 种疾病的 14 类疫苗（俗称"14 苗防 15 病"），全部由国家财政负担、免费接种。

时至今日，我国已成为世界上为数不多的依靠自身力量解决全部免疫规划需求的国家之一，并成为全球最大的疫苗生产国。国内疫苗生产企业总共可生产预防 34 种疾病的 64 种疫苗，品种基本涵盖欧美发达国家上市的疫苗品种。近年来，我国年签发疫苗数量约 10 亿剂次，接种量达到 7 亿剂，国产疫苗占实际接种量的 95% 以上，能完全满足预防接种的需求。

为满足经济社会发展需求，2005 年国务院颁布的《疫苗流通和预防接种管理条例》（以下简称《条例》）将疫苗分为两大类。第一类疫苗由政府免费提供，民众依照规定受种，包括乙肝疫苗、卡介苗等技术相对成熟的 17 个免疫规划品种。作为国家向全民提供的基本公共卫生服务，各级财政分担一类疫苗招标采购、冷链建设、接种服务等费用，并由各省集中招采和配送，以确保公益性。第二类疫苗由民众自愿自费受种，如流感疫苗、狂犬病疫苗等品种，由各级分散采购和自主定价，实行市场化。

疫苗供应体系的建立和完善，为我国传染病防控和人均寿命的持续增长做出了巨大贡献。2000 年，我国实现了无脊髓灰质炎目标。2006 年的监测表明，我国 5 岁以下儿童乙肝表面抗原携带率从 1992 年的 9.7%降至 0.96%，专家估算此举令我国减少近 9000 万儿童感染乙肝病毒。2012 年，我国实现了消除新生儿破伤风的目标。截至 2012 年，全国麻疹、百日咳、流行性脑脊髓膜炎、乙型脑炎等发病率较 1978 年下降 99%以上，连续多年无白喉病例报告。

疫苗监管体系同样不断成熟。在体制方面，目前已形成各级卫生计生行政部门、疾病预防控制中心组织接种单位接种，食品药品监督管理部门实施质量监管，兽医行政主管部门归口负责人兽共患病等兽用疫苗，生物制品企业根据政府计划或市场需求组织生产的立体化工作格局。在机制方面，建立了注册管理、监督检查、生产质量管理规范、疫苗批签发和监督抽检等制度，有力保障了国产疫苗质量安全。2015 年版《中国药典》三部收载疫苗品种 48 个，其中大部分疫苗被世界卫生组织标准和《欧洲药典》收载。

根据国内权威技术专家观点，我国疫苗标准很高，质量水平与欧盟接轨。[①] 在安全性和有效性检测项目方面，我国一些疫苗标准甚至高于欧盟同类产品。2011 年 3 月我国药品监管机构的疫苗监管能力正式获得了世界卫生组织的认可，2014 年我国再次通过世界卫生组织开展的国家监管能力评估。一些疫苗已通过世界卫生组织疫苗预认证，进入国际采购目录，并被世卫组织采购广泛用于非洲国家传染疾病防治。特别是在 2016 年非法经营疫苗系列案件中，世卫组织明确

---

① 陈融雪. 疫苗安全吗？瞭望东方周刊，2014，5.

表示中国扩大免疫规划使用的疫苗是安全有效的，且通过接种疫苗已经消灭了脊髓灰质炎和新生儿破伤风，并使中国的疫苗可预防疾病处于较低的水平。世卫组织鼓励中国的父母继续通过常规的预防接种来保护儿童免受疫苗可预防疾病的伤害。① 世界卫生组织还希望质量稳定产能充足的中国疫苗产品尽快进入国际市场并参与国际竞争，为全球疾病预防接种提供支持。

（二）乙肝疫苗事件反映的深层次问题

在肯定成绩的同时，必须看到疫苗体系面临的挑战。近年来，我国接连发生几起有影响力的疫苗事件，主要有 2005 年安徽泗县甲肝疫苗事件、2009 年大连狂犬疫苗事件、2010 年山西疫苗事件、2010 年麻疹疫苗事件、2013 年乙肝疫苗事件以及 2016 年非法经营疫苗系列案件。在高速经济转轨和社会转型中，如何充分权衡公共健康、产业发展、疫苗安全和舆论监督等利益，进一步完善我国疫苗生产供应和质量监管体系，成为一个急迫而深刻的命题。

2013 年 12 月 11 日至 2014 年初，媒体报道了新生儿接种乙肝疫苗后出现重症和死亡的问题。食品药品监管总局、卫生计生委立即启动联合处置工作机制。本着公众健康利益高于一切的原则，两部门根据监测信息于 2013 年 12 月 20 日停止相关疫苗使用，及时组织了现场检查和检验，并对病例进行分析。在事件处置过程中，两个部门又于 2013 年 12 月 24 日和 2014 年 1 月 3 日两次召开新闻通气会，向媒体通报已经掌握的信息。在此基础上，不断向社会发布正面信息，请专家公开进行科普和解读，最大限度消除社会误解。

后续调查表明，有关疫苗质量全部合格，死亡病例与接种疫苗无关。事件最初源于医患纠纷，在媒体助推下不断升级，应定性为一起由于媒

---

① 国家食品药品监督管理总局．世卫组织回应中国疫苗事件．新华网，http://news. xinhuanet. com/politics/2016-03-22/c_ 128823510. htm，2016-03-22.

体不当报道引发舆论集中关注的媒体公共事件。然而事件造成了严重负面影响，和药品领域其他政策类似，似乎出现一个"没有赢家"的结局：各地免疫规划接种率下降，国内疫苗企业遭受重创，政府公信力受损，媒体也仅是短暂博得了眼球。越来越多民众不信任国产疫苗，转而选择进口疫苗，有的甚至到香港等地接种疫苗。那么，如何剖析事件反映的深层次问题，怎样防止此类事件再次发生呢？

1. 媒体缺乏科学精神对待科学问题

免疫规划接种的对象是健康的婴幼儿，接种数量极大，涉及群体特别敏感，社会矛盾燃点较低。由于疫苗质量受到全社会高度关注，一旦媒体报道出现偏差，容易形成社会共识，引发社会不稳定。媒体对此次事件升级起到"导火线"和"助燃剂"作用，一方面对乙肝疫苗社会效益选择性忽视，另一方面对尚未查明的疑似病例选择性热议，在权威部门得出检查结论前就进行"媒体审判"。

原卫生部《预防接种工作规范》规定，与预防接种异常反应（Adverse Event Following Immunization，AEFI）相关的诊断，应由县级以上预防接种异常反应诊断小组做出。任何医疗单位或个人均不得做出预防接种异常反应诊断。然而，少数媒体肆意给疫苗贴上"问题"标签、定性婴儿死亡与接种疫苗有关，违反上述规定。具体而言，一是简单用婴儿死亡病例中各因素时间顺序代替真正的因果关系。二是混淆疫苗质量安全和预防接种异常反应。三是将企业因未通过新版 GMP 认证停产与本次事件无端联系在一起。此外，个别媒体还对相关企业进行"人肉搜索"，并大肆炒作家属情绪。这种违背科学准则的报道在新媒体传播下持续放大，使普通的预防接种异常反应事件发酵为全社会关注的新闻事件，进而引发了国产疫苗信任危机，扭曲了监管部门自主决策，加剧了本就紧张的医患矛盾。[①]

---

① 胡颖廉. 我国疫苗供应和监管体系现状及完善对策. 中国药物评价，2014，3：175-179.

2. 疫苗产业基础总体薄弱

上文反复提及，政府监管是市场机制的补充而非替代，有效的监管政策通常以强大的产业基础为支撑，离开产业谈质量无异于空中楼阁。疫苗行业的市场集中度很高，英国葛兰素史克、法国赛诺菲巴斯德、美国默克、美国辉瑞（惠氏）和瑞士诺华五大跨国疫苗生产企业占据了全球80%市场份额，产品以先进的联合疫苗为主，并开始用基因技术研发新型疫苗。

相比之下，我国在疫苗研发的创新性、品种的多样性、生产技术的先进性以及国际认证的成熟性等方面仍有差距。2014年，国内有多达41家疫苗生产企业，市场集中度偏低，企业规模化、集约化程度不高，产业素质有待提高。我国最大的疫苗生产企业中国生物技术集团公司占全球市场份额不及一些跨国药企的十分之一，如表26所示。尤其是在二类疫苗领域，国有、民营和外资企业呈现三分市场份额、过度竞争的惨烈"混战"局面。在严格的价格管制和疾控机构对疫苗销售的行政垄断下，企业利润空间被大幅压缩，甚至出现亏损，如表27所示。在总体不优的产业结构中，企业改造生产工艺以实现优质优价的积极性不高，更多是通过低价优势获取市场份额以求得生存。

根据业内评估，尽管国产乙肝疫苗等一些免疫规划品种质量已达到或接近国际水平，但狂犬疫苗等二类疫苗质量客观上还有待提高。需要强调的是，国内外疫苗质量差异不在于质量水平本身，而是生产工艺。与此同时，国内在产的疫苗90%是单价疫苗和传统品种。由于联合用苗较少，我国新生儿每年需接种约20剂疫苗，数量远高于国外。接种剂数越多，发生异常反应的概率当然也就越高。产业基础成为决定我国疫苗质量水平的根本因素。

表 26　2011 年全球某品种疫苗各企业销售情况

排名	疫苗企业	占全球市场份额
1	葛兰素史克	24%
2	赛诺菲巴斯德	20%
3	默克	15%
4	辉瑞（惠氏）	12%
5	诺华	10%
6	中国生物技术集团	2%

资料来源：中国生物技术股份有限公司：《中国疫苗产业现状及相关问题研究报告》，2014 年 1 月 7 日。

表 27　2013 年我国一类疫苗盈利情况统计

通用名	计量单位	利润率（%）
冻干甲型肝炎减毒活疫苗	支	−35.4%
重组乙型肝炎疫苗（酵母）	支	−34.4%
乙型脑炎减毒活疫苗	支	6.5%
吸附无细胞百白破联合疫苗	支	−5.8%
吸附白喉破伤风联合疫苗	支	−21.5%
吸附白喉破伤风联合疫苗	支	−29.7%
双价肾综合征出血热灭活疫苗（地鼠肾细胞）	支	−105.0%
皮内注射用卡介苗	支	−8.8%
麻腮风联合减毒活疫苗	支	53.5%
麻疹减毒活疫苗	支	−24.5%
麻疹、风疹联合减毒活疫苗	支	25.6%
脊髓灰质炎减毒活疫苗糖丸（人二倍体细胞）	粒	36.0%
钩端螺旋体疫苗	支	−23.7%
A 群脑膜炎球菌多糖疫苗	支	−84.8%
A 群 C 群脑膜炎球菌多糖疫苗	瓶	−39.4%

资料来源：中国生物技术股份有限公司：《中国疫苗产业现状及相关问题研究报告》，2014 年 1 月 7 日。

3. 质量安全恐慌升级为公共安全问题

各国经验表明，一旦民众接种疫苗的信心动摇，将给公共卫生体系带来灾难性影响。例如在 1974 年，英国因媒体持续报道接种百日咳疫苗后发生的不良反应，接种率从 81% 大幅下降到 31%，疫情流行随之而来，发病率上升了 200 倍。在乙肝疫苗事件中，媒体违背科学准则的报道在社交媒体传播下持续放大，使一起尚未有定论的媒体事件发酵为全社会关注的公共安全事件，进而引发了国产疫苗信任危机，影响到本就复杂的医药卫生体制改革。

这其中最令人担忧的是质量安全恐慌将升级为公共安全问题。近年来我国接连发生数起有影响力的疫苗事件，几乎每次事件后都会出现疫苗接种率下降的情况。例如乙肝疫苗事件发生后，国家卫计委对 10 个省份开展监测，发现一个月内全国乙肝疫苗接种率下降了 30%，其余 13 种国家免疫规划疫苗接种率下降 15%。① 又如山东疫苗案件早在 2016 年初即向社会公布，起先并未引起广泛关注，个别媒体的后续报道对事件升级起到推波助澜的作用。若这一情况反复上演，我国婴幼儿的各种传染病发病率很可能出现回潮。随着婴儿死亡率上升，几代人用心血构筑的免疫规划体系将毁于一旦。同时根据有关机构所做的舆论热词研究，"进口""上市公司""股票"等名词与"非法疫苗""不良反应""死亡病例"等热词一道，也出现在乙肝疫苗事件中。② 尽管尚不掌握更为直接的证据，但不排除事件背后隐藏着舆论推手和复杂的商业博弈。抹黑国产疫苗质量将阻碍我国疫苗"走出去"战略和医药产业供给侧结构性改革，影响国际社会对我国免疫规划事业评价，最终危及国家战略安全。

4. 民众个体无力抵御预防接种异常反应风险

现代科技是一把双刃剑。即便技术不断进步，疫苗质量完全合格，其异常反应风险也只能被削减，无法被彻底消除。政府能够做的，是确保不必要的风险已经被排除，即疫苗没有质量问题，同时接种过程符合

---

① 中国疾控中心. 乙肝疫苗调查进展媒体通气会文字实录. 中国疾病预防与控制中心网站，http://www.chinacdc.cn/jdydc/201401/t20140103_92198.html，2014-01-03.
② 清华大学国际传播中心. 深圳康泰乙肝疫苗事件舆情分析报告. 2014-01-06.

规范。即便如此，有时还会出现随机死亡病例，日本将这种现象称为"恶魔抽签"。原子化的个体和家庭在风险面前是脆弱的，由于谁也无法预测合格疫苗接种的风险概率会落到谁身上，国家就要主动承担起预防和救济上述损害的责任。因此，一些发达国家建立了较为健全疫苗异常反应损害赔偿和补偿机制。日本法律规定多方募集捐款成立基金会，向受损害人给予补偿。[①] 美国 1986 年《国家儿童疫苗损害法案》规定受害者最高可获得 25 万美元救济。瑞典则将受害者精神补偿纳入补偿标准。

相比而言，我国 2005 年版《疫苗流通和预防接种管理条例》相关规定还不健全。一是补偿资金来源渠道单一。一类和二类疫苗引发的异常反应分别由省级财政部门和疫苗生产企业承担，由于资金有限，受害者往往难以获得符合心理预期的补偿。二是补偿标准存在地区间差异。广东按照城乡居民年度消费支出的若干倍进行补偿，湖南按照伤残等级规定补偿一次性最高限额，四川则结合伤残等级标准得出伤残系数乘以该年度当地城乡人均可支配收入，这就容易造成不同地区"同命不同价""同伤不同价"的不公平局面。[②] 三是补偿程序繁琐。以一类疫苗为例，通常由受害者提出要求，医疗鉴定机构出具意见，卫生行政部门提出申请，财政部门核实和拨付。大部分省份没有明确每个步骤的办理时限，办理流程很长。大部分省份没有明确每个步骤的办理时限，办理流程很长。四是补偿方式以一次性为主，缺乏对受害者后续可持续救助与支持。这些因素加大了处理疫苗接种异常反应病例的难度。因而在乙肝疫苗事件中，基层医疗机构没有在第一时间化解纠纷，致使矛盾不断扩散和上交。

---

① 杜仪方.."恶魔抽签"的赔偿与补偿——日本预防接种损害中的国家责任.法学家，2011，1：154-162，180.

② 袁端端，蒋昕捷，汪韬.下一次疫苗事件，我们该避免什么——乙肝疫苗风波的冲突和反思.南方周末，2014-02-06.

（三）全方位提升疫苗供应和质量保障水平

食品药品安全是"产"出来的，也是"管"出来的，某种意义上还是"用"出来的。药品安全从来都不是单纯的技术命题，而具有深刻的经济社会背景，是产业、政府和社会相互协作的结果。疫苗是特殊的药品，影响其质量安全的因素当然符合药品安全的一般规律。要重构政府、市场和社会关系，建议从优化产业结构，做好风险沟通，建立监管长效机制等方面入手，进一步促进我国疫苗产业发展，全方位提升疫苗数量安全和质量安全保障水平。

1. 经济政策与监管政策合力助推疫苗产业升级

从产业角度提升疫苗质量保障水平，一靠改进生产技术，二靠减少接种剂数。免疫规划接种是国家财政负担的免费项目，由政府信誉担保。应加快实施 2011 年由发展改革委、食品药品监管局等部门联合出台的《疫苗供应体系建设规划》，一张蓝图干到底。政府有责任建立疫苗研究开发支持体系，采取"渐进改造老苗，提倡联合疫苗，鼓励研发新苗"的策略，提高准入门槛，促进行业洗牌，优化产业素质。建议由食药监管和卫生计生部门牵头，发改、财政、工信和科技等部门参与，建立经常性沟通协商机制，解决疫苗产业升级中的政策问题。对于二类疫苗，要坚持市场化道路和更好发挥政府作用。

这其中，尤其要改进疫苗价格形成和招标采购机制，适度引入优质优价、同质同价、竞争择价原则，而不是一味压低疫苗价格。免疫规划疫苗的需求量是根据出生人口数和国家免疫规划程序测算的，数量较为稳定。建议在条件允许的地方，适当降低目前各省每年 1 次招标的频率，给企业以稳定市场预期。而疫苗的生产周期长且有效期短，延长采购期有利于组织生产、有计划供应、减少报损，事实上这也是国际疫苗采购的惯例。在条件成熟时，一类疫苗可探索实行统购统销和定点生产。同时增加国家疫苗实物储备量，以应对紧急疫情处理。

2. 通过有效风险沟通传递科学信息

监管部门要主动、客观、科学地开展风险沟通并对接媒体，降低社会对疫苗风险的非理性恐慌。尝试建立专业评论员制度，既能够就专业问题迅速做出分析，又能很好与民众进行交流意见的领袖，用民众乐于接受的话语高效传递正能量的科学事实。

新闻学里有一个"脱敏效应"理论，指的是平时经常性地发布敏感程度高的信息，危机事件发生时民众就不会对该现象表现出过度恐慌。因此可以适当形式定期向社会公开预防接种异常反应监测分析报告，时刻提醒公众疫苗风险是客观存在的。同时可引入监管影响评价（Regulatory Impact Assessment），这是发达国家判断一项监管行为是否具有合法性的主要标准。监管部门可以考虑通过媒体将诸如非法疫苗案件处置过程和决策方法向民众公布。尤其是建立一套科学指标，从而避免在采取紧急措施时引发不必要的猜忌。例如在一定时间段内，当某种免疫接种严重异常反应病例达到一定数量，分布地区和涉及产品批次达到一定程度，监管部门就应该采取部分停用、全部停用的举措。实际上，这一思路同样可用于药品监管政策出台的前置条件，通过综合测算政策对产业、社会、监管的成本收益，来科学决策政策出台的内容和时机。

此外媒体具有自我纠错功能，通过科学引导和理性讨论，不实信息通常能逼近事实。因此既不能纵容个别媒体进行"妖魔化"报道，也不要一刀切下禁令。建议有关部门在今后应对类似事件时加大正面宣传力度，谨慎使用"疑似""问题"等非科学术语，因为科学上未知就是未知，已知就是已知，不确定情况下则用记录到的事件发生频次估算概率。此外，从行业自律角度要提高媒体记者的媒介素养，通过交互式的培训普及食药安全知识，科学理性的开展宣传报道。

3. 协同建立疫苗质量保障长效机制

疫苗是特殊的药品，影响其质量安全的因素当然符合药品安全的一般规律。我们不能仅仅依靠运动式执法或危机事件来给监管体系"打补丁"，而应当建立起疫苗质量保障的长效机制，做到"既要下猛药，更要重长效"。

首先，疫苗质量是产出来的。企业要切实履行疫苗质量第一责任人义务，严格遵守质量管理规范并自觉改进工艺，从源头上把好产品质量关。其次，疫苗质量也是管出来的。监管部门要做"市场的警察"而不是"企业的保姆"，用最严谨的标准、最严格的监管、最严厉的处罚和最严肃的问责确保疫苗质量。要加强监管能力，有必要全面提高疫苗国家标准，健全不良反应监测体系，尤其是建立一支人员齐备、素质较高的疫苗质量职业化检查队伍。这一问题在后续非法经营疫苗系列案件中都有所体现，因而显得尤为重要。最后，疫苗质量还是用出来的。国外经验表明，疫苗接种前专业人士对接种者进行的风险教育十分重要，其直接关系到异常反应的发生概率。据中国疾控中心统计，偏远县城和乡镇预防接种严重异常反应率显著高于大城市，说明接种水平与异常反应有关。要把电子监管延伸到疫苗使用环节，解决疫苗全链条质量保障的"最后一公里"问题。各级卫生计生部门要与食药监管部门加强协作，医疗机构要有担当意识，第一时间把问题解决在基层，而不是坐视矛盾扩散和上交。

4. 完善预防接种异常反应补偿机制

预防接种异常反应的受害者为全社会进步付出了巨大代价，他们理应获得合理补偿。然而，预防接种异常反应是合格疫苗在实施规范接种过程中或者之后造成的损害。由于疫苗本身是合格的，接种操作也是规范的，相关各方均无过错，只是由于接种个体特殊原因导致损害发生。在这种情况下，预防接种异常反应补偿就难以适用民法赔偿规则，因此国家为了弥补这些特殊个体的损失，必须建立具有社会保障和救济性质的补偿机制。现阶段，我们必须从法律层面完善补偿机制，使之成为社会矛盾的"减震带"。

（1）扩展补偿资金来源渠道。预防接种异常反应的风险具有社会性，其本质决定了其在补偿过程中不能依靠单一的来源渠道。除现有财政资金和企业补偿外，应鼓励医保基金、民政救济、商业保险和慈善机构共同参与，构建多元化的风险成本分摊机制。

（2）建立统一的国家补偿最低标准。避免各地补偿水平不一致，鼓励有条件的地区适当提高补偿标准，逐步将精神补偿纳入标准，并考虑给予受害者荣誉地位。

（3）科学化补偿程序。明确各环节办理工作时限，争取在最短的时间内完成补偿。同时培育并引入权威第三方机构，提升死亡病例检验鉴定的公信力。建议只要在科学认定有可能是因为预防接种异常反应而导致接种者受害时，即可先行启动补偿程序。也可以考虑先通过医疗机构或者医保部门先行垫付相关医疗费、残疾用具费、伤残鉴定费等应急性支出，以解受害者燃眉之急，然后再开始正式的补偿申请程序。

（4）扩大一次性补偿之外的可持续救济机制，让受害者或其家庭重拾生活信心并融入社会。

中国人的针筒里一定要装自己的安全疫苗。在 2009 年甲型 H1N1 流感肆虐期间，某跨国药企拒绝向我国出售预防和治疗甲流的特效药达菲，教训极为深刻。作为一个拥有超过 13 亿人口的大国，中国的疫苗供应和质量保障必须牢牢掌握在自己手上。[①] 现代疫苗安全风险具有社会性，过去我们在防范风险和应对突发事件时，过多依赖监管部门单一主体和传统行政手段，尚未形成政府、市场和社会良性互动的共治格局。由此可见，药品安全是产出来的，也是管出来的，还是用出来的，要重构政府、市场和社会关系，用社会共治全方位提升疫苗质量保障水平。

---

① 胡颖廉. 中国人的针筒里要装自己的安全疫苗. 南方周末. 2014-01-22.

二、行政吸纳市场的进一步思考

正如前文所说,作为预防控制传染病最经济、最有效的药品,疫苗质量安全关乎身体健康、公共卫生和社会稳定,具有重大战略意义。也正由于疫苗与民众利益的关系最紧密,我们有必要对其加以更多关注。

新中国疫苗产业发展和监管体系建设取得了巨大成就。为保障疫苗安全,我国建立起批签发、药品电子监管码等监管制度。然而严格的监管制度并未有效防范疫苗安全事件。尤其是在 2016 年山东非法经营疫苗系列案件中,不法分子在未取得药品经营许可证资质、不具备储存、运输等经营条件的情况下,长期非法经营二类疫苗,引起全社会广泛关注。那么疫苗安全问题的成因是什么? 本节将按照文献框架-实证分析-理论归因-对策建议的逻辑思路,回答上述命题。

(一)疫苗安全的已有探讨和理论框架

本书第一章已经系统分析了当前我国药品安全问题的成因。疫苗安全遵循药品领域一般规律,并具有独特性。研究根据从宏观到微观、从面上到焦点的顺序,分层次梳理相关文献。①药品监管基础理论。监管是政府依据规则对市场主体行为进行引导和限制。现代药品监管政策糅合了公众健康、商业利益、科学知识和政治因素等多元价值。发达国家经验表明,强大的产业与强大的监管互为支撑。① 然而我国药品质量安全的产业基础薄弱,监管基础制度建设的瓶颈也难以培育优质监管。如本章上一节所述,我国疫苗产业基础总体薄弱,其产业结构"多、小、

---

① Margret Hamburg, How Smart Regulation Supports Public Health and Private Enterprise. http://www.commonwealthclub.org/events/2012-02-06/margaret-hamburg-fda-chief-special-event-luncheon.

散"的特征表现得尤为明显。②医药供应体系对药品安全的影响。研究显示，公立医疗机构在药品零售环节上的进货、销售双向垄断地位是导致药价虚高的根本原因，进而制约药品质量水平提升。[①] 作为特殊药品，我国法律规定疫苗必须由医疗卫生机构接种，同样深度嵌入医药卫生体制。③疫苗体系本身的缺陷。有学者选取风险沟通、异常反应补偿、产业基础等视角分析我国疫苗供应和监管体系的挑战，提出用多元共治全方位提升疫苗安全保障水平。也有研究在分析人力资源、信息共享、政策回应性等监管能力基础上，提出构建疫苗全过程监管制度。[②]

上述研究路径表明，疫苗安全既受到社会发展水平深层次"本"的制约，又有产业结构、技术进步等"产"的因素，还面临法规体制、监管能力、机制设计等"管"的不足，这些都可能影响监管者、企业、医疗卫生机构的理念和行为，进而决定疫苗质量安全。因此我们需要引入具有包容性的分析框架。

整体治理（holistic governance）强调制度化、经常化和有效跨界合作以增进公共价值。一般认为，整体治理是指通过横向与纵向协调的价值和行动，以实现预期利益的治理模式。其内涵包括排除相互破坏的政策情形，消除政策抵触和利用稀缺资源，促使同一政策领域中各利益相关方团结协作，为公众递送无缝隙服务。[③] 整体治理的外延十分广泛，涉及各层级政府之间、政府各部门之间、不同政策领域之间、公共部门与私人组织之间。

该理论假设符合我国疫苗供应和监管体系的实践。①价值理念的冲突。整体治理强调从科层式管控向多中心协同治理转变，科学划分监管部门、企业和社会第三方的权责边界，权衡疫苗产业市场化和免疫规划公益性之间的关系。②组织结构的张力。各级纵向事权划分和各部门横向职能必须与政策目标相符，监管资源配置与疫苗安全风险分布相兼容，

---

① 朱恒鹏. 医疗体制弊端与药品定价扭曲. 中国社会科学, 2007, 4: 89-103.

② 宋华琳. 推进我国疫苗监管制度的法律改革. 中国党政干部论坛, 2016, 5: 74-76.

③ Pollitt, Christopher. Joint-up Government: A Survey. *Political Studies Review*, 2003, 1 (1): 34-49.

产业基础与监管能力匹配，公私部门之间有机整合。③政策工具的有效，具体包括政策机制设计和技术支撑。一方面疫苗财政投入、招标定价、产业政策等机制设计必须功能耦合，构建无缝隙的制度体系；另一方面完善追溯体系、信息化等技术支撑，从而有效递送监管公共服务，如图23所示。

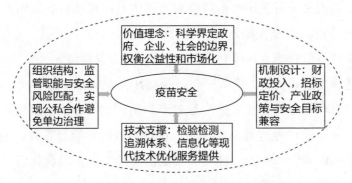

图23 疫苗安全整体治理框架

（二）监管、产业和接种：疫苗安全的焦点案例分析

如上文所述，我国疫苗产业链条分为生产、流通和预防接种三大环节，主要涉及药监部门、卫生部门、疫苗生产经营企业、疾控机构、接种单位等主体。然而理应分段把关的疫苗质量安全，却在现实中层层失守。

1. "碎片化"监管体制与全链条风险的结构冲突

1998年国务院组建国家药品监督管理局，标志着我国现代药品监管体系的确立。受历史惯性影响，药品安全呈现分段监管的"碎片化"体制，这在疫苗领域表现得尤为明显。2005年《疫苗流通和预防接种管理条例》第7条规定，药监部门负责疫苗的质量和流通的监督管理工作。卫生部门负责预防接种的监督管理工作，对医疗卫生机构采购和分发疫苗的情况进行监督检查。此外工商、税务等部门也依据各自职能参与到监管过程中，公安机关负责打击非法经营等犯罪行为。疫苗监管体系如表 28 所示。

表 28　2005 年《疫苗流通和预防接种管理条例》确立的疫苗监管体系

环节	监管部门	监管对象	政策手段
生产	药监部门	疫苗生产企业	行政许可、GMP、日常检查、批签发
流通	药监部门	有疫苗经营资质的药品批发企业	行政许可、GSP、日常检查、抽样检验
	工商部门		资质核查
预防接种	卫生部门	疾控机构、医院、乡镇卫生院、社区卫生服务中心	监督检查疫苗采购和分发，监督指导疫苗接种
	药监部门		抽样检验

资料来源：作者整理。

2006 年 1 月 1 日起，每批疫苗制品出厂上市前都由药监部门进行强制性检验和审核，即批签发。尽管严格的上市前监管制度有效防范了研发和生产环节疫苗质量风险，但监管政策链条缺乏一致性。在流通环节，法律对药品批发企业经营疫苗有专门要求，但对挂靠批发企业的业务员（即疫苗贩子）规定模糊。更为严重的是，药监部门仅对疫苗在储存、运输、供应、销售等环节中的质量进行监督检查，其监管行为止步于流通领域。

在预防接种环节，药监部门无权对疾控机构、接种单位开展行政许可和日常监管，因此其依法不掌握疫苗购销和分发情况。换言之，一旦疫苗进入接种环节，药监部门仅剩抽样检验手段监管疫苗质量，但无法监管接种行为本身。同时疾控业务具有高度专业性和封闭性，药监部门在实践中很难有效开展工作。例如药品电子监管码与疾控机构自建的信息网络不兼容，不同地区预防接种信息互不相同，无法实现产品全链条追溯；又如个别疾控机构以"影响疫情"为由，阻挠药监部门执法。于是，单环节职权与全链条风险产生结构性冲突。以至于国家食药监管总局负责人公开承认，"山东问题疫苗事件的发生说明在流通过程中确实还存在漏洞，有待完善"。[1] 长时间大量的疫苗流入非法渠道，监管部门没有及时发现，说明监管工作中还存在一些漏洞。一些违法企业虚构购销

---

① 国家食药总局：《博鳌药审论坛 吴浈副局长回应疫苗事件称"将彻查到底"．国家食品药品监督管理总局网站，http://www.cfda.gov.cn/WS01/CL0051/148260.html，2016-03-24．

流向，查实一个企业的违法犯罪事实需要延伸检查上下游多家企业，有的还涉及跨区域配合，增加了监管的难度。

受监管资源硬约束，监管体制的"碎片化"效应被持续放大。由于历次食药监管体制改革均未能妥善解决疾控专业技术人员划转问题，目前全国有药品检查资质的监管人员不足 500 人。加之近几年机构改革也对基层监管带来一定影响，监管能力与产业规模之间的结构性矛盾十分突出。有限的监管力量和专业水平使得监管者难以覆盖疫苗全生命周期。加之监管资源分布不均，一些地方监管基础设施薄弱，导致大部分非法疫苗流向农村偏远地区诊所或接种点。卫生部门同样面临监管对象庞大和监管资源不足的矛盾。全国现有 3478 个疾控中心，依法监督指导 20 多万家疫苗接种单位（如妇幼保健院、基层接种点），农村地区分散接种模式加大了体系复杂性，国家卫计委有关负责人公开表示"监管难度比较大"。① 与此同时，《疫苗流通和预防接种管理条例》规定违法行为的最高法律责任为开除，监管缺乏震慑力。因此运动型整治而非长效机制成为必然选择，如 2014 年下半年国家卫计委集中开展上述条例落实情况监督检查，覆盖全国 14 万家接种单位。

与此同时，药监部门习惯于把更多资源投入到传统意义上风险集中的药品研发和生产环节，中间地带则一直处于监管薄弱状态。2012 年"铬含量超标胶囊事件"就凸显药品辅料监管缺失，非法疫苗案件则反映出储存和运输环节的监管漏洞。尽管药品 GSP 对包括疫苗冷链和运输都有明确要求，但由于现代医药物流业迅速发展以及互联网药品经营的兴起，加之疫苗储运环节流动性强，产品数量多，客观上加大了监管难度，造成非法疫苗能够长时间脱离冷链储运。而疫苗贩子为规避质量安全风险，也尽可能选择对冷链要求不敏感的临近效期疫苗。作为合法企业生产的合格产品，即便储存运输条件不达标以及接种效果不好，出现安全

---

① 国家食品药品监督管理总局，国家卫生计生委，公安部. 联合通报非法经营疫苗案调查处置进展情况. 中国网，http：//www. china. com. cn/zhibo/2016－03－24/content＿38104875. htm，2016－03－24.

问题概率也较低，导致问题长时间隐藏。

2. 疫苗产业：徘徊于过度竞争与行政垄断之间

疫苗产业属于高新技术产业，市场集中度极高。如本章第一节所述，葛兰素史克等五大跨国疫苗生产巨头占据了全球 80% 市场份额。目前我国一类疫苗市场份额主要由国有大型企业占据，然后经由省级疾控机构统一采购和配送，在体制内完成从生产到接种的产业链闭环。二类疫苗市场集中度偏低，企业规模化和集约化程度不高。2015 年全国实有 33 家二类疫苗生产企业，国有、民营和外资企业分别占据总值约百亿元市场份额的 19%、63%、18%。同时上千家具有疫苗定点经营资质的药品批发企业充斥流通领域。

在过度竞争格局下，疫苗利润空间狭窄，企业改造生产工艺以实现优质优价的激励不足，更注重产品销量而非创新。上文已说明，与发达国家先进的多联多价疫苗和基因研发技术不同，国产疫苗的 90% 属于单价苗和传统品种，产业基础系统性薄弱。由于联合用苗少，我国新生儿每年需接种约 20 剂疫苗，数量远多于国外。当疫苗异常反应风险概率一定时，接种剂数越多意味着发生问题频次越高。

由于疫苗接种全部在医疗卫生机构进行，掌握疫苗采购和分发的疾控系统拥有买方市场地位。为推动产业健康发展，《疫苗流通和预防接种管理条例》规定二类疫苗可在药品生产批发企业、疾控机构、接种单位之间交易，同时省级疾控机构不得直接向接种单位销售疫苗。然而市场化疫苗流通体系并未真正建立，疫苗流通领域事实上的行政垄断与生产环节过度竞争形成结构性矛盾，市场机制基本不起作用。一般药品批发企业面临回款时间长、利润率偏低等问题，实际从事疫苗经营的企业多与疾控系统存在某些关联。作者通过企业工商注册系统查询了若干有疫苗经营资质的药品批发企业，发现一些名称中带有"卫"（卫生）、"防"（防疫站）等字样，如某省卫防生物制品供应中心、某市华卫时代医药生物技术有限公司等。在此次案件中，媒体公开报道了涉案的某市疾控中心生物制品科负责人为疫苗经营企业股东。① 对业内人士的访谈也印证了这一点:"二类疫苗不走招标,普通药企根本无法涉足,因为没有销售渠道。"

在逐利动机下,批发企业、接种单位大量购销二类疫苗。但自费的二类疫苗具有区域性、季节性、个体性特征,其接种量难以精确预测,于是产生临近效期疫苗。为避免疫苗过期造成的经济损失,一些疫苗接种单位与疫苗贩子和批发企业长期勾结,将容易在最终消费环节出现库存积压的疫苗在临近有效期结束时低价甩卖,再由贩子通过租借批发企业资质、虚构购销流向的方式销售到有需求的地区和单位,并用现金结算方式以隐蔽违法行为。在此次披露的案情中,疫苗贩子就伙同批发企业、疾控机构、接种单位"内部人"恶意篡改数据并伪造进货和销售记录。疫苗贩子能够在全国范围内有效调配临期疫苗,说明正式市场机制和正常价格信号失灵。同时由于接种第二类疫苗引起预防接种异常反应的补偿费用由相关生产企业承担,因此接种单位敢于大肆购入临期疫苗而无须承担责任。但由于补偿资金来源渠道单一、标准偏低且存在地区间差异,"恶魔抽签"式异常反应引发涉苗上访等诸多社会矛盾。

3. 公益还是营利: 疾控机构的角色张力

疾控机构就是过去的卫生防疫站,2003 年"非典"疫情后一分为二,演变为疾控中心和卫生监督所,前者负责科研等工作,后者负责监督执法。应当承认,各国疾病预防控制机构都面临预算约束的困境。② 作为卫生部门所属事业单位,我国疾控机构同样存在公共服务职能与资源能力不匹配的矛盾。20 世纪 80 年代以前,卫生防疫经费由预算全额保障。1986 年卫生防疫体系改革后,财政拨款大幅减少。为缓解人员工资和工作经费短缺困境,卫生部、国家物价局、财政部于 1988 年联合发布《全国卫生防疫防治机构收费暂行办法的通知》,允许防疫机构依靠体检、灭

---

① 王睿. 西安疾控中心工作人员涉山东疫苗案. 财经,2016-04-01.
② [美] 伊丽莎白,伊瑟莉姬. 健康的哨兵——美国疾病预防控制中心的历史. 李立明,颜江瑛,译. 中国协和医科大学出版社,2005:11.

鼠、杀虫、检验、接种等有偿服务自筹经费。如著名的"枪手"牌杀虫剂就是当年河北省防疫站为了创收而开发的一个项目，后来因市场化运作较好而大获成功。

"非典"疫情后，政府加大了疾控经费投入力度，但依然无法满足实际工作需要。作者在调研中了解到，一些地方由于财力约束并未落实国家关于加强疾控机构能力建设的要求，以学历、专业等要素抬高准入门槛，使得基层疾控空编问题严重。根据《中国卫生和计划生育统计年鉴》数据，2014 年底全国疾控系统共有在编人员 193196 人，数量更为庞大的编外人员承担了繁重工作。以河北省某县级疾控中心为例，50 名在岗人员中仅 12 名有正式编制。①

免疫规划主要为地方事权，财力较弱的地区难以全额保障。卫生部曾对全国 20 多个省份有关疫苗监督管理条例落实情况开展调查，全国 44% 县并未按条例要求落实基层从事预防接种工作人员的补助经费，其中有 448 个县政府取消了预防接种收费，但补助经费并未落实。② 通过分析 2014 年全国各省、地（市）、区、县各级疾病预防控制机构的经费收入情况可发现，疾控机构人均财政补助收入逐步下降，医疗收入、事业收入等非财政补助收入占比不断提升，如表 29 所示。可见越是基层疾控机构，其"创收"压力越大。

表 29　2014 年地方各级疾控机构收入情况　　　　单位：万元

层级	总收入	人均财政补助收入	非财政补助收入占比
省属	818717	40.99	16.64%
地级市（地区）属	1415011	22.79	23.85%
县级市（区）属	1284308	15.11	25.32%
县属	1187134	9.63	32.79%

资料来源：《2015 中国卫生和计划生育统计年鉴》。

---

① 王蔚佳，马晓华．揭秘二类疫苗灰色利益链．第一财经日报，2016-03-24.
② 刘颖．试论政府在公共卫生领域良好治理的实现．中国卫生事业管理，2007，6：379、381.

习近平总书记在全国卫生与健康大会讲话中指出，要正确处理政府和市场关系，在基本医疗卫生服务领域政府要有作为，在非基本医疗卫生服务领域市场有活力。因此公益性的一类疫苗接种率关乎地方政府政绩，而二类疫苗的性质介于公共卫生事业与个体健康行为之间，情况极为复杂。财政补助不足的疾控机构需要在基本医疗卫生服务政绩、疫苗接种收益和医疗安全等目标之间寻求均衡点，逐渐形成"以二类补一类"的做法，与公立医院"以药补医"机制类似。在政策实践中，许多地方强制要求二类疫苗由县级疾控机构向接种单位供应。换言之，县级疾控作为分销者向疫苗生产经营企业订货，只是在账面上当了一道"二传手"，货源仍在企业仓库中，配送也须由后者负责，从中赚取的差价营利可达 10%~30%。① 当终端售价一定时，疾控的理性选择是大量购入低价疫苗，并加价销售给接种单位。为降低成本，有的接种单位绕过县级疾控直接寻找廉价货源，也就是脱离 2~8℃恒温冷链和运输成本较低的非法疫苗。而作为县级疾控机构本身，同样希望二类疫苗低价进、高价出，并且量越大越好。这些动机的存在，都为二类疫苗提供了非法经营渠道。

在许多情况下，疫苗营利率远高于外界估算，并且层层加价。作者整理了部分公开报道的案例，例如 2005 年安徽泗县"6·15 疫苗事件"，泗县防疫保健站以 4.5 元/支价格购入涉案甲型肝炎减毒活疫苗，以 11 元/支出售给泗县大庄镇卫生防疫保健所，后者在接种时进一步加价至 25 元/支；② 又如四川广元市疾控系统腐败窝案，该市疾控中心以 85 元/支从省疾控购入 B 型流感嗜血杆菌结合疫苗，加价 20% 销售给县疾控中心，后者再加价 20% 销售给接种点，接种点按照最高限价 178 元/支出售。③ 可见民生事业投入不足，导致承担公共服务职能的疾控机构面临预算约束，

---

① 孙东东. 疫苗流通应减少"二传手". 人民日报，2016-04-12.

② 葛如江、沈翀. 安徽泗县甲肝疫苗事件真相还原. 新华网，http://www.ah.xinhuanet.com/jdyl/2005-07/18/content_ 4665951. htm，2005-07-01.

③ 萧永航. 四川广元疫苗腐败窝案调查：吃拿回扣 违规提价敢翻番. 新华网，http://news.xinhuanet.com/legal/2015-11/18/c_ 1117186509. htm，2015-11-18.

公益性疫苗接种异化为疫苗推销的商业化和营利性行为，给非法经营疫苗提供了渠道。也正因此，山东非法疫苗案件后，有观点主张二类疫苗"去市场化"，即建议将二类疫苗纳入一类疫苗。

（三）理论归因：行政吸纳市场导致的双重失灵

根据上文分析，我们将非法疫苗的成因机制归纳为 7 个步骤，如图 24 所示。①产业结构"多、小、散"导致二类疫苗市场过度竞争，生产企业更注重产品销量而非创新。产业基础薄弱导致产品创新不足，增加了异常反应风险。②批发企业、疾控机构和接种单位为逐利大量购销二类疫苗，但实际接种量难以预测，产生了临近效期疫苗。③分段监管体制使药监部门职权局限于药品生产批发企业，对挂靠药品批发企业的疫苗贩子以及疾控机构、接种单位缺乏有效监管，无法全面掌握接种环节疫苗购销和分发情况。④疫苗贩子通过网络聊天工具联系上下线非法经营人员，掌握各地临近效期疫苗供需信息，并从批发企业、疾控机构低价购入临近效期疫苗，社会基础信息缺失使非法疫苗得以"体外循环"。⑤疫苗贩子虚构购销流向逃避监管，加价出售给其他地区疾控机构和接种单位，实现跨地区"窜货"，药监部门凭借检查票证等日常监管手段无法掌握疫苗真实流向。⑥疾控机构和接种单位从非法渠道低价购入疫苗并以正常价格销售，前者还基于行政垄断地位从中加价倒手获利。⑦法律规定二类疫苗接种异常反应补偿由生产企业承担，接种单位敢于大肆购入临近效期疫苗，因为即便出现问题也无需承担补偿责任。

非法疫苗案件绝非简单的个体违法行为，也不能把成因归结为市场化，其本质是行政吸纳市场带来的产业、监管、社会系统性不匹配，使其兼具逐利机制和行政垄断的弊端。首先，上游疫苗生产环节过度竞争与下游接种环节行政垄断形成矛盾，产生大量临近效期疫苗，扭曲市场正常流通秩序，构成疫苗安全问题的产业基础，回答了非法疫苗"从哪来"的问题。其次，分段监管的"碎片化"体制缺乏政策一致性和连续

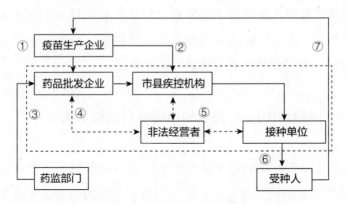

图24　非法经营二类疫苗机理解释

图中实线方框为疫苗体系各主体，数字编号为具体步骤。单箭头实线为疫苗产业链条正规流程，虚线方框内的双箭头虚线代表非法经营疫苗流向。资料来源：作者自制。

性，割裂了疫苗全生命周期及其风险分布，实践中形成卫生"不愿管"、药监"管不了"的层层失守困局。特别是城乡间监管资源分布、消费水平差异，非法疫苗多销往农村偏远地区。最后，民生事业和公共服务投入不足带来预算约束，疾控机构政策目标存在公益性与营利化的内生张力，其行为异化为疫苗推销的商业化。低价进、高价出的行为逻辑为非法疫苗提供了生存空间，营利化的表象掩盖非市场化的实质，这也揭开了非法疫苗"去哪儿"的谜底。

由于接种异常反应补偿制度设计公平性和效率不高，社会风险分担机制不足。加之民众没有适当的利益诉求表达和救济获得渠道，社会组织亦缺乏参与渠道，全社会对疫苗安全风险的承受能力脆弱。一旦出现突发事件容易造成大面积非理性恐慌，甚至引发社会矛盾。

正是监管和市场双重失灵形成的结构性张力，使疫苗安全能够长期维持在大事不出、小事不断的低水平均衡，直到被偶然事件打破。不法分子能够在全国范围内组成购销网络并长时间非法经营疫苗，就证明了这种结构的稳定性。机构自主性理论认为，监管政策的有效实施依赖于机构职能与目标有效匹配，稳固的产业联盟和良好社会环境。① 从这个意义上说，严格的监管制度只是保障疫苗安全的要素之一，我们需要超越监管看安全，从整体治理高度科学划分政府、市场、社会边界，探索市场嵌入型监管手段和社会共治路径。这不仅符合药品安全治理现代化理念，更折射出监管型国家建设的中国情境。

（四）构建疫苗安全整体治理体系的对策建议

在经历了一系列疫苗公共安全事件后，为解决非法疫苗案件暴露的问题，政府对疫苗供应和监管体系进行了改革。国务院于 2016 年 4 月公布并施行新修订的《疫苗流通和预防接种管理条例》。新条例将二类疫苗比照一类疫苗全部纳入省级公共资源交易平台集中采购，生产企业直接向接种单位配送，不再允许接种单位直接采购以及药品批发企业经营二类疫苗，从而缓解流通环节复杂性。2017 年初国务院办公厅印发《关于进一步加强疫苗流通和预防接种管理工作的意见》，在部际联席机制、新型疫苗研发、预防接种管理、监管能力建设、异常反应补偿商业保险机制等方面取得突破，其中有诸多亮点值得关注。

关于完善疫苗管理工作机制，《意见》提出，一是健全国家免疫规划疫苗调整机制，逐步推动将安全、有效、财政可负担的第二类疫苗纳入国家免疫规划。二是完善预防接种异常反应补偿机制，鼓励建立通过商业保险等形式对预防接种异常反应受种者予以补偿的机制。三是建立疫苗流通和预防接种管理部际联席会议制度，加强政策协调与衔接。

在促进疫苗自主研发和质量提升方面，《意见》提出，支持新型疫苗尤其是多联多价疫苗的研发和产业化，促进疫苗生产企业提高质量管理水平和规范生产能力，提升疫苗产品质量。

针对加强疫苗流通全过程管理，《意见》提出，一是规范疫苗集中采

---

① Daniel Carpenter. The Forging of Bureaucratic Autonomy - Reputations, Networks, and Policy Innovation in Executive Agencies, 1862-1928. Princeton: Princeton University Press, 2001.

购工作，按照公开透明、竞争择优、公平交易的原则实行网上集中采购。二是加强疫苗冷链配送管理，建立健全疫苗冷链配送管理体系。三是加强疫苗生产、流通和使用全程追溯管理。四是加强疫苗监管能力建设。

在规范预防接种管理上，《意见》提出，一是加强第二类疫苗接种统筹管理。二是加强接种单位规范化建设，规范接种单位设置、人员资质、预防接种设施条件、冷链管理等。三是强化预防接种能力建设，加强医疗机构预防保健科室建设，落实预防接种等公共卫生职责。四是加强技术指导和考核评估。

为保障预防接种工作的顺利开展，《意见》要求，一是保障疾病预防控制机构人员编制。二是建立稳定的疾病预防控制机构投入机制，地方各级政府要足额安排疾病预防控制机构基本建设、设备购置特别是冷链系统和信息化建设等发展建设支出，科学合理核定其人员经费、公用经费和业务经费，足额列入预算。三是完善疾病预防控制机构绩效工资制度。四是完善预防接种相关价格政策，科学合理核定接种单位第二类疫苗接种服务费标准，尽快落实第二类疫苗储存运输费。五是加强预防接种宣传。[①]

政府的改革态度和举措值得称赞。要从根本上解决产业结构不优、疫苗接种量预测、疾控营利动机、分段监管体制等问题，还必须行政的归行政，市场的归市场，构建与疫苗市场相匹配的监管体系，重构我国疫苗安全体系。

（1）精细化界定各部门职能，提升全链条监管效能。一是明确"药监负责疫苗产品质量，卫生负责预防接种行为"的分工格局，扭转药品监管部门对疾控机构和接种单位监管手段缺失的困境，从制度层面构建"从实验室到医院"的全链条监管体系。二是优化行刑衔接机制，进一步探索"食药警察"队伍。对于非法经营疫苗等行为，应改变行政处罚为主的责任体系，明确刑事责任优先。三是在本轮修订《药品管理法》过

---

① 国务院办公厅. 关于进一步加强疫苗流通和预防接种管理工作的意见（国办发〔2017〕5 号）. http://www.gov.cn/zhengce/content/2017-02/07/content_ 5166135. htm, 2017-02-07.

程中明确药品储存运输质量管理规范，科学设计高风险药品储运监管的标准、程序和责任。

（2）坚持二类疫苗的市场属性以提升产业基础。一类疫苗是基本公共卫生服务，二类疫苗则具有个体健康行为的特征，应当在政策上区分一类疫苗纯公益性和二类疫苗的市场化。一方面逐步推动将安全、有效、财政可负担的第二类疫苗纳入国家免疫规划；另一方面坚持市场的决定性作用，通过维持适度利润空间激励企业创新二类疫苗。按照公开透明、竞争择优、公平交易的原则实行网上集中采购，汇总各地疫苗需求和购销信息，防止形成新的行政垄断。结合中央深改组通过的《关于进一步改革完善药品生产流通使用政策的若干意见》，杜绝走票、挂靠等现象，优化疫苗流通体制。尤其是引入市场化配送服务提高疫苗流通效率，鼓励采取"干线运输+区域仓储+区域配送"的分段接力方式配送疫苗。

（3）从社会治理和健康中国战略高度，消除疾控机构的营利动机。疾控机构是承担公共卫生服务职能的事业单位，应当通过同级财政足额保障其人员经费和基本工作经费，科学合理核定接种单位第二类疫苗接种服务费标准，提升工作积极性。同时推进疫苗追溯信息系统建设，逐步实现全国范围内预防接种大数据信息交换共享，强化数据完整性要求，以技术创新倒逼行为规范。同样重要的是构建多方协同的社会共治体系，例如政府通过科普宣传引导民众理性接种疫苗以降低非理性恐慌，以及加强疫苗接种环节的社会监督。

围绕 2016 年非法经营疫苗系列案件，引入整体治理理论，分析其内在机理。不同于既有观点，本节研究认为疫苗安全问题不在于市场化，而恰恰是行政逻辑吸纳市场机制带来的单边治理。其中，分段监管"碎片化"行政体制与全链条风险结构性不匹配；生产环节过度竞争与流通领域行政垄断阻碍了疫苗产业基础提升；负责预防接种的疾控机构存在公益性与营利化的内生目标冲突。市场和行政的结构性张力使疫苗安全长期维持在大事不出、小事不断的低水平均衡，直至利益链条被偶然事件打破。要重构疫苗安全体系，必须行政的归行政，市场的归市场，从监管嵌入产业、政府激发社会等维度入手，走现代化治理之路，这也将是本书第五章重点论述的观点。

三、医疗器械监管的挑战和对策

在一些国家，医疗器械被认为是药品的特殊种类，包括针对医疗行为提供机械辅助的工具、设备和材料，大到 X 光机、CT、直线加速器等诊断治疗设备，小到创可贴、棉签等。医疗器械的主要作用是预防、诊断、治疗、监护和缓解疾病，由于其通常直接作用于人体，现代各国政府都对其进行严格监管，目的是保证医疗器械的安全、有效，保障人体健康和生命安全。

然而，当前各国医疗器械不良反应事件频发，如美国在 1992 年至 2002 年的 10 年间，共收到医疗器械不良事件报告 401769 件，其中死亡报告 6636 件，带来严重的经济和社会影响。近年来，美国等发达国家的医械不良反应事件有增无减。我国医械事故亦时有发生，如"奥美定"事件导致全国 30 多万人受害。医械安全已成为影响改革发展稳定大局的重要民生问题，因此，深入探讨我国医疗器械监管的挑战和对策，具有理论和现实双重意义。

（一）医疗器械管理体系的"前世今生"

如前文所述，我国近现代意义上的药品管理肇始于民国时期。1927年，南京国民政府在内政部下属的卫生署内设置医政科，办理药政管理事务，负责医疗器械的管理和检验。当时我国医疗器械工业基础极为薄弱，医药技术人员缺乏，绝大部分医械需要从国外进口。同时受连年战乱影响，药政机构实际发挥的监管作用十分有限。抗战胜利后，国民政府于 1947 年将卫生署升格为卫生部，下设药政司和药品食品检验局，试图加强对医疗器械的监管。随着国民党政权的迅速覆灭，这些机构也没能够有效开展工作。与药品安全工作历程变迁极为相似。新中国成立以来，我国医药工业快速发展，与之相适应，医疗器械管理体系经历了四次重大变迁。

第一阶段是建国初期的"计划模式"。政府将医药产业作为提供基本公共服务的福利事业牢牢控制，以计划命令和对生产的直接干预管理企业。这一时期，医疗器械归口主管部门经历了数次变更，从卫生部、轻工业部到化工部再到第一机械工业部。1961 年，中央决定由卫生部设立医疗器械工业局，归口领导医疗器械工业。1963 年 10 月，卫生部、化工部、商业部联合发布了《关于药政管理的若干规定》，这是我国第一个关于药政管理的综合性法规文件，其中就有关于医疗器械生产、供应、使用、检测的规定，并强调医械质量安全。"文革"期间，药政工作遭到严重破坏，一些地区、单位和个人乱办药厂和医械厂、粗制滥造，药品和医械质量低劣、坑害群众，严重威胁人民的身体健康和生命安全。

第二阶段是改革开放初期的"发展模式"。20 世纪 70 年代末，国家医药管理（总）局和中国医疗器械工业公司相继成立。按独立核算生产企业口径，1978 年我国共有医疗器械生产企业 430 家，员工 9.1 万人，年产值 7.3 亿。当时，政府逐渐意识到计划管理不利于调动企业积极性，因此对企业生产和经营的直接干预减少，转为行业管理，并由此开创了医药工业高速发展的新局面。

但是，之后出现医药多头分散管理的反复，主要是药政管理从统一管理中分离出去，航空、核工、电子和军队也管理着本部门、本系统的药品和医械生产经营。这样就造成了药品和医械监管职权分散，各部门间职责不清，监管效率低下等问题，也进一步导致宏观失调，产业盲目发展，假劣药品和医械多方出现。针对这一局面，国家医药局于 80 年代末开始组织起草有关医疗器械管理的综合性法规，并经中央编委批准，于 1994 年内设医疗器械行政监督司，正式行使对全国医疗器械产品的监督管理职能。1995 年，国家医药局和国家工商局联合发布《医疗器械广告审查办法》以及《医疗器械广告审查标准》。1996 年 9 月，国家医药局发布了《医疗器械产品注册管理办法》，首次规定没有注册证的产品不允许上市。经过多次整顿，医药市场秩序有所好转。

第三阶段是国家药监局成立至 2008 年的"监管模式"。1998 年国务院机构改革改变了国家医药局、卫生部药政司和国家中医药局"三足鼎立"的格局，解决医药管理领域"政出多门"的问题。新组建的国家药品监督管理局统一行使中西药品、医疗器械的执法监督和药品检验职能，将行政监督与技术监督统一起来。国家药监局内设医疗器械监管司，具体承担医疗器械的注册、监督管理和研究评价工作。

2000 年，国务院发布实施《医疗器械监督管理条例》，初步建立了以产品上市前审批、上市后监督和警戒以及对生产企业监管为核心的医疗器械监管"三位一体"体系。其中，国家对医疗器械实施注册管理，注册审查包括产品检测、临床试验、生产质量管理体系现场审查等内容。根据风险程度的不同，我国还将医疗器械产品分为一类、二类、三类，实行分类管理，其注册技术审评分别由省级和国家级医械审评机构完成。警戒则主要包括不良事件监测、再评价和预警召回等制度。对生产企业监管的主要手段包括质量监督抽验、日常监管、专项检查和生产质量管理体系检查等。经过多年发展和规范，医疗器械工业布局和产业结构趋向合理，行业经济规模逐渐扩大，新技术和新产品不断涌现。

第四阶段是"社会治理模式"。与药品安全工作模式和药品监管体制改革相协同，医疗器械监管工作随后进入社会治理模式。尤其是随着 2014 年新修订的《医疗器械监督管理条例》颁布，风险治理、简政放权、社会共治等理念充分反映在监管工作中。到 2013 年，我国已经能自主生产 47 大类、3000 多个品种和 1.1 万多种规格的医疗器械，年产值突破 2500 亿元。根据《"十三五"国家药品安全规划》提供的数据，2010-2015 年我国制修订医疗器械标准 566 项，全国食药监管部门查处药品医疗器械行政案件 75 万起，公安机关侦破危害药品安全案件 4.6 万余起。

（二）医疗器械安全现状和三大监管"短板"

应当承认，当前我国医疗器械安全状况总体稳定并保持向好趋势。与药品安全类似，国际上通常用医疗器械评价抽检合格率和百万人口医疗器械不良事件报告数衡量一国医疗器械安全状况。自 20 世纪末以来，我国医疗器械评价抽检合格率已从 80% 左右上升至 90% 以上，并保持稳定。与此同时，每百万人口平均可疑医疗器械不良事件报告数由少到多，至 2016 年已达 264 份，在数量上接近国际先进水平，如图 25 所示。①

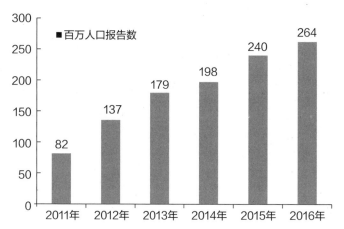

图 25　2011-2016 年全国每百万人口平均可疑医疗器械不良事件报告数比较

资料来源：《国家医疗器械不良事件监测年度报告（2016 年度）》。

然而，我国医疗器械安全基础薄弱的状况尚未根本转变，安全风险不容忽视。具体而言，医疗器械标准滞后，企业诚信体系不健全，监管力量和技术支撑体系薄弱，不合理使用医疗器械现象较为普遍。此外，市场上存在假冒医疗器械、非法医械广告泛滥、互联网医械交易秩序混乱等突出问题。应当说，造成这些问题的原因是多方面的，归纳起来，当前医疗器械监管存在三大"短板"。

—————————

① 国家食品药品监督管理总局. 国家医疗器械不良事件监测年度报告（2016 年度）. 国家食品药品监督管理总局网站，http：//www.sfda.gov.cn/WS01/CL0845/172504.html，2017-05-10.

1. "短板"之一：监管的产业基础不够牢固

（1）产业素质问题。改革开放以来，各地在发展型地方主义的逻辑下，争相上马药厂和医疗器械生产和经营企业，形成高度分散的区域性医械产业布局。加之产业政策缺失等原因，我国医疗器械企业数量多、规模小、分布散、集约化程度低，自身质量安全管理能力不足。据统计，截至 2016 年 11 月底，全国实有医疗器械生产企业 15343 家，其中可生产一类产品的企业 4979 家，可生产二类产品的企业 8957 家，可生产三类产品的企业 2366 家，总产值约 3000 亿元。医疗器械经营许可方面，全国共有二、三类医疗器械经营企业 335725 家，其中仅经营二类医疗器械产品的企业 164634 家，仅经营三类医疗器械产品的企业 62220 家，同时从事二、三类医疗器械经营的企业 108871 家。[①] 与此同时，农村共有药品医械供应网点近 60 万个，分布极为分散。有限的监管者要面对无处不在的监管对象，工作难度可想而知。可以说，过度竞争和产业集中度不高成为我国医械安全基础薄弱的最大制约因素。

（2）消费结构问题。中国是人口大国，也是医疗器械消费大国，消费结构异常复杂，客观上给低质量医械提供了生存空间。同样与药品领域的情况相类似，当前我国医械市场已形成并不甚理想的格局：价格高昂的进口和新型植入性、放射性医疗器械占据了大城市和三甲医院绝大部分市场份额；中小城市市场以国内品牌医械为主；价格低廉的一、二类医疗器械则被挤到广大农村地区。由于物流成本高和利润率较低，大中型企业逐渐放弃农村市场，一些农村地区还广泛存在一次性医疗用品重复使用等问题，安全状况着实堪忧。

2. "短板"之二：监管体系尚未健全

监管机构的目标、职权和专业化是解释监管绩效的重要变量。相对

---

① 国家食品药品监督管理总局 . 2016 年度食品药品监管统计年报 . 国家食品药品监督管理总局网站，http://www.cfda.gov.cn/WS01/CL0108/172895.html，2017-05-23.

于产业的高速发展，我国的医疗器械监管机构建设相对滞后，面临不少挑战。

（1）政策目标设定模糊。作为新组建的政府机构，国家药监局在成立伊始就确立了监管、帮扶、促进等的多元工作方针，如 2000 年版《医疗器械监督管理条例》第四条规定，国务院药品监督管理部门应当配合国务院经济综合管理部门，贯彻实施国家医疗器械产业政策。可见，其不仅要确保医疗器械安全有效，还关注产业的效益，甚至担负起提供普遍服务、维护社会公平等责任，力图保障患者对优质廉价医械的可及性。然而多元政策目标的冲突性，模糊了公众利益与商业利益间的关系，个别监管人员甚至单纯强调"帮企业办事、促经济发展"，从而影响到政策制定和执行的有效性，如多年前发生的国家药监局医疗器械司原司长郝和平受贿案便是明证。

（2）监管职权配置分散且不协调。与药品监管状况极为类似，尽管药监部门致力于成为药品和医疗器械综合管理部门，但实现多元政策目标的职权散落在其他部门。尤其是在医疗器械使用、临床试验和价格管理等领域，国家药监局不得不与其他部门分享职权甚或完全没有职权。例如，根据卫生部门管医械使用而药监部门管医械质量的职权划分原则，现行法规仅对生产不符合国家和行业标准的医疗器械作出限制，但对于使用不符合标准的医疗器械没有任何限制规定或法律责任，药监部门对使用环节医疗器械监管乏力。又如强制性安全认证（3C）与医疗器械注册多头管理和重复执法，低风险产品监管也采用严格行政许可，不利于激发市场主体活力。现实中，基层医疗机构对医疗器械的内部管理存在采购渠道混乱、未严格执行质量验收程序和产品缺乏可追溯性等问题，医械安全难以保障。

（3）专业监管水平薄弱。专业化是现代监管机构的重要特征，主要是为了应对大工业生产带来的高科技风险。我国药品监管部门的专业化水平和执法能力尚显不足。许多基层药监部门组建时，人员多来自非医药系统，目前绝大多数市、县级药监部门没有专职医械监管人员，其有相关专业知识的监管人员则更少。形象地说，集声、光、电、新材料等高技术于一身的医疗器械产品大踏步走进医疗机构，用于患者的各种检查检验，但我们的监管技术力量却还停留在注射器与小棉签的时代。此外，尽管地级市基本都设置了药品检验机构，但医疗器械检验机构的设置还远待加强。这些现象在中西部地区和广大农村地区表现得尤为严重。

3. "短板"之三：监管手段有效性亟待提高

一般而言，公共政策包括强制、利导和宣教三类手段，因而理想的医疗器械安全监管政策工具组合应当是直接干预、经济激励和自我监管的组合，其分别在不同政策领域发挥积极作用。然而，当前我国医械安全监管政策存在诸多弊端。

（1）"大棒不硬"，监管手段缺乏威慑力。在"重审批、轻监管"的思维影响下，个别监管人员把主要精力投入到事前行政许可，对上市后医疗器械质量的再评价以及生产经营使用者行为的规范程度重视不足。与之相关的是，法律责任规定不甚科学，经济和资格处罚力度均不合理。例如2014年《医疗器械监督管理条例》颁布之前，法规对医械违法行为的罚金最低为5000元，较高的处罚起点导致现实中很难对乡镇卫生院和私人诊所执行，客观上助长了违法违规行为的发生。

（2）"萝卜不甜"，政策对企业的激励作用不明显。经济激励可通过市场和信息机制实现，例如公布违规企业"黑名单"会使其产生舆论压力，而划分企业信用等级能影响公众"用脚投票"的消费行为，进而迫使企业提高质量管理水平。然而，由于激励手段的有效性依赖于完善的市场机制，现实中的奖优惩劣机制并未取得预期效果。在过度竞争的产业格局下，国内医疗器械企业尤其是民营企业的利润率长期在低水平徘徊。企业不是通过品牌和质量来获取高额利润，而是采取低质低价竞争的策略吸引消费者，用大量广告和医药代表来推销产品，导致我国医疗器械企业面临"长不大也死不掉"的困境。个别企业甚至为降低生产成本而违规操作，带来医疗器械安全隐患。

（3）"宣教不灵"，企业承担主体责任的意识有待提高。市场经济越发达，市场主体的诚信问题就越重要。和普通药品一样，医疗器械属于"体验商品"，其安全有效性通常需要一段时间方能检验，因而生产经营者的诚信自律显得尤为重要。受社会整体诚信水平和产业整体素质的制约，医疗器械行业中个别企业和少数从业人员道德和诚信缺失，守法意识和社会责任感淡漠。加之行业协会的实际缺位，医械行业诚信体系建设推进缓慢，企业自律能力亟待提高。当前，部分生产经营者为获取非法利益，故意从事违法违规活动，带来了不容忽视的安全隐患。制度创新助推医疗器械监管现代化。

（三）迈向医疗器械监管现代化的对策

2000 年 4 月 1 日，《医疗器械监督管理条例》施行，对于保障医疗器械安全有效起到了积极促进作用。随着经济社会发展和产业进步，原有《条例》在防范医疗器械产品风险，鼓励企业自主创新等方面暴露出诸多不足，亟待修订。新修订的《医疗器械监督管理条例》于 2014 年 6 月 1 日起正式施行，这是我国医疗器械监管现代化进程中的一件大事。基于这样的背景，新《条例》对完善监管体系、激发市场活力、引导社会共治进行了全面改革，是制度创新助推监管升级的典型。

1. 提升医疗器械风险治理能力

监管现代化是国家治理现代化的重要内容。风险治理是监管现代化的必由之路。新《条例》从源头治理、系统治理和依法治理三个方面，提升了医疗器械风险治理能力。

（1）源头治理，协调好监管与发展的关系。发达国家经验表明，有效的药品和医疗器械监管必须平衡好公众健康、产业发展和产品可及等因素，实现各利益相关方包容性发展。过去，我们在对待监管与发展的关系上有过曲折，给企业带来一些负担。在《条例》修订过程中，监管部门广泛听取生产经营企业、行业协会和中外专家意见，充分认识到强大的产业与强大的监管是相辅相成的。因此一方面根据风险等级完善分类管理制度，体现在产品注册管理方面，将原来规定的所有产品均须经过批准注册修改为第一类医疗器械产品备案管理，第二、三类产品注册管理，从而激发企业作为市场主体的活力。另一方面，将具有确定的品种注册证作为生产许可证必须具备的前提条件，确保《生产许可证》的核发不虚置，优化产业结构。其目的是促使企业做大做强，提供更好、更新和更经济的产品，从源头上协调好监管与发展的关系。

要进一步提高我国医疗器械安全保障水平，还要推进法规标准建设。医疗器械产业的快速发展对法规标准提出了更高要求，应加快医疗器械监管的立法工作，及早修订《医疗器械监督管理条例》，尽可能出台《医疗器械监督管理法》，使医疗器械与食品、药品监管一样，具有较高法律位阶。具体是要完善医疗器械流通、召回等环节规范，积极吸收全球协调工作组（GHTF）和亚洲协调工作组织（AHWP）的成功经验，更加重视上市后监管，尤其要加强对医疗机构使用医械的监管。与此同时，建立和完善医疗器械标准管理机构，着力研究规划我国医疗器械标准体系，重点研究制修订急需的、高风险的医疗器械国家标准和行业标准，提高国际标准采用率。

（2）系统治理，合理配置横向和纵向监管权力。要应对系统性和全局性风险，必须合理配置横向和纵向监管权力。一方面是在横向上形成全过程无缝隙监管链条。医疗器械生命周期包括研制、生产、经营、使用四个环节，任何环节的疏漏都可能在质量安全方面产生明显的"木桶效应"。现行《条例》对医疗器械临床试验质量管理规范制定、医疗器械检验机构资质认定、医疗器械广告监管职责分工不明晰，实践中还存在重产品审批、轻过程监管的现象。新《条例》将企业主体资质、产品质量和各环节行为统一纳入监管范畴，基本形成严密的全链条监管体系。另一方面是在纵向上科学配置监管资源。中央与地方事权的划分，主要取决于其溢出的外部成本与本地化的内部收益之间的权衡。新《条例》通过调整审批和备案权限，在强调统一权威监管机构的基础上，充分发挥地方掌握实际信息的优势。注册环节，一类医疗器械由地市局审批改为备案，保留二、三类医疗器械分别由省局、国家总局审批。生产环节，由一类医疗器械生产企业向省局备案，二、三类由省局审批，改为一类向地市局备案，保留二、三类由省局审批。经营环节，由一类医疗器械经营企业向省局备案，二、三类由省局审批，改为一类无须备案或审批，二类由地市局备案，三类由地市局审批。

（3）依法治理，建立最严格的监管制度。法治是监管现代化的核心，要严守法规和标准，用最严格的监管、最严厉的处罚、最严肃的问责，确保医疗器械安全有效。新《条例》全面细化了法律责任，对应各章设定的义务，按照违法行为的严重程度，分条分项设定法律责任，增强条款的可操作性。与此同时，调整处罚幅度，增加处罚种类，加大对严重违法行为的震慑力。例如，对未经许可擅自生产经营医疗器械的行为实施重罚；检验机构出具虚假报告的，一律撤销机构资质并纳入"黑名单"，10年内不受理资质认定申请；对受到开除处分的直接责任人员，规定10年内不得从事医疗器械检验工作。此外，要严肃查处制售假冒伪劣医疗器械的违法行为。可采用经济激励措施，对诚实守信没有劣迹的生产经营企业，在产品注册、经营许可、日常监管等方面给予鼓励；对制售假冒伪劣医疗器械的生产经营企业，则必须依法查处并列入黑名单，加大监管频次。还可以考虑在政府招标中鼓励医疗器械生产企业直接配送和销售，减少中间流通环节，切实解决"械价虚高"的问题。

2. "放管服"三管齐下提升监管效能

政府和市场是激发经济活力的两个基本要素。打造中国经济"升级版"，需要在产品质量上有新突破。医疗器械安全问题的本质是市场失灵。解决市场失灵的途径有很多，政府监管只是其中一种。根据一般规律，市场在资源配置中起决定性作用，政府则致力于打造一个法治、公平、有序的良好竞争环境。市场活力有一个度，活力不足会导致生产力水平低下，无法满足消费者多元需求，也不利于保障产品质量安全；活力过了头，容易带来过度竞争甚或利益驱动行为。如上文所述，西方国家近30年的市场化改革浪潮中，政府一方面放松对微观经济运行的管制和干预，另一方面加强对食品药品等民生领域的监管，两者并行不悖。我国正处于进一步深化政府职能转变的关键时期，简政放权并不是一味放任不管甚或一放了之，要坚持许可和监管并重。"放"和"管"如同两个轮子，必须同时运转起来，"放什么"和"怎样管"必须清晰明确。唯有如此，行政体制改革才能顺利推进，市场活力才能被有效激发。要实现我国医疗器械安全状况根本好转，终究依赖于市场机制有效发挥作用和产业的健康有序发展。回顾我国医疗器械监管历史，我们发现其始终在处理质量安全与产业发展这对关系中螺旋上升。

（1）要提高分类管理制度科学性。医疗器械种类繁多、跨度极大、业态复杂，大到核磁共振仪器，小到压舌板，风险存在差异。上述特点决定了政府既要对医疗器械实施严格管理，又不能"一刀切"。必须做到分类管理、宽严有别，在高风险产品上"加压"，在低风险产品上"松绑"。具体而言，新《条例》对医疗器械按照风险程度实行分类管理，按风险从低到高将医疗器械相应分为一、二、三类；产品分类目录应当根据医疗器械生产、经营、使用情况和对产品风险变化的分析、评价及时调整；制定、调整分类目录，应当充分听取生产经营企业、使用单位、行业组织的意见，并参考国际医疗器械分类实践。

（2）要适当减少事前行政审批。减少政府对市场运行的不当干预，把市场和社会能做的事情尽量放出去、放到位，激发各类市场主体活力。现行《条例》规定了16项行政许可，新《条例》不但没有增设新的许可，而且结合历次行政许可清理，共减掉了7项许可。包括将国产和进口第一类医疗器械的产品注册改为备案，将第二、三类医疗器械非实质性变化的变更注册改为备案，将开办第二类医疗器械经营企业的许可改为备案，取消第二类医疗器械临床试验审批、缩减第三类医疗器械临床试验审批范围，取消现行条例规定的医疗机构研制医疗器械审批、第三类医疗器械强制性安全认证等许可事项。

（3）要着重加强事中事后监督管理。越是减少了事前许可，事中事后的监管越要跟上，把政府该管的事项切实管好、管到位。一是对上市产品进行全过程风险控制。增设了医疗器械不良事件监测制度、再评价制度、召回制度等多项管理制度。二是强化日常监管职责。规定监管部门应当对企业生产经营条件是否持续符合法定要求、质量管理体系是否保持有效运行等事项进行重点检查；对在产、在售、在用医疗器械进行抽检并发布质量公告；对有不良信用记录的单位增加监督检查频次。三是规范延续注册、抽检等监管行为。

3. 创新社会共治格局

在现代社会，任何主体都无法单独应对广泛分布的风险，必须调动社会各类主体共治共享，实现政府管理与社会自我调节的良性互动。与传统行政管理相比，社会治理强调多元主体、平等关系、灵活方式和新型手段，每个社会主体既是治理者，又是被治理者。医疗器械产品安全是"产"出来的，也是"管"出来的，从某种意义上说还是"用"出来的。"产""管""用"分别对应了企业、政府和消费者三类主体，符合社会治理的基本假设。因此要改变过去政府一家包打天下的局面，不再事无巨细地当"保姆"，而是扮演好市场经济"警察"角色。

（1）让生产经营者真正成为医疗器械安全第一责任人。新《条例》在发挥政府主导作用的前提下，强调企业的主责作用。一是加大生产经营企业在产品质量方面的控制责任。要求企业针对所生产的医疗器械，建立健全包括产品设计开发、原材料采购、生产过程控制等方面的质量管理体系，保持体系有效运行并定期提交自查报告。二是建立经营和使用环节的进货查验及销售记录制度，强化了销售环节中的台账制度、检查验收制度和索证义务；第二类医疗器械批发企业及第三类医疗器械经营企业还应当建立销售记录。三是增设使用单位的医疗器械安全管理义务。要求设置与在用医疗器械品种、数量相适应的贮存场所，加强对工作人员的技术培训，按规定开展大型医疗器械的维护保养工作等。

"医疗器械安全是生产出来的，而不是监管出来的"，因此企业要切实担负起医疗器械安全第一责任人的角色。不妨以健康中国建设和"十三五"国家药品安全规划为契机，制定我国医疗器械产业规划，提高行业准入门槛。将安全监管与产业发展目标相结合，在加强质量监督管理的同时，推动医疗器械生产和经营企业整合资源，减少企业数量，使其平均规模有较大提高。在整合产业的基础上，建立医疗器械研发创新链，促使医疗器械产业技术创新能力显著提升；突破一批共性关键技术和核心部件，重点开发一批具有自主知识产权的、高性能、高品质、低成本和主要依赖进口的基本医疗器械产品，满足我国基层医疗卫生体系建设需要和临床常规诊疗需求，从而在源头上减少医械安全隐患。

（2）调动社会主体监督的积极性。2013 年《国务院机构改革和职能转变方案》强调，要充分发挥市场机制、行业自律和社会监督在食品药品监管中的作用。新《条例》规定，医疗器械行业组织应当加强行业自律，引导企业诚实守信；增设投诉举报制度，并奖励经查实的举报，以此激发全社会参与共治的热情。

（3）以信息化为重点的监管模式革新。信息化是现代监管机构的重要工具，通常比硬性管控手段更为高效。新《条例》规定，全国建立统一的医疗器械监管信息平台，食品药品监管部门通过平台依法及时公布医疗器械许可、备案、抽查检验、违法行为查处情况等信息。监管信息从政府独享变为公开透明，既可以倒逼企业珍惜声誉，提高质量管理水平；又能够帮助消费者辨别产品优劣，促进良性市场竞争。更重要的是，以信息化为重点的监管模式革新，代表着未来监管的发展方向。同时可考虑引入政府购买社会服务等方式，配备既懂医疗器械又懂市场管理的专业人员，建立和完善有关工作制度，切实提高医疗器械的监管能力。充分利用现代信息化技术，建立覆盖全国的医疗器械市场监管信息网和不良事件报告网络，在各级各地药品监管部门之间、相关生产经营企业之间实现监管信息互联互通共享，以提高监管的效率和水平。[①]

四、中药质量安全的困境和出路

中药质量安全是中医药事业发展的基础，也是保障人民健康福祉的必然要求，还是增加有效供给的重要途径。2015 年我国中药工业（含中药饮片、中成药）总产值 7866 亿元，超过医药产业规模四分之一，中医类医疗机构诊疗服务量占医疗服务总量的 15.7%。[②] 然而受生态环境、产业结构、监管体系等因素制约，中药质量安全状况不容乐观。近年发生的"问题银杏叶"等事件暴露出诸多深层次矛盾，威胁公众健康，动摇消费者对国产药品信心。那么如何从政策和制度层面认识中药质量安全问题，进而加以完善呢？

（一）中药材种养：监管和市场"双失灵"

中药产业链条分为种植养殖、流通贮存、加工炮制、处方使用四大环节，横跨一、二、三产业，涉及农林、药监、工商、商务、中医药等多个政府部门，体系极为复杂。尤其是中药材兼具农产品和药品的双重属性，给中药源头治理带来严峻挑战。

在中医常用的 600 多种药材中，约 300 种可人工种养。当前我国中药材种植面积超过 5000 万亩，占全部耕地面积的 2.7%。然而农业部门以"保产量"为核心政策目标，缺乏质量安全监管的内生动力，仅用一般农产品管理方式对待中药材。药监部门则不具备监管药材种养的法定职权和专业能力，国内仅百余家企业通过了旨在保障规范种养的中药材生产

---

① 胡颖廉. 医疗器械新规力推最严监管. 瞭望，2014，15.

② 国务院新闻办. 中国的中医药白皮书. 新华网，http://news.xinhuanet.com/health/2016-12/06/c_ 1120066292. htm，2016-12-6.

质量管理规范（GAP）。在粗放的农业生产模式下，这种部门职责缝隙的负面效应被不断放大，产地环境污染、农业投入品使用不当等问题扰乱了中药材生长规律，致使药性降低。以至于在刚刚颁布的中医药法中，立法者下决心重拳打击药材种植过程中使用剧毒、高毒农药行为。

中药材药性还受种子种苗质量、产地环境等因素影响。因此在特定自然条件地域内所产、较其他地区同种药材品质更好的道地药材，通常受市场青睐。当前我国种子种苗市场较为混乱，产业基础系统性薄弱，农村地区假种子屡禁不绝。例如在中国四大药都之一的某地级市，拥有种苗经营许可证的企业仅3家。众多不具备资质的企业和贩子通过异地倒卖赚取差价，导致种子种苗来源混杂，质量缺乏保障。尽管工商、公安、农林部门多次开展联合打击行动，问题并未从根本上解决。

与"碎片化"监管体制相伴的是市场失灵。我国药农数以百万计，大多为个体散户，无力抵抗市场风险冲击。受药材产量和价格波动等因素诱导，分散的药农容易实施短期行为，无序采收现象十分普遍。例如三七的生长周期为5年，市面上的三七多为3年生；黄芩需要长到5寸才能入药，如今往往长到1寸就被挖出来卖；金银花据典应分期采摘花蕾，但不少药农将花蕾、花朵和变黄的花瓣一起采收。中药材种养是一门手艺，栽培技术、采收加工都有讲究。由于市场结构不优，药农经验性和个性化劳动难以被价格机制承认，进一步降低了其提升药材品质的积极性。在监管和市场双重失灵的困境中，中药材质量安全面临挑战。

（二）药材市场管理：发展与安全的博弈

中药材专业市场拥有历史积淀，短则百年，长则上千年。然而20世纪90年代初，各地为发展经济自发形成100多家中药材市场，由于管理不严，为不法分子制售假劣药品提供了渠道。后经国务院清理整顿，全国保留了17家，此后不再新批。国家保留中药材市场的初衷是实现集中管理，并为大宗道地药材提供权威交易平台。然而在利益驱动下，一些中药材市场转变为药材集散地，政策目标与结果相背离。如中部某市中药材市场交易品种超过3000种，达到《中国药典》（2015年版）收录品种的5倍，其中本地药材仅十余种，异地药材占总交易额90%以上，流通追溯体系不健全带来极大监管难度。

根据"谁开办、谁管理"原则，国家要求中药材市场由地方政府直接领导的市场管理委员会负责。然而在实践中，属地管理容易异化为地方保护。经测算，中药材市场带动的产业链一般占本地生产总值的10%以上，对税收、就业影响极大，重要性不言而喻。如北方某著名中药材市场年交易额超过130亿元，而市场所在县2015年GDP为108.3亿元，成为名副其实的支柱产业。由于产业扶持与规范监管之间的张力突出，行政执法力度受到影响，有的地方药监部门甚至还承担药材市场招商引资任务。药监管安全、工商管秩序、商务管行业的多头管理体制，更加弱化了监管。以至于国家食药总局不得不在2013年集体约谈17家中药材市场所在地市政府分管领导，并以签署责任书的形式督促地方落实管理责任。[①]

近年来，地方政府纷纷引入企业作为中药材市场开办方，尽管有助于提高运营效率，但开办方的平台主体责任并未同步落实。笔者在调研中发现，一些中药材市场除主要销售药材外，其内部管理与普通农贸市场基本无异。而在市场周边乡镇，违规仓储、工业染色、水泥增重、非药用部位掺假、非法再加工等情况更是屡见不鲜。一些药材市场内散户占据八成以上，监管力量与市场主体数量严重不匹配。同时依据现行法律，贩卖假药材只能按涉案货品价值的2至5倍处以罚款，金额通常为数百元，低处罚成本与高违法收益形成鲜明反差，中药材市场治理陷入"整顿—收敛—反弹"的循环。

（三）加工炮制：产业结构带来挑战

中药加工环节可细分为产地初加工和炮制两个步骤。初加工是指通

---

① 国家食品药品监督管理总局.总局约谈全国17个中药材专业市场.国家食品药品监督管理总局网站，http：//www.cfda.gov.cn/WS01/CL0050/82755.html，2013-07-30.

过熏蒸和烘干延长中药材贮藏时间，同时保留药用部位以便于运输。媒体上时常有滥用硫黄熏蒸使药材色彩鲜艳的报道，社会关注较多，实际上对中药质量影响更为直接的是炮制。

炮制是中药产业链条中利润率最高的环节，通过将药材原料制成饮片来加强药效和减除毒性。由于历史的原因，我国中药饮片生产企业"多、小、散"，绝大多数年产值在 1000 万元以下，产业结构不优。生产饮片须有专门资质，新版药品生产质量管理规范（GMP）实施后，淘汰了近一半饮片企业，产业加速"洗牌"，目前剩余 600 多家。全国饮片年产量约 350 吨，总体上供大于求。

近年来中药材价格持续保持高位运行并伴有波动，中成药却屡遭"降价令"。加之环保标准日趋严格，价格和成本的双向挤压加大了药企生存难度，容易诱发机会主义行为。现实中，不法商贩与个别获证企业勾结，通过出租出借饮片生产经营资质票据，从事私切滥制、变相生产中药饮片活动，譬如用福尔马林、明矾炮制药材。然后违法出售给饮片企业或医疗机构，形成牢固的利益链条。法律规定饮片炮制必须以中药材为起始原料，然而根据国家食药总局披露的案件，一些不法商贩低价收购饮片厂产生的"药渣"，加工后再次销回中药材市场。①

由于监管基础薄弱，国家中药饮片总体未实施批准文号管理，仅对阿胶、鹿角胶等十几个经济利益大的品种发给批准文号。对绝大部分饮片而言，只要符合 2001 年《药品管理法》颁布之前的国家标准即可生产。标准落后带来质控指标不合理、检测方法不科学等问题。有限的监管力量难以嵌入到生产过程中，药监部门更多依靠化学药的监管思路，通过检验主要成分有无及其含量来判断中药材质量。然而这种末端监管方式面临巨大现实挑战。如三七总皂苷与三七有类似鉴别反应，但两者药效无法相提并论，价格也相差 20 倍，仅凭检验很难发现非法添加行为。

---

① 叶建平，等. 暴利催生中药黑色产业链 造假手段众多监管缺失. 经济参考报，2013-06-14.

（四）从严管、巧治、长效三个维度寻求出路

归纳而言，理应道道把关的中药质量安全，却在现实中层层失守。中药质量安全困局的本质，是产业发展与监管能力不匹配的结构性矛盾。解铃还须系铃人，从三个维度提出对策建议。

（1）严字当头整治中药领域乱象。中药安全重在监管，负有属地责任的地方政府应当坚持以人民为中心发展理念，处理好发展与安全、扶持与规范的关系。坚持源头严防、过程严管、风险严控，着力维护中药市场流通秩序，解决行业"潜规则"。具体而言，中药材种养大县可借助新一轮机构改革契机，强化乡镇食药监管派出机构与农产品质量监管站的协作，避免分段监管缝隙。中药材市场所在地政府可配备专门机构和专门人员，负责市场管理工作，保障必备经费和检验检测设备，完善市场交易和质量管理规范等规章制度。生产环节应加强飞行检查和体系核查，防范类似"问题银杏叶"事件的系统性风险。

（2）探索产业嵌入型监管政策。发达国家药品安全治理经验表明，强大的产业与强大的监管互为支撑。供给侧改革要求我们优化中药材和饮片产业结构，增加高质量中药产品有效供给，实现中药产业的社会效益和经济效益兼容。一是加快中药材种植基地建设。《"十三五"国家药品安全规划》已明确提出全面实施中药材生产质量管理规范，云南、贵州等省也出台相关规划。有条件的企业可自建药材基地，引导药农入股，确保药材来源稳定。二是政府出台制度并搭建平台，鼓励企业建立药材质量全程追溯体系，用信息技术倒逼药材源头治理。三是建立区域性第三方检验机构，引入社会资本参与中药质量安全共治，缓解监管部门技术支撑薄弱问题，打造"药品安全新经济"。

（3）从健康中国战略高度重构中药质量安全体系。习近平总书记强调，要把人民健康放在优先发展战略地位，将健康融入所有政策。同样地，中药质量安全也要融入相关政策，通过制度重构释放改革红利。一

方面，中药材不是普通农产品，而是关系公共安全和人民健康的特殊产品。有关部门决不能以"大棚种菜"的方式对待中药材，而要量身定制一整套制度体系。另一方面，药监部门须革新工作范式，尽快实施中药饮片批准文号管理，出台更加完善的审评、检验、监管措施，规范中药饮片炮制过程，有效保障人民健康福祉。①

---

① 胡颖廉．中药质量安全困局待解．光明日报，2017－04－29．

第五章

迈向药品安全治理体系现代化

　　导读：在分环节和分品种研究药品监管的基础上，我们需要对未来药品安全工作走向有一个总体判断。如本书第一章所说，当前我国药品安全存在低水平供需结构、"大产业—弱监管"格局、多元风险并存三大深层次问题，以许可、检查、处罚为主要政策工具的线性监管模式已难以适应，必须超越监管看安全。基于整体治理理论，本章提出"目标—结构—行动"框架，力图构建国家药品安全治理体系。从健康中国、公共安全、供给侧改革的战略维度，重新界定药品安全治理目标以破解上述问题。阐述多主体组织结构，分析部门协同共治、科学划分事权、监管嵌入产业的机理。据此围绕前提性、过程性、结果性三个逻辑层面，提出药品安全治理行动方案，并建议尽快制定《国家药品安全纲要》。具体而言，由于现代药品安全风险具有碎片性、扩散性、隐蔽性和多重性等特征，必须构建立体化防治体系。根据风险治理理论，要从根本上提升药品安全监管绩效，有必要重构药品管理体系的顶层设计。同时还应积极拓展药品安全社会治理的理念和路径。

一、构建国家药品安全治理体系

　　保障药品安全是建设健康中国、增进人民福祉的重要内容，是以人民为中心发展思想的具体体现。习近平总书记在 2016 年全国卫生与健康大会上强调，把人民健康放在优先发展战略地位，努力全方位全周期保障人民健康。努力在药品供应保障制度、综合监管制度建设上取得突破，提高药品生产质量，建立完善药品信息全程追溯体系。

近年来，我国政府不断加大药品监管力度，但依然发生药品安全事件，需要从根本上加以破解。上文分析指出，药品安全受社会发展阶段、产业结构、监管能力等因素制约，导致低水平供需结构、"大产业—弱监管"格局、多元风险并存三大深层次问题。改革开放以来尤其是 1998 年国家药品监督管理局成立后，我国药品监管体系构建和能力建设取得了长足进步。尽管如此，传统以许可、检查、处罚为主要手段的线性监管模式过于单一，难以有效解决上述多元化问题。因此必须超越监管看安全，从更为广阔的视野思考药品安全。

（一）国家药品安全治理体系分析框架

药品安全糅合了公众健康、商业利益、科学知识和政治考量等多重价值。[①] 基于这一假设，政府的药品监管政策目标又可细化为三个层次：第一是数量，用药安全的前提是有药可用，产业是监管的基础。尤其是在缺医少药的年代，政府倾向于保护企业利益。第二是安全，药品是特殊商品，有药可用不等于药品能用，政府要防范风险和保障安全。第三是有效，当药品可及性和安全性目标基本实现后，人们会追求更加有效以及能够预防治疗疑难疾病的新药，因此质量提升和创新不可或缺。当前我国已基本解决产业安全问题，但影响药品安全的深层次矛盾依然存在，药品质量和有效性总体水平不高。我们需要把握药品政策目标的多样性特征，构建更具包容性的分析框架。

在本书第四章对非法经营疫苗系列案件的分析中，我们介绍了整体

---

① Abraham, John. Science, Politics and Pharmaceutical Industry: Controversy and Bias in Drug Regulation. London: VCL Press Limited, 1995.

治理理论（holistic governance），即通过横向与纵向协调的理念和行动，以实现预期利益的治理模式。其涉及各层级政府之间、政府各部门之间、不同政策领域之间、公共部门与私人部门之间，包括价值理念、组织结构、机制设计、技术支撑等要素。该理论基本假设符合药品安全治理实践。2012 年，美国医学科学院（IOM）基于 20 多个发展中国家比较研究后发布报告，提出有效药品监管体系的观点。其认为发展中国家食品药品安全体系在遵循国际标准、供应链控制、基础设施建设、相关法律基础等方面存在九个共性问题，需要引入企业和消费者参与，进而提升监管效能。[①]

政策层面释放信号与之类似，2011 年 2 月，中央首次将健全药品安全监管机制纳入社会管理创新的重点工作。2013 年国务院机构改革要求食药监管部门转变理念和创新管理方式，充分发挥市场机制、行业自律和社会监督作用。2015 年 5 月 29 日，习近平总书记在中共中央政治局第二十三次集体学习上强调，用"四个最严"加快建立科学完善的食品药品安全治理体系。监管部门自身更是直接提出"努力提升食品药品安全治理能力""加快构建食品药品安全治理体系"等政策目标。可见，药品安全治理体系和治理能力现代化的新理念被纳入政策话语。基于此，我们提出"目标—结构—行动"分析框架（图 26），把药品安全治理看作整体性体系加以构建。

该框架自上而下分为三个层次，第一层次是战略目标，即厘清药品安全在健康中国、公共安全、供给侧结构性改革等国家战略中的地位，旨在破解现存的低水平供需、"大产业—弱监管"格局、多元风险并存三大问题，回答"治理什么"的命题。第二层次是组织结构，优化药品安全治理的体系架构、分工协作、权责关系等要素，构建各主体相互协同的治理体系，回答"谁来治理"的命题。第三层次是行动方案，细化为行动方案等具体政策任务，关键是引入经济激励、行政监管、技术支撑

---

① Riviere, J. E. Buckley, G. J. Ensuring Safe Foods and Medical Products through Stronger Regulatory Systems Aboard. Washington. D. C：The National Academies Press, 2012.

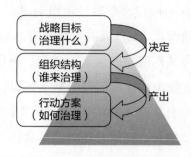

图 26　基于"目标—结构—行动"框架的药品安全治理体系

资料来源：作者自制。

等政策工具，回答"如何治理"的命题。归纳而言，药品安全治理是以提升药品质量安全水平为核心目标，以医药产业健康发展和药品监管体系建设为支撑，最终保障民众用药安全的现代化体系。

（二）国家药品安全治理体系的战略目标

整体治理首先是价值理念的协调。药品安全治理体系需要嵌入国家治理现代化进程并融入相关政策，与其他制度设计相耦合，并为未来改革留出接口。本研究以中发、国发文件为分析样本，梳理了近年与药品安全（或公共安全、食品药品安全）直接相关的重要表述，以此提出药品安全治理的战略目标，相应破解当前药品安全三大深层次问题。

1. 从健康中国战略高度优化药品供需结构

健康权是基本人权，药品是保障人类健康的重要物质基础。现代国家既有责任保障社会安全底线，又要促进民众健康水平和提升福祉。新中国成立后，药品安全长期由卫生部门主管，安全与健康处于同一政策体系内。受产业发展、体制改革、社会压力等因素影响，后来逐步形成卫生行政与药品监管并列的格局，客观上造成两大政策体系分离。从健康中国的战略高度推进药品安全治理，要求我们构建"大健康—大安全—大监管"理论体系，从供需两侧拓展药品安全的视野和深度。

一方面是改革供方。药品生命周期贯穿从实验室到医院的全链条，各环节风险通常在使用终端聚集。然而根据现行行政体制，药品临床试验、产业政策、价格管理、招标采购、使用监管等职权散落在食药监管部门之外。理性的政府部门总是围绕其法定职能设置政策议程，这就削弱了药品政策的一致性和互补性。针对当前药品领域突出问题，应当从整体治理高度释放政策红利。通过完善药品供应保障体系，规范临床试验，优化制药产业结构和药品流通秩序，解决不合理用药问题，形成全过程闭环政策链。提升药品安全整体水平，实现风险关口前移。另一方面是改革需方，重点是推动"三医联动"。强化价格、医保、采购等政策衔接，制定完善医保药品支付标准政策，增强民众对药品的可及性。只有激发全社会共治共享药品安全的内生动力，才能以需求结构优化倒逼供给端改善。

2. 用公共安全理念破解产管矛盾

在总体国家安全观框架下，药品安全不再局限于个体，而是不特定多数人的公共安全。药品安全不能被简单理解为经济问题、监管问题，而要上升到民生的高度，作为一项基本公共服务向全民提供，实现基本监管服务均等化。我国城乡间、区域间经济社会发展差异大，药品安全风险又具有流动性，与属地管理的时空有限性形成结构性张力，分散化的本地策略难以应对系统性风险。

2008 年和 2013 年两次机构改革后，食药监管部门人均监管任务大幅增加，专业技术人员比例急剧下降。正因此，药品安全基本监管服务需要有一定基准，依据人口数量、产业发展、地理区域等要素测算监管资源配置标准，科学确定人员编制和经费投入。其类似于医疗卫生服务的千人床位数和警察规模的万人比，目的是实现区域间基本监管服务均等化，避免出现系统性风险洼地。同时可考虑将全国划分为若干监管功能区，设置直属于食药监管总局的督察机构，协调跨区域事务和查处重大案件，将科层式工作流程转换为扁平化政策协调。

3. 医药产业供给侧改革防范药品安全源头风险

监管在本质上致力于纠正市场失灵，因此监管是市场的补充，产业发展才是药品安全的根本。改革开放以来，我国医药产业长期处于"以仿为主"的初级阶段，各地在发展型地方主义的制度逻辑下形成离散化产业布局。与此同时，人们对监管和产业关系存在不同理解，导致政策实践经历诸多曲折。上文反复提及，"齐二药事件""铬含量超标胶囊事件"在一定程度上源于市场恶性竞争，企业生存压力诱致其关注药品销量而非质量提升。

创新是引领发展和监管的第一动力，其核心是实现医药产业社会效益和经济效益相兼容，从而增加有效供给。新药要"新"，改剂型要"优"，仿制药要"同"，这是从制药大国向制药强国迈进的关键。美国、日本等发达国家都经历过类似转型，其对于国家制药工业发展质量和国际竞争力、满足公众用药需求、减轻社会医药费负担都具有重要意义。[①] 一是建立以临床价值为导向的审评审批体系。简化新药临床试验审批程序，开展药物临床试验数据自查核查，提高药品审批标准，开展药品上市许可持有人制度试点。使批准上市药品有效性、安全性、质量可控性接近国际先进水平。二是分期分批对已上市的药品进行质量和疗效一致性评价。由于历史的原因，2001 年以后我国才统一审批仿制药。当时的审批仅要求仿制药符合国家标准，没有与原研药进行比对。要解决这一问题，必须用市场机制激励企业内生动力，让仿制药在临床上能够与原研药相互替代，达不到一致性质量疗效的仿制药不能批准上市。

尤为重要的是，各级政府要明确"医药产业是战略性产业而非一般竞争性产业"的理念。以新医药为代表的生物产业是我国战略性新兴产业之一，可发挥其调整医药产业结构的作用。具体而言，地方政府在招商引资时应把好医药产业的准入门槛，避免低水平重复建设。有关部门可制定"模仿创新、自主创新"的时间表，鼓励国内药企兼并重组，抑

---

① 毕井泉. 遵循监管规律 保证药品安全有效. 人民日报，2016-11-07.

制过度竞争和价格杀跌。国家应采取税收优惠、财政补贴、招标倾斜等政策措施，鼓励国内药企生产廉价普药的积极性，并引导企业通过基本药生产不断扩大市场份额，实现以量取利。其目标是提高医药产业素质，净化药品市场环境。

（三）国家药品安全治理体系的组织结构

整体治理要求优化药品安全治理的组织结构。钱德勒（Alfred Chandler）提出，战略决定结构，结构紧跟战略。① 这一论述将战略目标与组织结构联系在一起。国家治理现代化强调改革的系统性、整体性、协同性，药品安全治理同样应当根据战略目标统筹监管者、产业、其他政府部门间关系，充分激发各类主体的内生动力。

1. 建立药品安全治理高层次议事协调机构

食品药品安全是"五大公共安全"之首。公共安全无处不在，工作牵涉面极广，加之改革开放后我国进行了数轮政府机构改革，公共安全各领域普遍形成"1+1+N"的工作格局，即一个委员会统筹协调，一个部门作为办公室负责日常工作，有关部门承担专项管理。实践中，中央社会管理综合治理委员会、国务院安全生产委员会、国家减灾委员会、国务院食品安全委员会都采取这类做法。② 高层次议事协调机构能发挥社会主义制度高效决策和充分动员的优势，实现部门间工作有效协调。

药品产业链条分为研发、生产、经营、使用四大环节，横跨一、二、三产业，涉及多个政府部门。该特征在一些特定药品品种领域表现的尤为明显。如上文所述，我国药品管理面临部门间职权分割的困局。由于药品安全受上下游政策因素影响，亟待加强部门间协作，将药品管理的

---

① Chandler, A. Strategy and Structure: Chapters in the History of the American Industrial Enterprises. Cambridge: MIT Press, 1962.
② 胡颖廉. 公共安全领域缘何事故频发. 经济日报, 2014-08-18.

各项职权置于同一个议事协调机构之下，使药监部门摆脱单一职权与多元目标的困境。前述"打击生产销售假药部际联席会议制度"在实践中发挥了较好作用，并于 2014 年进行了调整，其主要职责包括：在国务院领导下，统筹协调打击生产销售假药工作，研究制定有关政策措施；统筹部署、组织全国打击生产销售假药专项行动；指导、督促、检查有关政策措施的落实；协同查处有关重大案件；协调解决各有关部门打击生产销售假药工作的重大问题，促进部门、地方协作配合、信息共享；研究与打击生产销售假药有关的重要问题，向国务院提出建议。①

发挥大健康体系的协同优势，必须建立各部门参与的组织架构，形成部门间横向政策协调。通过统筹食药监管、卫生计生、产业部门等职权，并明确日常办事机构，实现药品安全、产业发展、药物创新、可及性等多元政策目标兼容。例如北京、吉林等地已经在省级层面将政府食品安全委员会扩展为食品药品安全委员会，国家层面可探索这一做法的可行性。建议利用本轮修订《药品管理法》契机，在原有联席会议基础上，将药品安全工作高层次议事协调机构用制度形式固定下来，设立国务院食品药品安全委员会。食品药品安全委员会主任可由国务院分管副总理担任，办公室设在国家食品药品监督管理总局，承担委员会日常工作。委员会的具体职责有：一是研判药品安全形势，研究部署国家药物政策；二是提出药品监管和医药产业创新发展的重大政策和重大项目；三是协调政府各部门在药品研制、生产、经营、使用各环节中的职能，推动国际药品安全治理合作；四是监督落实药品监管综合责任，科学界定政府属地责任、部门监管责任、企业主体责任的边界。

在此基础上，应完善药品安全综合协调工作。随着药品监管机构由省级以下垂直管理改为地方政府分级管理，各级政府需要把药品安全纳入重要议事日程，考虑将"药品安全控制指标体系"作为约束性指标纳入地方政府政绩考核。根据"药品生产企业所在地为主，经营、使用环

---

① 国务院.关于同意调整打击生产销售假药部际联席会议制度的批复（国函〔2014〕53号）.2014-04-29.

节为辅"的原则，将地方政府负总责的制度安排落到实处。有条件的地方政府可设立药品安全（协调）委员会，统筹药监、卫生、工信等相关部门职权，并明确办事机构，将传统科层式的工作流程转换为扁平化的政策协调。借鉴发达国家从研制到使用的药品全生命周期监管机制，特别是加快将公安、工商等部门人员纳入药品安全联合执法队伍，提升监管效能。一些地方在药品安全监管综合协调中形成了"政府主导、药监局牵头、部门各负其责、乡镇协管、村级报告、企业第一责任"的模式，积累了宝贵经验，值得总结和借鉴。

2. 科学划分各级监管事权和职能

要全方位提升药品监管效能，还应在合理配置横向监管资源的前提下科学划分纵向监管事权。我国行政体制具有权责同构特征，各级监管部门内设机构相似，事权划分缺乏刚性。以药品生产企业日常监管为例，《药品管理法》、省级食药监管部门文件、地方编制部门"三定方案"的划分方式并不一致，导致实践中省、市、县三级监管部门职责边界模糊甚至推诿。理想状态是根据监管能力比较优势，形成差异化事权划分体系。建议正在修订的《药品管理法》明确各级监管部门事权划分。其中国家级监管部门负责法规标准，药品审评审批，产品上市前检查，高风险药品监督抽检等技术要求高的基础性工作。省级监管部门负责本行政区域内药品生产企业行政许可和飞行检查，并全覆盖抽检基本药物等重点品种，办理药品生产企业违法案件，防范跨区域系统性风险。市级监管部门负责药品批发企业、大型医疗机构监督检查，并围绕复杂业态加强专业政策指导，通过设立直属专业分局办理药品批发企业违法案件。县级监管部门及其乡镇监管所落实属地管理责任，包括对零售药店、诊所、中药材批发市场开展日常监管，重点对零售药店等开展日常监管和监督抽检。

此处还有必要提及的是完善省以下垂直管理体制。从理论上说，判断一项事务要不要进行垂直管理，主要取决于其外部性大小。成本外溢性小的事务可以用本地化策略应对，反之则需要在更高层次统筹，否则会出现政府失灵。现代社会的药品风险愈来愈具有跨地区流动性，分散的本地化的监管机构很难单独应对，因此欧美发达国家的经验是药品监管权力上收、集中和强化。与发达国家趋势相反，我国正在经历药监权力下放和分散的反向运动。如上文所述，2008 年国务院调整药品监管机构省以下垂直管理，实行分级属地管理。2013 年新一轮行政管理体制改革没有作出调整，在客观上带来诸多问题。对体制进行合理化改革的当务之急是：防止地方保护主义抬头，实现药品的跨区域风险治理。

一是确保省以下药品技术监督机构的独立性。地市级药品技术监督机构可以作为省级药品技术监督机构的派出机构，后者直属于省级食品药品监督管理部门。有条件的地区可以将药检机构和不良反应监测机构设到县一级，人事、财务和资产相应上划。这样既不改变"地方政府负总责"的责任体系，又起到技术监督制约行政监督的作用，抑制地方保护。二是在划分监管功能区的基础上设立跨区域督察机构。为应对大工业生产中药品风险的流动性特征，需要超脱于本地的机构进行综合协调和组织查处。不妨借鉴环境保护部门的做法，在全国设立若干个直属于国家食品药品监督管理总局的跨区域督察机构，进一步推进统一市场建立。与之相关的是，随着各地综合执法改革不断推进，监管部门的专业性遭受挑战。地方各级政府在任命食药监局（市场监督管理局）局长之前，应征求上级部门意见，尽可能保障其专业水平和胜任力。

3. 探索市场嵌入型监管模式

监管部门应牢记，药品安全首先是生产出来的。理想药品安全治理体系，应当将各方面激励和约束集中到生产经营者行为上，让优胜劣汰的市场机制起决定作用。通过市场机制激励药品生产经营者主动守法，能够有效降低监管成本。药品监管的对象是企业的能力和资质，是对企业生产经营行为过程的监管，至于每一件药品是否安全有效，取决于企业内部的质量管理水平。从这个意义上说，监管部门必须摈弃"包打天下"的做法，在强化监管的同时更注重完善市场，提升企业主体责任意识。例如，在药品生产企业推行质量授权人制度，让掌握专业技术知识的人员独立履行药品生产质量监督管理职责，促使企业在追求经济效益的同时更加注重产品质量。该做法强调了企业第一责任人的地位，是一种理念上的进步。

事实上许多药品安全事件处理需要产业与监管协作，如应对行业"潜规则"等系统性风险的最佳途径是产业基础提升，消除非理性恐慌则依赖企业积极参与的风险沟通。因此监管政策要深嵌市场和产业，寓最严监管于最优服务，构建监管部门与医药产业的合作联盟。例如逐步完善药品审评和监管工作，坚持指导规范、沟通交流、审批决策的行政流程，充分听取业界意见。又如在仿制药一致性评价中制定和完善参比制剂遴选原则，并争取企业技术改造、医保支付、临床应用、药品集中招采等政策支持。还可以购买专业化社会第三方服务，探索药品可追溯体系、临床试验强制责任保险、检验检测等做法，将"药品安全经济"打造为新经济增长点。此外药监部门实施的药品安全"黑名单"制度也是典型，通过公布具有严重违法行为的企业名单，降低其产品的市场声誉，进而影响其经济效益，倒逼企业提高内部质量管理水平。

要规范企业的行为，除了通过加强惩处力度进行震慑，还应积极发挥大型医药行业协会了解企业、接近政府的优势，担负起监管部门与医药行业的"桥梁"作用，把监管外压变成企业提高生产质量的内在自觉行动。例如行业协会可以牵头设立"药品质量安全保证基金"，要求企业在取得会员资格前签署生产质量行为规范承诺并交纳保证金，对于违反承诺者扣除相应数额保证金甚至取消会员资格，从而用经济手段激励企业规范自身行为。[①] 大型医药行业协会还可发挥引导行业标准、规范企业自律的作用。协会可以进行信用评级，将诚信记录与市场销路挂钩，用

---

① 薛澜．胡颖廉．"三重失灵"：监管政治学视阈中的"铬超标胶囊"．行政管理改革，2012，9：31-36．

经济手段激励企业规范自身行为。甚至可借鉴国外的做法，将药品 GMP 规范起草和认证的权力移交给行业协会实施。此外，协会应严把准入门槛，要求企业在取得会员资格前签署生产质量行为规范承诺，对于违反承诺者取消会员资格。

（四）国家药品安全治理体系的行动方案

整体治理的目标和结构需要落实到具体政策行动上。研究结合《"十三五"国家药品安全规划》提出的发展目标和主要任务，运用专家德尔菲法访谈了多位业内人士对药品安全治理的认知。根据前提—过程—结果的逻辑顺序，针对药品安全基础设施建设、药品监管体系完善、药品安全水平提升等内容，构建可量化、可实施、可检验的具体行动方案。

1. 前提性治理行动：全面完善药品安全基础设施

基础设施是强化药品安全治理能力和防范系统性风险的基本前提。基于《世界发展报告》对政府基础能力的权威阐释，将药品安全基础设施分为学习发展、信号获取、风险识别、利益均衡四方面。①制修订药品安全标准以持续更新监管基准。科学标准是市场行为起点和政府决策基础。我国药品标准与发达国家存在较大差距，"十三五"期间要完成药品标准制修订数量3050个，制修订药品注册技术指导原则350项。②健全药品安全信号获取体系。鼓励地方以"双安双创"为契机（指国务院食品安全委员会开展的食品安全示范城市创建和农产品质量安全县创建），树立"以资金换安全"的理念，建立药品监管财政投入长效增长机制，持续提高每千人药品监督抽验批次。同时鼓励企业建立药品质量全过程追溯体系。③强化药品风险识别能力。完善监测评价体系建设，检查督促企业落实监测主体责任，县（市、区）报告药品不良反应病例比例达到90%，稳步提升每百万人口药品不良反应报告数。药品定期安全性更新报告评价率达到100%。④显著提高执业药师服务水平。截至 2016 年底，全国具备执业药师资格的人员达到 65 万人，覆盖城乡的药品供应网络基本建成。下一步要将每万人口执业药师数量提高到 4 人，更好发挥执业药师的用药服务作用，引导其作为社会力量平衡监管部门、企业、消费者利益。

2. 过程性治理行动：药品监管能力建设与流程再造

药品安全重在监管，越是提倡治理，就越要提高监管的有效性和公正性。监管体系包括机构设置、人员编制和权责关系等组织制度，本质是行政资源配置方式。我国药品监管面临人员专业水平偏低，执法装备短缺，技术支撑薄弱等挑战。需要遵循药品安全科学规律，从全面能力建设和全过程监管两方面提升监管效能。

（1）建立职业检查员制度。药品监管具有高度专业性，要求监管执法人员具备较高业务素质和专业技能。县级以下公务员职务与职级并行制度已开展多年，全国人大常委会又授权国务院在部分地区和部分在京中央机关试点县级以上公务员分类改革。食药监管部门同样要加快建设一支与我国医药产业创新发展相适应的职业化检查员队伍，通过薪酬、晋升制度改革激励检查员提升专业监管技能，净化行业生态环境。可依据每万人口药品安全职业化检查员数量评估监管人力资源，本科以上学历人员占药监队伍总人数比例超过 70%。

（2）增加行政执法资源。2013 年机构改革已经在乡镇或区域设立食品药品监管派出机构。要防止药品安全在第一线失守，必须提高基层监管机构执法装备标准化配备率，打通监管体系"最后一公里"，夯实地方政府落实属地管理责任的基础载体。

（3）监管行政流程再造。针对监管部门内部许可审批、日常监管和稽查办案不衔接问题，可整合药品监管、稽查、检查队伍，建立以检查为统领，集风险防范、案件调查、行政处罚、案件移送为一体的行政执法工作体系，实现各级药品监督检查频次标准化。

3. 结果性治理行动：提升药品安全水平

全面提升药品质量安全水平，是人民健康作为优先发展战略的体现。应确保制度短期、中期、长期的连续性，争取我国药品安全状况在2030年达到高收入国家水平，与健康中国建设总体规划相适应。同时可将药品安全核心任务纳入各地健康建设考核体系，形成顶层设计与地方实践的有机互动。

药品安全水平的具体任务需要摆脱单一追求合格率的静态思路，从主客观两方面引入动态结果性指标，科学测量药品安全状况。①社会诉求及时得到回应，药品安全投诉举报办结率达到80%。②监管部门根据问题导向采取行动，监管人员人均查处药品案件数量持续增加，以提升监管有效性。③群众用药安全感知，专业第三方机构开展的民众药品安全满意度评分达到85分。

总之，在健康中国的战略背景下，药品安全工作必须超越线性监管模式，结合已有政策和规划，系统构建国家药品安全治理体系，如表30所示。建议尽快制定中长期《国家药品安全纲要》，高位推进改革并保持战略定力，持续提升民众健康福祉。应当看到，国家药品安全治理体系是一个的宏观概念性框架。包含风险治理和社会共治。

表30　国家药品安全治理体系

框架	视角	任务
战略目标	健康中国	发挥大健康体系协同优势，推动医疗、医保、医药联动改革，完善药品供应保障体系
	公共安全	全面建设监管能力，实现药品安全基本监管服务均等化
	供给侧结构性改革	深化药品审评审批制度改革，开展仿制药质量疗效一致性评价
组织结构	横向部门协同	建立药品安全治理高层次议事协调机构
	纵向监管职能	科学划分各层级监管事权
	监管与产业关系	探索市场嵌入型监管模式

框架	视角	任务
行动方案	前提性治理行动	全面完善药品安全基础设施如标准制定、信号获取、风险识别等
	过程性治理行动	药品监管能力建设与流程再造，包括职业检查员队伍、行政执法资源等
	结果性治理行动	从社会诉求回应、监管有效性、群众满意度等方面提升药品安全水平

资料来源：战略目标部分来自《"健康中国2030"规划纲要》《国务院关于改革药品医疗器械审评审批制度的意见》（国发〔2015〕44号）、《"十三五"国家药品安全规划》，其他由作者归纳整理。

二、构建药品安全风险立体化治理体系

如上文所述，美国食品药品监督管理局在其著名的《管控医药产品使用风险》（Managing the Risks from Medical Products Use）一文中提出：药品的安全问题本质上源于其风险，主要包括产品缺陷、药物副作用、错误用药以及其他不确定性风险。现代药品安全风险具有碎片性、扩散性、隐蔽性和多重性等特征，本节将探讨如何构建药品安全风险立体化治理体系。

（一）药品监管体系对药品安全风险的不适应性

当前我国药品监管体系存在部门职权单一、分散化属地管理、消费者个体风险漠视和"运动式"应急处置等问题。那么如何厘清上述因素作用于安全风险的内在机理，成为进一步分析的基础。

1. 风险碎片化与管理部门单一化的矛盾

药品产业链条包括研究开发、生产过程、经营流通（包括运输和分销）和终端使用等环节，其中的研究开发环节又可细分为实验、临床试

验和新药审批三阶段。也有更为细化的划分，例如普通化学药品就涉及原料药、成品制造、冷链运输、仓库储存等多个环节。药品安全风险在这一产业链条中具有全生命周期性，任何主体的疏忽或恶意行为都可能影响上下游药品安全。

为应对全链条风险，我国药品监管部门在成立之初就试图对药品进行综合管理。然而事实上其仅对企业生产经营行为有权进行监管，其余如新药研发、产业政策、药品定价、招标采购等职能散落在科技、工信、物价、卫生部门。当不同部门就同一项事务的目标不一致且行为不协调时，监管者的自主性就会受到制约，进而影响到工作绩效。分割的管理职能带来碎片化的风险，由于药品的安全有效性最终表现在企业生产经营行为中，药监部门无异于用单一的职能担负起全产业链的风险。尤其是当药品安全突发事件发生后，由于涉及部门众多，各责任部门之间的职责划分、具体工作的协调沟通机制规定不明，导致预案可操作性不强。[①]

2. 风险扩散与属地管理的矛盾

药品风险还具有空间上的跨地域特征，通俗地说就是甲地生产的药品，通过乙地的经营企业，到丙地销售并发生药品安全事件。例如在2012年"铬含量超标胶囊事件"中，工业明胶来自河北等地，空心胶囊生产地集中在浙江，成品则销往全国各地药厂。而在2016年非法经营疫苗系列案件中，涉及提供疫苗及生物制品的上游省份有20个，下游疫苗及生物制品流入的省份有24个，[②] 成为遍及全国的风险。要治理这类具有流动性和隐秘性的风险，通常由各地监管部门和公安机关共同调查和联合执法。

自1998年国家药品监督管理局成立以来，尤其是2000年国务院决定

---

① 江德元. 食品药品安全的"应急"现实. 瞭望，2010，24：46.

② 魏哲哲. 三部委详解非法经营疫苗案三大焦点——非法经营疫苗一支也不能容忍. 人民日报，2016-03-25.

实行省级以下药品监管垂直管理体制后，在"全国药监是一家"的理念下，制造销售假药行为在我国一度得到有效遏制，表现为历年查处药品案件涉案金额与医药工业总产值之比持续下降。然而2008年机构改革调整省以下药监垂管体制后，我国假药问题开始反弹，[1] 尤其是各地假药大案越来越多具有涉互联网特征。

根据公共选择理论的推论，当人事权和财权都属地管理时，理性的地方政府会产生成本外溢的机会主义心理：只要"问题药品"不给本行政区域带来直接危害，便可听之任之，打击制售假药成为无人愿意提供的"公共产品"。换言之，由于风险的"成本外溢"效应，个别地方在保护主义和机会主义心理下，忽视了区域间合作。对此，应通过区域联防机制解决监管边界不清的问题，消除管控"死角"。个别地方在发展主义的逻辑下甚至出现保护主义倾向，因为严厉执法反而会影响当地就业和税收，这种情况在欠发达地区表现得更为突出。从某种意义上说，属地化管理加大了跨区域合作难度。实证研究表明，且不论跨省的打击假药合作，即便是跨市县的合作都很鲜见。在2013年机构改革前，有关部门一项针对全国基层药监人员进行的大样本问卷调查中，有36.52%的受访者认为"从垂直管理到地方管理的区域联动"是影响我国药品安全形势的重要负面因素，该指标在全部17个选项中列第5位。[2] 可以说，现行体制阻碍了地方防范药品安全风险的激励。

3. 群体安全焦虑与个体风险漠视的矛盾

作为非传统安全的一种，药品安全在医药产业的高速扩张中愈来愈具有系统性和隐秘性特征。尽管人们对药品安全事件深恶痛绝，却不愿意主动防范潜在风险。换言之，人们一方面乐于享受现代化和大工业生产的成果，另一方面却不愿承担相伴而生的风险。正是这种对药品安全

---

① 于明德. 制假药为何"有贩毒的利润 无贩毒的风险". 中国经济周刊，2012，32：16.
② 国家食品药品监督管理局办公室，南方医药经济研究所. 药品安全形势评估报告（2011年度），北京，2012年5月.

的矛盾心态，为企业滋生机会主义行为提供了土壤。当企业嵌入这种矛盾的社会心态时，就容易滋生机会主义行为。纵观近年发生的药品安全事件，责任人在主观心态上少数是故意、有些是恶习、更多是无知。企业认为只要"问题药品"不带来直接的致命风险，轻微违法违规和放任风险就是"可接受常态"，能够得到社会宽容，而严格守法是"奢侈例外"。现实中低限投料等行业"潜规则"盛行便是明证。我们常说"药品安全是生产出来的，而不是监管出来的"，由于企业违法违规的具体形式不尽相同，药品安全问题也就陷入"防不胜防"的境地。即便被查处后，一些企业也是怀着侥幸心理"屡教不改"甚至"边罚边犯"，因为他们坚信其他企业同样在从事违法违规行为，自己被查出仅仅是偶然事件。加之城乡之间和区域之间的结构性差异，导致社会各个系统存在隔阂，刺激着各种自利性短期行为。

社会心态一旦内化为社会环境，就会对新进入者的行为产生影响。现代生物科学的"降维竞争"理论指出，高端文明为了适应生存而主动退化成低级文明的竞争方式，从而避免被"劣币"驱除。该理论恰当地解释了一些全球知名药品生产经营企业在我国的违法行为，其通过自降标准的方法来适应宽容违法的社会环境。

4."运动式"应急与风险叠加效应的矛盾

理应在不同时期渐次出现的药品安全问题，在我国当前时空范围内出现叠加效应。不同药品安全风险需要用差异化手段应对，行政和司法手段通常适用于恶性药品犯罪行为，标准、许可、认证等现代监管工具则有利于建立长效机制，防范系统性风险，行业自律等社会共治手段能有效防范"潜规则"。然而，在药品安全风险日益呈现多重性的形势下，监管部门倾向于"重处置、轻预防"理念，更多侧重于药害事故的事后处置和恢复，事前的实时监测预警工作做得不够，[①]具有明显的"运动式"应急风格（campaign method emergency management）。由于命令加控

---

① 唐民皓. 减少药害事件需要新思路. 健康报，2009-02-05.

制的行政干预手段在应急处置中显得更为高效，监管部门容易对"运动式"行政指令形成路径依赖。相反的，现代监管工具则成为"好看不中用"的花瓶，因为其有效发挥作用需要时间检验。

例如我国在 2006 年前后经历了一系列药品安全突发事件，舆论对低水平改剂药泛滥诟病较多。监管部门试图通过药品注册集中整治来减少改剂药，于是企业大量注册申请事项被要求撤回，但这并未从根本上提升药品注册质量。当行政干预的强势削弱了现代监管工具的有效性时，监管部门只能疲于"救火"和应付来自各方的压力，其自主性难以提升。基于上述分析，我们将当前药品安全风险治理面临的四大内在矛盾归纳如 31 表所示。

表 31　风险治理视野下我国药品安全体系的深层次矛盾

风险特征	体系现状	观察视角	存在问题
碎片性	部门职能单一	部门间横向关系	监管部门缺乏自主性
扩散性	属地管理固化	中央与地方纵向关系	地方政府积极性不高
隐蔽性	个体风险漠视	国家与社会关系	药品安全社会基础薄弱
多重性	"运动式"应急	历史与现实关系	监管长效机制难以形成

资料来源：作者整理。

（二）从安全管控到风险治理的转变

现代风险治理理论对药品安全监管有三大启示：一是监管资源有限，但生产经营者无处不在；二是法律和标准固定，但药品业态和新产品种类无穷；三是药品安全是相对的，但消费者希望保障是绝对的。根据风险治理理论，要从根本上提升药品安全监管绩效，有必要利用本轮修订《药品管理法》契机，重构药品监管体系的顶层设计。通过创新药品安全风险分析框架，设立高层次议事协调机构，完善属地化监管体制，并充分调动各利益相关方积极性，实现从应急处置到事中事后监管再到源头治理的良性，最终形成药品风险社会共治的新格局。

新一代国家应急管理体系的重要特征是从被动应急向主动防范转变,[①] 理想的药品管理应当是建立在风险分析基础上的预防性体系。安全是一种可接收的风险。药品安全没有零风险,但监管必须零容忍。在现代风险社会和大工业生产背景下,监管部门的职责是尽量降低药品安全风险。当今世界各国都同意将风险分析框架作为处理任何潜在或现实药品安全问题的唯一原则,[②] 这一理念同样值得在药品安全工作中借鉴。

风险分析框架由风险评估、风险管理和风险沟通三大部分组成。[③] 其中,风险评估是指生物、化学、物理等危害对人体健康产生的已知或潜在不良作用的可能性评价,这是一项专家独立完成的纯科学技术过程,其任务是得出各种危害对健康不良作用的性质和最大安全暴露量。风险管理是监管部门根据当地经济社会因素和风险分析结果决定可接受的风险水平,包括制定和实施法规、标准并采取监管措施,属于政府部门的工作。不论是专家的风险评估结果抑或政府的风险管理决策,都要让不同利益相关者知晓,这一过程就是风险沟通,专家、政府、媒体、企业和消费者都参与其中。过去我们在药品安全突发事件的事后应急处置中投入大量精力,却忽视了药品安全风险的源头治理。要从本质上提高我国药品安全保障水平,就必须在药品安全监管中引入风险分析框架,实现由传统应急管理向风险治理转型。

1. 风险管理的关口前移

产业素质不高严重制约我国药品安全基础。《"十三五"国家药品安全规划》将医药产业发展作为四大重点任务之一。《健康中国 2030 规划纲要》也将促进医药产业发展作为"发展健康产业"的重大举措之一,强调提高产业集中度,增强中高端产品供给能力,实现医药工业中高速发展和向中高端迈进,跨入世界制药强国行列。不妨以国家层面政策导

---

① 薛澜. 中国应急管理系统的演变. 行政管理改革,2010,8:24.

② 陈君石. 食品安全风险评估概述. 中国食品卫生杂志,2011,1:4.

③ FAO. Food Safety Risk Analysis: A Guide for National Food Safety Authorities. Rome, Italy: FAO Food and Nutrition Paper, 2006:3.

向为契机完善药品产业政策，优化产业和产品结构，提升药品生产经营企业素质和管理能力，将安全监管与产业发展目标有机融合，从而落实药品安全的企业主体责任。严格行政许可，把好药品生产经营企业准入关，提高技术标准，整合药品安全国家标准，完善药品的使用、检测和标签标识标准。近年来，发展改革、工信和商务等产业部门越来越多地参与到药品安全工作中，在药品安全信用体系建设、医药产业创新发展等工作中形成政策合力。同时，监管部门也注意通过各种渠道搭建与产业界沟通的平台。关口前移是为了实现源头治理，形成药品安全"防火墙"，防范系统性风险。

一方面加强集中整治，针对药品生产经营链条上的重要环节和消费群体较大的基本药物品种，通过集中力量、采取联合执法等方式，严厉整治反复出现、易发多发的突出问题。另一方面要抓好日常监管，重点加强法规建设、执法抽检等工作，并实行检验检测信息共享。加强对生产经营者的许可后续监管和执法检查，做到"重事前许可，更重事后监管"。按企业经营规模、安全和信用记录，实行安全评级和动态监管。用信息披露、行业禁入、驻厂监督员和"飞行检查"等手段增加执法威慑。总的来说，依靠集中整治有利于解决现实问题，通过日常监管和制度建设旨在建立长效机制，从而达到"既要下猛药，又要促长效"的双重目的。

与之相关的是，完善应对药品安全事故的快速反应机制和程序。建议尽快制定《国家重大药品安全事故应急预案》，探索建立联席会议—联防联控—指挥部相结合的"一体三模"转换机制。在日常状态下，政府可建立联席会议制度，及时沟通信息并从事药品安全风险评估和预警工作；当突发药品安全事件发生且事态不明时，可优先启动联防联控工作机制，研判形势并确定策略；当事件的社会危害程度提升时，应及时转换为指挥部模式，加强动员和协调力度，按照属地管理和分级响应原则，及时开展应急处置，最大限度减少危害和影响。例如，北京等华北五省市建立了药品监督稽查执法联防协作区，安徽等华东七省联合上海成立了"7+1"食品药品监督稽查联防协作区，其通过"区域合作项目工作小组"的形式，共同应对跨省区的食品药品风险，取得了一定成效。

2. 风险评估的重心下移

改变以往药品风险评估工作集中在国家层面的做法，通过不良反应报告系统监测新发药品风险和区域性药品风险，用更加严格的日常监督性抽验掌握全行业药品质量动态，同时加大新特药未知风险的基础性研究。下移风险评估重心的目的是实现科学预警、提前研判，将有限的监管资源集中到风险高发环节和领域，特别重视药品设计缺陷和药品严重不良反应事件。防范类似"铬含量超标胶囊事件"的系统性风险再次爆发。根据前述《国家药品不良反应监测年度报告（2015年）》的数据，2015年国家药品不良反应监测网络建设进一步深入，基层网络用户数量快速增长，全国已有28万余个医疗机构、药品生产经营企业注册为药品不良反应监测网络用户，并通过该网络报送药品不良反应报告，当年全国县级报告比例达到96.6%。正是基于广泛的风险评估网络，近年来我国新的和严重药品不良反应/事件报告比例持续上升，如图27所示。

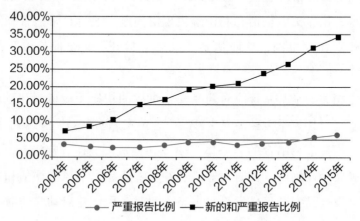

图27　2004年-2015年新的和严重以及严重药品不良反应/事件报告比例

资料来源：《国家药品不良反应监测年度报告（2015年）》。

3. 风险沟通的主体外移

进一步加强和完善公共安全体系是当前社会治理的重点工作之一，有必要把"党委领导、政府负责、社会协同、公众参与和法治保障"的社会治理格局延伸到药品安全工作中，形成"主责在企业，主体靠民众，主导是政府"的药品安全工作新格局。

加强与公众风险沟通并合理引导舆论监督，建立健全舆情监测机制，畅通投诉举报渠道，及时收集掌握和核查处理公众、媒体反映的药品安全问题，促使人们更为理性地认知药品安全风险和看待药品安全事件。可在全社会加大诚信教育宣传力度，让药品生产经营者意识到自己同时也是消费者，不安全药品最终将损害每个人利益，必须杜绝"互害型社会"的恶性循环出现。聘请人大代表、政协委员、社区管理者、媒体工作者等社会公众人士参与药品安全监督，发挥其嵌入基层并拥有广泛社会网络的优势。通过各种传媒渠道教育重点人群，尤其是引导慢性病患者和老年人等药品消费量大的人群从正规渠道选购药品，谨慎通过互联网购药。在流动人口、低收入群体和贫困户中大力普及药品安全知识，让低质量药品没有生存空间。发动群众积极参与，建立健全药品安全有奖举报制度和消费者投诉反馈机制，参照食品安全监管领域的做法提高药品安全举报奖励额度。目的是畅通消费者诉求表达渠道，发挥其嵌入基层并拥有社会网络的优势获取药品安全信息。[①] 完善乡镇药品安全协管员和村级药品安全信息员队伍。

同时，加大药品安全信息服务力度，政府应稳妥、准确发布药品安全信息，接受社会各方监督，保障公众对药品安全的知情权。在完善乡镇药品协管员和村级药品信息员的基础上，基层可选聘一批有一定影响力、公益心较强的热心人士作为药品安全特邀监督员，充分发挥人大代表和政协委员的监督作用。监督主体外移的最终目标是实现从政府专业

---

① 国家食品药品监管局，财政部. 食品药品违法行为举报奖励办法. 国家食品药品监督管理局网站，http://www.sfda.gov.cn/WS01/CL0051/77675.html，2013-01-15.

监管向政府、市场与社会"共治"大格局的转变。各地可探索组建"药品安全义工队",发动具有一定专业知识的志愿者如药科大专院校学生走进城乡社区和工矿,广泛宣传日常药品安全知识,营造全社会人人关心、人人维护药品安全的良好氛围,实现共建共治共享。

结　语

　　药品是治病救命的特殊商品，关系人民群众的身体健康和生命安全。保障药品安全是建设健康中国、增进人民群众福祉的重要内容，也是全面建成小康社会、实现民族复兴的必然要求。改革开放近40年来，我国医药产业快速发展，解决了人民群众药品可及性问题，药品供应保障体系和安全监管制度也不断完善。同时也要承认，供需结构、产业基础、社会共治等诸多深层次矛盾依然影响我国药品安全。

　　本书回顾了世界药品安全历史和新中国药品安全工作演变历程，系统分析了当前药品安全形势及其成因；接着探讨了药品监管机构改革和体制变迁。在此基础上，根据药品生命周期，分环节选取新药审批、互联网药品经营、基本药物制度以及药品供应保障等当前监管政策热点命题进行实证分析，试图发现政策内容、过程和逻辑；进而选取乙肝疫苗事件、非法经营疫苗案件、医疗器械监管、中药质量安全监管等焦点案例，进行深入描述和机理分析；最后提出了药品安全治理体系和治理能力现代化的对策和建议，关键是突破传统线性监管模式，超越监管看安全，从监管嵌入产业、政府激发社会等视角入手，从本质上提升药品安全保障水平。

　　习近平总书记指出，要切实加强药品安全监管，用最严谨的标准、最严格的监管、最严厉的处罚、最严肃的问责，加快建立科学完善的药品安全治理体系，严把从实验室到医院的每一道防线。我们坚信，在以习近平同志为核心的党中央坚强领导下，我国药品安全治理体系必将不断完善，为建设健康中国、保障公共安全、增进人民福祉奠定坚实基础。

主要参考资料

1. ［澳］维斯 霍布森，著．国家与经济发展：一个比较及历史性的分析．黄兆辉，廖志强，译．黄玲，校．长春：吉林出版集团有限责任公司，2009.

2. ［德］乌尔里希·贝克，著．风险社会．何博闻，译．南京：译林出版社，2004.

3. ［美］彼得·埃文斯，迪特里希·鲁施迈耶，西达·斯考克波 编著．找回国家．方力维，等，译．北京：生活·读书·新知三联书店，2009.

4. ［美］乔尔·S·米格代尔，著．强社会与弱国家：第三世界的国家社会关系及国家能力．张长东，等，译．南京：凤凰出版传媒集团、江苏人民出版社，2009.

5. ［美］伊丽莎白·伊瑟莉姬，著．健康的哨兵——美国疾病预防控制中心的历史．李立明，颜江瑛，译．北京：中国协和医科大学出版社，2005.

6. 《总体国家安全观干部读本》编委会．总体国家安全观干部读本．北京：人民出版社，2016.

7. 高强．中国卫生改革开放 30 年．北京：人民卫生出版社，2008.

8. 顾昕，高梦韬，姚洋．诊断与处方：直面中国医疗体制改革．北京：社会科学文献出版社，2006.

9. 国家药品监督管理局．做好促进生产力发展这篇大文章——论"监、帮、促"相结合在药品监督管理工作中的现实意义．中国药品监督管理年鉴（2001 年）．北京：化学工业出版社，2001.

10. 国家药品监督管理局．在部分企事业单位药品监督管理工作座谈会上的讲话．中国药品监督管理年鉴1999．北京：中国医药科技出版社，1999.

11. 胡颖廉．中国药品监管——基于自主性分析框架的绩效影响因素研究．北京：经济科学出版社，2012.

12. 刘鹏．转型中的监管型国家建设——基于对中国药品管理体制变迁（1949—2008）的案例研究．北京：中国社会科学出版社，2011.

13. 齐谋甲．对十四年来我国医药事业改革开放实践的一些思考．中国医药年鉴1992．北京：中国医药科技出版社，1993.

14. 世界银行．1997 年世界发展报告：变革世界中的政府．北京：中国财政经济出版社，1997.

15. 世界银行.2003年世界发展报告：变革世界中的可持续发展.北京：中国财政经济出版社，2003.

16. 王绍光，胡鞍钢.中国国家能力报告.沈阳：辽宁人民出版社，1993.

17. 白慧良.药品安全监管工作面临的形势与任务.中国药事，2002，5：271-273.

18. 白筠.触目惊心的福建晋江假药案.人民日报，1985-06-16.

19. 毕井泉.国务院关于药品管理工作情况的报告.中国人大网，http：//www.npc.gov.cn/npc/xinwen/2017-06/22/content_2023712.htm 2017-06-22.

20. 毕井泉.坚持"四个最严"严守安全底线 全力以赴保障人民群众饮食用药安全.国家食品药品监督管理总局网站，http：//www.cfda.gov.cn/WS01/CL0050/168537.html 2017-01-13.

21. 毕井泉.在全国食品药品监管工作座谈会暨仿制药一致性评价工作会议上的讲话.北京，2016-06-23.

22. 毕井泉.遵循监管规律 保证药品安全有效.人民日报，2016-11-07.

23. 柴会群.医药监管十年分合之痛.南方周末，2008-04-02.

24. 陈聪.食药监总局：2016年食品抽检25.7万批次 总体合格率96.8%.新华网，http：//news.xinhuanet.com/fortune/2017/01/16/c_1120322610.htm 2017-01-16.

25. 陈君石.食品安全风险评估概述.中国食品卫生杂志，2011，1：4-7.

26. 陈融雪.疫苗安全吗？瞭望东方周刊，2014，5.

27. 陈文玲.药品价格居高不下究竟原因何在——对药品价格问题的调查研究与思考（上）.《价格理论与实践》，2005，1：15-17.

28. 陈晓华.完善农产品质量安全监管的思路和举措.行政管理改革，2011，6：14-49.

29. 杜钢建.政府能力建设与规制能力评估.政治学研究，2000，2：54-62.

30. 杜仪方."恶魔抽签"的赔偿与补偿——日本预防接种损害中的国家责任.法学家，2011，1：154-162，180.

31. 富子梅.谁来保证农民饮食用药安全？人民日报，2011-12-15.

32. 富子梅.专访国家食品药品监督管理局局长尹力：百姓用药，要"有"更要"好".人民日报，2013-01-18.

33. 国家行政学院社会和文化教研部，清华大学公共管理学院 联合课题组.进一步完善统一权威的食品药品监管体制研究报告.2017-06-01.

34. 国家食品药品监督管理总局办公室，南方医药经济研究所. 药品安全形势评估报告（2015 年度）. 2016-03-01.

35. 国家药品监督管理局. 关于《中华人民共和国药品管理法修正案（草案）》的说明——在第九届全国人民代表大会常务委员会第十七次会议，2000-08-21.

36. 国务院. 关于改革药品医疗器械审评审批制度的意见（国发〔2015〕44 号），2015-08-09.

37. 国务院. 关于印发"十三五"国家食品安全规划和"十三五"国家药品安全规划的通知（国发〔2017〕12 号），2017-02-14.

38. 国务院办公厅. 关于进一步加强疫苗流通和预防接种管理工作的意见（国办发〔2017〕5 号），2017-02-07.

39. 国务院办公厅. 关于调整省级以下食品药品监督管理体制有关问题的通知（国办发〔2008〕123 号），2008-11-10.

40. 国务院新闻办. 中国的药品安全监管状况（白皮书）. 北京，2007-07-18.

41. 国务院新闻办. 中国的中医药白皮书. 新华网，http：//news. xinhuanet. com/health/2016-12/06/c_ 1120066292. htm 2016-12-06.

42. 胡锦涛. 扎扎实实提高社会管理科学化水平 建设中国特色社会主义社会管理体系. 人民网，http：//politics. people. com. cn/GB/1024/13959222. html 2011-02-20.

43. 胡善联，等. 我国基本药物生产流通使用中存在的问题和成因分析. 中国卫生资源，2008，2：51-53.

44. 胡颖廉，慕玲. 超越监管看安全：国家药品安全治理体系构建. 中国行政管理，2017，6：115-120.

45. 胡颖廉，薛澜，刘宗锦. 双向短缺：基本药物政策的制度分析. 公共管理评论，2009（总第八卷）：144-160.

46. 胡颖廉. "十三五"期间食品安全监管体系催生：解剖四类区域. 改革，2015，3：72-81.

47. 胡颖廉. 产业安全和质量安全：中国药品监管体制改革的逻辑. 社会科学战线，2016，7：207-215.

48. 胡颖廉. 从福利到民生谈谈新中国药品安全管理体制变迁. 中国药事，2014，9：925-933.

49. 胡颖廉. 行政机构能力、社会网络与政策创新——《官僚自主性是如何炼成的》一书评介. 学术界，2008，2：295-301.

50. 胡颖廉．监管和市场：我国药品安全的现状、挑战及对策．中国卫生政策研究，2013，7：38-44.

51. 胡颖廉．科学监管"互联网+食品"．人民日报，2016-06-16.

52. 胡颖廉．食药监管避免"能力削弱"悖论．瞭望，2016，33.

53. 胡颖廉．统一市场监管与食品安全保障——基于"协调力—专业化"框架的分类研究．华中师范大学学报（人文社会科学版），2016，2：8-15.

54. 胡颖廉．沿海十省（市）药品监管机构能力之比较研究．公共管理学报，2007，1：97-103.

55. 胡颖廉．中国新药审批影响因素实证研究：机构自主性理论的视角．经济社会体制比较，2011，3：73-84，153.

56. 胡颖廉．中药质量安全困局待解．光明日报，2017-04-29.

57. 胡颖廉．重构我国互联网药品经营监管制度——经验、挑战和对策．行政法学研究，2014，3：13-21.

58. 胡颖廉．综合执法体制和提升食药监管能力的困境．国家行政学院学报，2017，2：103-107.

59. 江德元．食品药品安全的"应急"现实．瞭望，2010，24.

60. 兰奋，等．国家基本药物制订与推行工作的思考．中国新药杂志，1999，11：724-726.

61. 李玲，江宇，陈秋霖．改革开放背景下的我国医改30年．中国卫生经济，2008，2：5-9.

62. 刘鹏．从基础建设走向优质监管——中国药监十年改革的历史逻辑与方向．中国处方药，2008，3：34-38.

63. 刘鹏．市场局VS食药局：哪种模式更统一权威．民生周刊，2016，14：13-14.

64. 刘少冉，陈玉文．我国网上药店监管存在的问题与对策．中国药业，2009，12：8-9.

65. 刘文学．食品安全：实事求是对待监管体制机制问题．中国人大，2016，12：19-21.

66. 刘亚平．中国式"监管国家"的问题与反思：以食品安全为例．政治学研究，2011，2：69-79.

67. 吕美伦．从专业化到职业化：食药监管队伍建设的必由之路．中国医药报，2016-05-25.

68. 马凯．关于国务院机构改革和职能转变方案的说明．中华人民共和国中央人民政府网站，http：//www.gov.cn/2013lh/content_2350848.htm 2013-03-10.

69. 齐谋甲．"医药托拉斯"始末．医药经理人，2009-09-27.

70. 邱靖基．关于建立新型医药行业管理体制的探讨．中国工业经济，1995，12：30-34.

71. 邱靖基．我国制药工业体制改革纵横谈．中国药业，1998，7：7-9.

72. 邵明立．建立国家基本药物制度，满足群众基本用药需求．求是，2008，16：54-56.

73. 邵明立．食品药品监管 人的生命安全始终至高无上．人民日报，2009-03-02.

74. 邵明立．树立和实践科学监管理念．管理世界，2006，11：1-5，58.

75. 邵明立．提升食品药品监管效能 发挥社会管理和服务功能．国家食品药品监督管理局网站，http：//www.sda.gov.cn/WS02/CL0672/60599.html 2011-04-12.

76. 邵蓉，等．新药该如何界定——中美新药定义之比较分析．中国药业，2002，2：20-21.

77. 邵蓉，董耿，孙利华．十年药监路．中国处方药，2008，3：24-30.

78. 石珍．改革与重构大医药管理新体制的思考．经济改革与发展，1995，6：73-75.

79. 宋华琳．推进我国疫苗监管制度的法律改革．中国党政干部论坛，2016，5：74-76.

80. 宋华琳．政府规制改革的成因与动力——以晚近中国药品安全规制为中心的观察．管理世界，2008，9：40-51.

81. 宋瑞霖．对我国现行药品管理制度的初步反思．中国药房，2004，9：523-525.

82. 宋瑞霖．新世纪，新思路，新变化，新气象——新《药品管理法》颁布有感．中国药事，2001，2：76-78.

83. 孙东东．疫苗流通应减少"二传手"．人民日报，2016-04-12.

84. 谭云鹤．关于《中华人民共和国药政法》（草案）的说明．第六届全国人民代表大会常务委员会第六次会议发言，1984-07-04.

85. 唐民皓．减少药害事件需要新思路．健康报，2009-02-05.

86. 汪洋．食品药品安全重在监管．求是，2013，16：3-6.

87. 汪永成．政府能力的结构分析．政治学研究，2004，2：103-113.

88. 王晨．全国人民代表大会常务委员会执法检查组关于检查《中华人民共和国药品管理法》实施情况的报告．中国人大网，http：//www.npc.gov.cn/npc/xinwen/ 2017-06/22/content_ 2023713.htm 2017-06-22.

89. 王锦霞．打破垄断、建立优胜劣汰市场机制是当务之急．中国药业，2004，7： 1-2.

90. 王绍光．政策导向，汲取能力与卫生公平．中国社会科学，2005，6：101-120.

91. 王世玲．医改方案征求意见 基本药物制度回归统购统销？21世纪经济报道， 2008-10-15.

92. 王蔚佳，马晓华．揭秘二类疫苗灰色利益链．第一财经日报，2016-03-24.

93. 王志清．对我国药品监督管理体制改革的设想．中国药事，1995，5：278-280.

94. 魏铭言．中国将设"食药警察"．新京报，2014-03-29.

95. 吴仪．在全国加强食品药品整治监管工作会议上的讲话．中央人民政府网站，ht-tp：//www.gov.cn/wszb/zhibo9/content_ 521888.htm 2007-02-08.

96. 谢博生．关于改革药品监督管理体制的思考．中国药房，1996，1：37-39.

97. 谢庆奎．论政府发展的涵义．北京大学学报（哲学社会科学版），2003，1： 16-21.

98. 薛澜，胡颖廉．"三重失灵"：监管政治学视阈中的"铬超标胶囊"．行政管理改革，2012，9：31-36.

99. 薛澜．中国医疗服务机构的改革．清华人，2007（4）.

100. 薛澜．中国应急管理系统的演变．行政管理改革，2010，8：22-24.

101. 颜江瑛．国家食品药品监督管理局9月例行新闻发布会．中国网，http：// www.china.com.cn/zhibo/2008-09/03/content_ 16372601.htm 2008-09-03.

102. 杨文彦，陈景收．食品安全刻不容缓 逾六成网民表示遇问题食品选择忍耐．人民网，http：//politics.people.com.cn/GB/17219823.html 2012-02-26.

103. 于明德．医药发展形势分析与对策建议．中国医药技术与市场，2003，6：1-5.

104. 于明德．制假药为何"有贩毒的利润 无贩毒的风险"．中国经济周刊，2012，32：16.

105. 余晖．中国药业政府管制制度形成障碍的分析（下）．管理世界，1997，6： 88-96.

106. 俞观文．制药产业的历史和现状及对今后发展政策的思考．上海医药，2006，1： 7-10.

107. 袁端端，蒋昕捷，汪韬．下一次疫苗事件，我们该避免什么——乙肝疫苗风波的冲突和反思．南方周末，2014-02-06.

108. 詹初航，刘国恩．不要误读了"政府主导"．中国卫生，2006，9：24-26.

109. 张德江．全国人民代表大会常务委员会执法检查组关于检查《中华人民共和国食品安全法》实施情况的报告．中国人大网，http：//www.npc.gov.cn/npc/xinwen/2016-07/01/content_1992675.htm 2016-07-01.

110. 张勇安．业界利益与公共福利双赢：美国医学会与药品管理的联邦化（1891-1912）．历史研究，2009，1：134-154.

111. 赵德余．政策制定中的价值冲突：来自中国医疗卫生改革的经验．管理世界，2008，10：41-52.

112. 赵鹏．食品药品和普通产品：监管体制分道抑或合流？——基于问题特征和法定任务差异的分析．行政法学研究，2016，3：55-64.

113. 中共中央，国务院．"健康中国2030"规划纲要，2016-10-25.

114. 朱恒鹏．医疗体制弊端与药品定价扭曲．中国社会科学，2007，4：89-103.

115. Abraham, John. Science, Politics and Pharmaceutical Industry：Controversy and Bias in Drug Regulation. London：VCL Press Limited, 1995.

116. Burkholz, Herbert. The FDA Follies. New York：Basic Books, 1994.

117. Carpenter, Daniel. The Forging of Bureaucratic Autonomy-Reputations, Networks, and Policy Innovation in Executive Agencies, 1862-1928. Princeton：Princeton University Press, 2001.

118. Chalmers, Johnson. MITI and the Japanese Miracle. Stanford：Stanford University Press, 1982.

119. Chandler, A. Strategy and Structure：Chapters in the History of the American Industrial Enterprises. Cambridge：MIT Press, 1962.

120. Dahl, Robert. Pluralist Democracy in the United States：Conflict and Consent. New York：McNally, 1967.

121. Evans, Peter. Dietrich Rueschemeyer. Theda Skocpol et al. Bringing the State Back In. Cambridge, UK：Cambridge University Press, 1985.

122. Evans, Peter. Embedded Autonomy：States and Industrial Transformation. Princeton：Princeton University Press, 1995.

123. FAO. Food Safety Risk Analysis：A Guide for National Food Safety Authorities. Rome, Italy：FAO Food and Nutrition Paper, 2006.

124. Hilts, Philip J. Protecting America's Health: The FDA, Business, and One Hundred Years of Regulation. Chapel Hill: University of North Carolina Press, 2004.

125. Laffont, Jean-Jacques. Regulation and Development. New York: Cambridge University Press, 2005.

126. OECD. Improving the Quality of Government Regulation. Paris: Council of OECD, 1995.

127. Quirk, Paul J. Food and Drug Administration. In James Wilson eds. The Politics of Regulation, New York: Basic Books, 1980.

128. Riviere, Jim E. Buckley, Gillian J. Ensuring Safe Foods and Medical Products through Stronger Regulatory Systems Aboard. Washington D. C. : The National Academies Press, 2012.

129. Selznick, Philip. Focusing Organizational Research on Regulation. In Roger Noll ed. Regulatory Policy and the Social Science. Berkeley, CA: University of California Press, 1985.

130. WHO. Assessment of Medicines Regulatory Systems in Sub-Saharan African Countries—An Overview of Findings from 26 Assessment Reports. Geneva: World Health Organization, 2010.

131. WHO. The Selection of Essential Medicines, Policy Perspectives on Medicines. Geneva: World Health Organization, 2002.

132. Wilson, James. eds. The Politics of Regulation. New York: Basic Books, Inc. , Publishers, 1980.

133. Abraham, John. Distributing the Benefit of the Doubt: Scientists, Regulators, and Drug Safety. Science, Technology, and Human Values, 1994, 19 (4): 493-522.

134. Baron, David. David Besanko. Regulation and Information in a Continuing Relationship. Information Economics and Policy, 1984, 1: 267-302.

135. Carpenter, Daniel. The Political Economy of FDA Drug Review: Processing, Politics, and Lessons for Policy. Health Affairs, 2004, 23 (1): 52-62.

136. Coggburn, Jerrell D. Schneider, Saundra. The Quality of Management and Government Performance: An Empirical Analysis of the American States. Public Administration Review, 2003, 2: 206-215.

137. Donahue, Amy Kneedler. Selden, Sally Coleman. Ingraham, Patricia Wallace. Measuring Government Management Capacity: A Comparative Analysis of City Human Resource

Management System. Journal of Public Administration Research and Theory, 2000, 10: 381-411.

138. Dranove, David. David Meltzer. Do Important Drugs Reach the Market Sooner? The RAND Journal of Economics, 1994, 25 (3): 402-423.

139. Eisenhardt, K M. Martin, J A. Dynamic Capacities: What Are They? Strategic Management Journal, 2000, 21: 1105-1121.

140. FDA. Managing the Risks from Medical Product Use: Creating a Risk Management Framework. http://www.fda.gov/Safety/SafetyofSpecificProducts/ucm180325.htm 1999-05-01.

141. Glaeser, Edward L. Andrei Shleifer. The Rise of Regulatory State. Journal of Economic Literature, 2003, 41 (2): 401-425.

142. Hamburg, Margret. How Smart Regulation Supports Public Health and Private Enterprise. Commonwealth Club Special Event Luncheon, http://www.commonwealthclub.org/events/2012-02-06/margaret-hamburg-fda-chief-special-event-luncheon 2012-02-06.

143. Howitt, Arnold. Improving Public Management in Small Communities. Policy Note, 1977, 3: 120-148.

144. Joskow, Paul. Inflation and Environmental Concern: Structural Change in the Process of Public Utility Price Regulation. Journal of Law and Economics, 1974, 17 (2): 291-327.

145. Lampton, David M. Administration of the Pharmaceutical, Research, Public Health, and Population Bureaucracies. China Quarterly, 1978, 74: 385-400.

146. Lehan, E A. The Capability of Local Governments: A Search for the Determinants of Effectiveness. Connecticut Government, 1975, 28: 1.

147. Li, WX, Zusman, Eric. Translating Regulatory Promise into Environmental Progress: Institutional Capacity and Environmental Regulation in China. Environmental Law Reporter, 2006, 8: 10616-10623.

148. Lindley, Christopher. Changing Policy Management Responsibilities of Local Legislative Bodies. Public Administrative Review, 1975, 35: 36-50.

149. Majone, Giandomenico. From the Positive to the Regulatory State: Causes and Consequences of Changes in the Mode of Governance. Journal of Public Policy, 1997, 17 (2): 139-167.

150. Mathieu, Mark. New Drug Development: A Regulatory Overview. Waltham, MA: PAREXEL

International Corporation, 1997.

151. Mcallister, Lesley. Dimensions of Enforcement Style: Factoring in Regulatory Autonomy and Capacity. Law & Policy, 2010, 32 (1): 61-78.

152. Mertha, Andrew. China's "soft" Centralization: Shifting Tiao/Kuai Authority Relations since 1998. China Quarterly, 2005, 184: 791 - 810.

153. Meyer, John W. Brian Rowan. Institutionalized Organizations: Formal Structure as Myth and Ceremony. The American Journal of Sociology, 1997, 83 (2): 340-363.

154. Nellissen, Nico. The Administrative Capacity of New Types of Governance. Public Organization Review, 2002, 2: 5-22.

155. Niskanen, William. Bureaucracy and Representative Government. Chicago: Aldine - Atherton, 1971.

156. Noll, Roger. Government Regulatory Behavior: A Multidisciplinary Survey and Synthesis. In Roger Noll, eds. Regulatory Policy and the Social Sciences. Berkeley: University of California Press, 1985.

157. Office of Information Regulatory Affairs of OMB. General Information of OIRA. http: // www. whitehouse. gov/omb/inforeg/regpol. html#rr 2005-06-22.

158. Olson, Mary. Firm Characteristics and the Speed of FDA Approval. Journal of Economics and Management Strategy, 1997, 6 (2): 377-401.

159. Olson, Mary. Regulatory Agency Discretion among Competing Industries: Inside the FDA. Journal of Law, Economics, & Organization, 1995, 11 (2): 379-405.

160. Pearson, Margaret. The Business of Governing Business in China: Institutions and Norms of the Emerging Regulatory State. World Politics, 2005 (January): 296-322.

161. Polidano, Charles. Measuring Public Sector Capacity. World Development, 2000, 28: 805-822.

162. Pollitt, Christopher . Joint-up Government: A Survey. Political Studies Review, 2003, 1 (1): 34-49.

163. Stigler, George. The Theory of Economic Regulation. Bell Journal of Economics and Management Science, 1971, 2 (1): 3-21.

164. Wikipedia. Royal Pharmaceutical Society of Great Britain. http: //en. wikipedia. org/ wiki/Royal_ Pharmaceutical_ Society_ of_ Great_ Britain 2017-04-03.

165. Williamson, Oliver. The New Institutional Economics: Taking Stock, Looking A-

head. Journal of Economic Literature, 2000, 38（3）: 595-613.

166. Winter, Sidney G. Understanding Dynamic Capacities. Strategic Management Journal, 2003, 24: 991-995.

167. Yang, Dali. Regulatory Learning and Its Discontents in China: Promise and Tragedy at the State Food and Drug Administration. Revised Paper for the Conference on Pushing Back on Globalization: Local Asian Perspectives on Regulation, Melbourne, 2007-11-28.